卫生管理学：理论与实务

主　编　王小合　陈仕学

副主编　张　涛　孙　涛

编　委　(以姓氏笔画为序)

王小合　王昭华　王　锋　孙　涛

杨一龙　张　涛　张　萌　张　皓

陈仕学　周思宇　秦上人　钱　熠

倪紫菱　徐晨婕　黄仙红

北京理工大学出版社

BEIJING INSTITUTE OF TECHNOLOGY PRESS

图书在版编目（ＣＩＰ）数据

卫生管理学：理论与实务 / 王小合，陈仕学主编
. --北京：北京理工大学出版社，2024.4
ISBN 978-7-5763-3848-5

Ⅰ. ①卫… Ⅱ. ①王… ②陈… Ⅲ. ①卫生管理学-
高等学校-教材 Ⅳ. ①R19

中国国家版本馆 CIP 数据核字（2024）第 082261 号

责任编辑：申玉琴　　**文案编辑：**申玉琴
责任校对：刘亚男　　**责任印制：**李志强

出版发行 / 北京理工大学出版社有限责任公司
社　　址 / 北京市丰台区四合庄路 6 号
邮　　编 / 100070
电　　话 / （010）68914026（教材售后服务热线）
　　　　　　（010）68944437（课件资源服务热线）
网　　址 / http://www.bitpress.com.cn

版 印 次 / 2024 年 4 月第 1 版第 1 次印刷
印　　刷 / 涿州市新华印刷有限公司
开　　本 / 787 mm×1092 mm　1/16
印　　张 / 19.5
字　　数 / 455 千字
定　　价 / 95.00 元

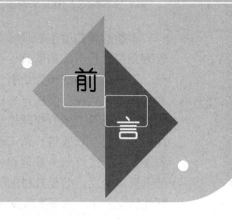

自 1985 年我国高校招收第一届卫生管理专业本科生开始，我国的卫生管理本科教育发展已近四十年。围绕卫生管理本科层次的人才培养，我国几代卫生管理学者在教材建设方面进行了不懈的努力，形成了比较完整的卫生管理专业教材体系，为卫生管理人才的培养做出了重要贡献。随着我国继续全面深化医药卫生体制改革、建立覆盖全民基本医疗卫生制度、推进国家卫生治理体系和治理能力现代化建设、推进"健康中国"建设等各项事业的不断发展，国家对卫生管理人才的专业素养和能力要求日益提高。为及时提升卫生管理专业本科人才培养与国家转型发展需求的耦合程度，在教育部、国家卫生健康委员会的领导和支持下，由全国高等医药教材建设研究会规划，"第三届全国高等学校卫生管理专业教材评审委员会"审订，全国各医学院校知名专家教授编写，人民卫生出版社自 2023年起陆续修订或新增出版了卫生管理专业单独使用的第三轮规划教材，已普遍用于全国高校。然而，纵观我国卫生管理教育的发展历程，仍普遍采用以教师为中心的单向讲授的传统教学模式，重理论知识、轻实践操作，重知识记忆、轻独立思考，特别是缺乏运用所学理论主动发现、分析和探究解决实务问题的应用和创新能力，导致教与学、知与行、理论教学与管理实践存在一定程度的脱节，难以达到新时代卫生管理本科专门人才培养的目标和要求。为此，近年来全国各高等医学院校卫生管理专业在教育部有关精神的指引下，均不同程度地开展了相关课程理论学习与实务工作有效整合的改革与探索。

杭州师范大学卫生管理专业针对上述问题，结合近年来专业课程建设和教学改革的实践，以"公共事业管理（卫生事业管理方向）"国家一流本科专业建设点为依托，针对强化培养本专业学生敏于理论联系实际、勤于观察和学习、善于思辨和分析、勇于发现并解决卫生管理实务问题的综合能力和素质等方面进行了积极探索。该专业在数年前牵头组织国内多所高校的专家学者编写出版与全国卫生管理专业"十二五"规划教材章节和知识体系相配套的 8 本系列教程（《管理学基础案例与实训教程》《社会医学案例与实训教程》《卫生事业管理学案例与实训教程》《卫生法学案例与实训教程》《卫生监督学案例与实训教程》《医院管理学案例与实训教程》《健康管理学案例与实训教程》《公共事业管理专业五大能力实训教程》），在此基础上，结合学科专业发展、本科教学的发展趋势和业已积累的丰富经验，针对在卫生管理专业课程体系中起着统领作用的"卫生管理学"课程，革故鼎新，别出心裁，编写出版了让人耳目一新的教材《卫生管理学：理论与实务》。

  本教材紧扣卫生管理基本理论，按照"投入—过程—产出"逻辑框架，内容分为卫生管理顶层设计与战略管理、卫生资源管理、卫生服务管理和健康评价及社会治理等四部分，以健康中国战略为指引，突出"全层级、全流程、全要素、全员参与"健康治理体系和能力的现代化，突破过去以卫生行政部门为主、自上而下科层制管理模式的思路局限，强调中国特色卫生管理理论与实践相结合。本教材从"大卫生""大健康"的视角出发，注重新文科与新医科、新工科等学科的交叉融合，关注信息技术和数字化等新技术在卫生资源配置、医疗服务管理和公共卫生监测等领域的应用，挖掘新技术、新领域与卫生管理的重要耦合点，凸显教材的时代性和前沿性，重点挖掘浙江省等经济发达地区通过体制机制优势引领卫生改革实践的典型案例与实务，尤其是推进卫生健康治理现代化、健康共富和卫生领域"最多跑一次"改革等方面先行先试的实务经验，将典型案例和实践与教材理论知识有机结合，充分展现近年来在卫生改革发展中的创新与特色。本教材突出教学相长、思政融合为理念的教学模式，鼓励学生全程参与课堂教学，打破传统教学重理论、轻实务，重记忆、轻思考的局限性，引导学生探索、分析和解决新时代我国卫生管理理论及实务问题。

  在编排思路上，本教材遵循【学习目标】→【导入案例】→【主要知识点】→【导入案例评析】→【案例分析与讨论】→【能力和知识拓展】→【实训与指导】→【学习资料推荐】的结构及体例进行编写。其中，【学习目标】"巩固""培养"的要求与本章主要知识点密切相关，侧重于应具备的基本能力或素质；"扩展"的要求则侧重于学科专业知识及技能前沿动态、职业素养与发展、综合思辨与应用、开阔视野与思维等方面的能力。【主要知识点】为全国规划教材对应章学习目标中要求"掌握"和"熟悉"的内容，同时体现了编写者在相关领域的研究感悟。【导入案例】及【导入案例评析】立足于有关课程的重点知识及其实践应用进行问题设计，联系本章主要知识点进行逐一评析、讨论并思辨解答。有些案例还预留了让学生根据具体案例材料提出若干思考问题，并进行自我评析和讨论的空间。【案例分析与讨论】围绕浙江省通过体制机制改革引领卫生健康事业发展的实践，选取有关典型案例，结合【主要知识点】的知识内容设计问题并进行分析讨论。【能力和知识拓展】侧重于拓展学生在本章知识体系框架范围内的学科专业及管理技能前沿视野，提高学生自学能力。【实训与指导】包括实训目标、实训内容与形式、实训要领、实训要求与考核等方面的指导性内容。根据各章主要知识点和能力训练与拓展内容的适宜性，该部分设计提供了案例分析材料、管理情境模拟、管理者角色扮演、开展相关调查研究或策划组织某项具体管理活动等灵活多样的实训或实操练习项目。【学习资料推荐】则根据各章理论知识学习和实务训练的需要，推荐参考教材、论著、法规、政策等各类学习资料。

  本教材的构思及组织编写，是杭州师范大学卫生管理专业近年来在课程建设、教学改革及人才培养等方面持续探索的重要结晶。该校卫生管理专业自创办以来，在传承杭州师范大学"师范教育"教学优势和"文理渗透、艺体兼备，人文素养与科学精神和谐结合"人才培养特色，以及该校以立德树人为根本任务，全面贯彻教育部关于加快建设高水平本科教育的文件要求，出台《杭州师范大学关于全面推进高水平本科教育的实施意见》，持续推进教育教学改革，全面提升本科教育教学质量等一系列教育教学改革的促动下，依托"公共事业管理（卫生事业管理方向）"国家级一流本科专业建设点、浙江省重点及优势专业学科建设平台，探究建立起以"教师为主导、学生为主体"课内与课外、长学期与短学期、课堂理论与实践（训）教学相结合，"宽口径、厚基础、多方向、强技能"的课程体系及新型教学模式。这些实践及探究为本教材的编写及应用提供了良好的基础和发展条件。

本教材的编写及出版，不仅是杭州师范大学卫生管理专业建设部分成果的体现，还是浙江省推进卫生健康治理现代化、健康共富等方面先行先试过程中卫生管理学理论和实务经验的总结，更是"抛砖引玉"为全国高等医学院校卫生管理及相关专业建设提供借鉴与分享。本教材由杭州师范大学卫生管理专业优秀教师团队精心设计和编写，他们不畏困难、勇于创新、承前启后、继往开来，开拓性地为广大卫生管理教育工作者和学生自主学习呈现了难得的卫生管理教学案例和理论与实务体系。其出版发行应用，必将有助于推动全国各高校卫生管理及相关专业或方向，努力探索和实践以"学生为主体、学生自主学习、提升学生实践和探究能力"为核心的课程及教学方式的深入改革，促进形成以教导学、以学促教、教学互动、教学相长的教学理念及共同行动，为我国复合型、应用型及创新型卫生管理专门人才培养发挥积极的作用并做出应有的贡献。

张 亮

2024 年 1 月

全国高等学校卫生管理专业教材评审委员会主任委员

目录

第一章 绪 论 ……………………………………………………………………… (001)

　学习目标 ………………………………………………………………………… (001)

　导入案例 ………………………………………………………………………… (001)

　　一切为了人民健康——我们这十年 ………………………………………… (001)

　主要知识点 ……………………………………………………………………… (003)

　　一、社会系统与卫生系统 …………………………………………………… (003)

　　二、卫生管理与卫生治理 …………………………………………………… (004)

　　三、卫生管理学的概念、研究内容和学科特点 …………………………… (005)

　　四、卫生管理方法与研究 …………………………………………………… (005)

　导入案例评析 …………………………………………………………………… (006)

　案例分析与讨论 ………………………………………………………………… (006)

　　浙江推进综合医改先行先试地区重点改革 ………………………………… (006)

　能力和知识拓展 ………………………………………………………………… (008)

　实训与指导 ……………………………………………………………………… (009)

　　实训项目 健康共富背景下卫生管理者角色扮演 ………………………… (009)

　学习资料推荐 …………………………………………………………………… (012)

第二章 卫生工作方针与卫生发展战略 ………………………………………… (013)

　学习目标 ………………………………………………………………………… (013)

　导入案例 ………………………………………………………………………… (013)

　　中国卫生与健康工作方针的演变过程 ……………………………………… (013)

　主要知识点 ……………………………………………………………………… (014)

　　一、卫生工作方针 …………………………………………………………… (014)

　　二、卫生发展战略 …………………………………………………………… (019)

　导入案例评析 …………………………………………………………………… (023)

　案例分析与讨论 ………………………………………………………………… (024)

　　关于《浙江省卫生健康事业发展"十四五"规划》编制情况的说明

　　（节选） ……………………………………………………………………… (024)

能力和知识拓展 ·· (026)

实训与指导 ·· (029)

　　实训项目　健康浙江行动 ······························ (029)

学习资料推荐 ·· (031)

第三章　卫生法与卫生政策 ·································· (032)

学习目标 ·· (032)

导入案例 ·· (032)

　　"我不是药神案"的罪与非罪 ·························· (032)

主要知识点 ·· (034)

　　一、卫生法概述 ······································ (034)

　　二、卫生政策概述 ···································· (035)

　　三、卫生法与卫生政策之间的关系 ······················ (036)

　　四、卫生法律体系与卫生系统发展 ······················ (036)

　　五、卫生政策体系与卫生系统发展 ······················ (037)

导入案例评析 ·· (038)

案例分析与讨论 ·· (039)

　　尹某、张某、郑某等医保诈骗案 ························ (039)

能力和知识拓展 ·· (041)

实训与指导 ·· (043)

　　实训项目　促进和规范社会办医管理情景模拟 ············ (043)

学习资料推荐 ·· (046)

第四章　卫生管理制度、体制与机制 ·························· (047)

学习目标 ·· (047)

导入案例 ·· (047)

　　中国卫生管理体制与机制改革与实践新进展 ·············· (047)

主要知识点 ·· (049)

　　一、制度、体制与机制、体系概述 ······················ (049)

　　二、卫生管理制度 ···································· (050)

　　三、卫生管理体制 ···································· (050)

　　四、卫生管理机制 ···································· (052)

导入案例评析 ·· (054)

案例分析与讨论 ·· (055)

　　从强县级到强县域——医共体改革的浙江路径 ············ (055)

能力和知识拓展 ·· (057)

实训与指导 ·· (058)

　　实训项目　国际医疗卫生管理体制、机制改革与中国的实践思考 ·········· (058)

学习资料推荐 ·· (061)

第五章　卫生资源规划 ···································· (062)

学习目标 ·· (062)

导入案例 ·· (062)

"十四五"卫生健康人才发展规划 ……………………………………… (062)

主要知识点 ……………………………………………………………… (063)

　　一、卫生资源规划概述 ………………………………………………… (063)

　　二、卫生资源规划程序 ………………………………………………… (064)

导入案例评析 …………………………………………………………… (067)

案例分析与讨论 ………………………………………………………… (067)

　　浙江规划：省级医疗资源将这样配置 ………………………………… (067)

能力和知识拓展 ………………………………………………………… (069)

实训与指导 ……………………………………………………………… (071)

　　实训项目　区域卫生资源规划制定 …………………………………… (071)

学习资料推荐 …………………………………………………………… (074)

第六章　卫生组织体系 ……………………………………………………… (075)

学习目标 ………………………………………………………………… (075)

导入案例 ………………………………………………………………… (075)

　　专家解读新设国家卫生健康委员会：迈向大健康、大部制的重要进展

　　（节选） ……………………………………………………………… (075)

主要知识点 ……………………………………………………………… (076)

　　一、概述 ………………………………………………………………… (076)

　　二、卫生行政组织 ……………………………………………………… (077)

　　三、卫生服务组织 ……………………………………………………… (078)

　　四、社会卫生组织 ……………………………………………………… (080)

导入案例评析 …………………………………………………………… (080)

案例分析与讨论 ………………………………………………………… (082)

　　浙江省深化医药卫生体制改革 2023 年重点工作任务（节选） ……… (082)

能力和知识拓展 ………………………………………………………… (085)

实训与指导 ……………………………………………………………… (087)

　　实训项目　不同国家公共卫生组织体系比较 ………………………… (087)

学习资料推荐 …………………………………………………………… (091)

第七章　卫生人力资源管理 ………………………………………………… (092)

学习目标 ………………………………………………………………… (092)

导入案例 ………………………………………………………………… (092)

　　基层卫生人力资源建设夯实医疗卫生事业基础 ……………………… (092)

主要知识点 ……………………………………………………………… (094)

　　一、卫生人力资源管理概述 …………………………………………… (094)

　　二、卫生人力资源的配置 ……………………………………………… (095)

　　三、卫生人力资源的使用 ……………………………………………… (097)

　　四、卫生人力资源的流动 ……………………………………………… (098)

导入案例评析 …………………………………………………………… (100)

案例分析与讨论 ………………………………………………………… (101)

　　医院育人培养中，怎样下好人才招聘这步"先手棋"？ …………… (101)

能力和知识拓展···（103）

实训与指导···（104）

  实训项目 如何开展县域医共体人才培养··········（104）

学习资料推荐···（107）

第八章 卫生资金管理··（108）

学习目标···（108）

导入案例···（108）

  医改十年：政府累计投入近 10 万亿元··············（108）

主要知识点···（109）

  一、卫生资金管理的概念与目标······················（109）

  二、卫生资金筹集····································（110）

  三、卫生资金分配····································（112）

  四、卫生资金支付与使用····························（113）

  五、卫生资金监管与绩效管理························（115）

导入案例评析···（116）

案例分析与讨论···（117）

  门诊 APG 助力医保支付改革闭环落地··············（117）

能力和知识拓展···（118）

实训与指导···（119）

  实训项目 种植牙是否应该纳入医保··············（119）

学习资料推荐···（122）

第九章 卫生物力资源管理··（123）

学习目标···（123）

导入案例···（123）

2016—2020 年我国大型医用设备配置规划执行情况案例研究 ···（123）

主要知识点···（125）

  一、卫生物力资源管理的概念························（125）

  二、卫生物力资源管理的内容及作用··················（125）

  三、卫生设施的分类和卫生设施管理的内容············（126）

  四、卫生设备管理····································（127）

  五、卫生耗材管理····································（128）

导入案例评析···（128）

案例分析与讨论···（129）

  浙江省基于物联网的大型医用设备决策服务平台建设·····（129）

能力和知识拓展···（132）

实训与指导···（133）

  实训项目 多院区医院的耗材管理··············（133）

学习资料推荐···（135）

第十章 卫生信息管理··（137）

学习目标···（137）

导入案例···（137）
　　国家卫生健康委：国家全民健康信息平台已基本建成···············（137）
主要知识点···（138）
　　一、卫生信息的概念···（138）
　　二、健康医疗大数据与智慧医疗···（138）
　　三、卫生信息管理···（139）
　　四、卫生信息系统的概念···（140）
　　五、卫生信息系统的构成···（140）
　　六、卫生信息系统的功能···（141）
导入案例评析···（142）
案例分析与讨论···（143）
　　解密安吉"健康大脑"，突破区域医疗"数据孤岛"效应 So Easy ········（143）
能力和知识拓展···（145）
实训与指导···（147）
　　实训项目　卫生信息化在医院管理中的应用···························（147）
学习资料推荐···（150）

第十一章　社会健康资源管理··（151）
学习目标···（151）
导入案例···（151）
　　民营医院的发展困境···（151）
主要知识点···（152）
　　一、社会健康资源及社会健康资源管理的概念·······················（152）
　　二、社会健康资源管理的内容···（153）
　　三、社会健康资源管理的特征···（153）
　　四、社会健康资源管理的原则···（153）
　　五、社会健康资源管理的过程···（154）
　　六、社会健康资源管理的方法···（155）
导入案例评析···（156）
案例分析与讨论···（157）
　　我国最大的民营精神科医疗集团成功的独家秘笈·····················（157）
能力和知识拓展···（159）
实训与指导···（162）
　　实训项目　如何有效实施社会健康资源管理·························（162）
学习资料推荐···（165）

第十二章　医疗服务管理··（166）
学习目标···（166）
导入案例···（166）
　　口腔医疗服务健康发展，助力推动健康中国建设·····················（166）
主要知识点···（168）
　　一、医疗服务···（168）

二、医疗服务管理·····························（168）

三、医疗服务准入管理························（168）

四、医疗服务安全与质量····················（171）

五、医疗服务安全管理与质量监管···········（171）

六、医疗服务质量控制······················（172）

导入案例评析··································（172）

案例分析与讨论································（173）

　　浙江省不断完善医疗服务质量控制体系，提升医疗服务质量管理水平······（173）

能力和知识拓展································（176）

实训与指导····································（177）

　　实训项目　医疗服务管理者角色扮演·······（177）

学习资料推荐··································（179）

第十三章　公共卫生服务管理·················（180）

学习目标······································（180）

导入案例······································（180）

　　我国已建成488个国家慢性病综合防控示范区，推动健康中国建设········（180）

主要知识点····································（181）

一、公共卫生及公共卫生服务管理···········（181）

二、疾病预防与控制························（182）

三、突发公共卫生事件应急管理·············（183）

四、妇幼保健管理··························（184）

导入案例评析··································（185）

案例分析与讨论································（186）

　　我国将重塑疾控体系 推动疾病预防控制事业高质量发展··············（186）

能力和知识拓展································（187）

实训与指导····································（189）

　　实训项目　区域妇幼保健管理的发展规划·····（189）

学习资料推荐··································（192）

第十四章　药品服务管理·····················（193）

学习目标······································（193）

导入案例······································（193）

　　公安机关和检察机关依法惩治多起制售假药案·······（193）

主要知识点····································（194）

一、药品服务管理的概念····················（194）

二、药品服务管理的相关机构···············（194）

三、药品电子商务管理······················（195）

四、国家基本药物制度、药品分类管理和合理用药········（196）

五、特殊药品使用管理······················（198）

导入案例评析··································（199）

案例分析与讨论 ……………………………………………………………（200）

　　"浙药检查"应用入选2022年智慧监管典型案例——开辟药品智慧监

　　管新路径 …………………………………………………………………（200）

能力和知识拓展 …………………………………………………………（201）

实训与指导 ………………………………………………………………（202）

　　实训项目　互联网药品服务管理的实践应用 …………………………（202）

学习资料推荐 ……………………………………………………………（205）

第十五章　基层卫生服务管理 …………………………………………（206）

学习目标 …………………………………………………………………（206）

导入案例 …………………………………………………………………（206）

　　优化家庭医生签约服务，助力基层卫生服务管理 ……………………（206）

主要知识点 ………………………………………………………………（208）

　　一、基层卫生服务的基本概念 …………………………………………（208）

　　二、基层卫生服务的原则与意义 ………………………………………（209）

　　三、我国基层卫生服务的内容、提供主体、服务对象与提供方式 ……（209）

　　四、城市社区卫生服务的基本概念 ……………………………………（210）

　　五、城市社区卫生服务机构功能和任务 ………………………………（211）

　　六、城市社区卫生服务体系管理 ………………………………………（211）

　　七、农村基层卫生服务机构功能和任务 ………………………………（212）

　　八、农村基层卫生服务体系管理 ………………………………………（212）

导入案例评析 ……………………………………………………………（213）

案例分析与讨论 …………………………………………………………（214）

　　长兴县强基层、筑高地、促医改，构建卫生健康事业高质量发展新格局 …（214）

能力和知识拓展 …………………………………………………………（217）

实训与指导 ………………………………………………………………（217）

　　实训项目　如何发展基层卫生服务 ……………………………………（217）

学习资料推荐 ……………………………………………………………（219）

第十六章　中医药服务管理 ……………………………………………（221）

学习目标 …………………………………………………………………（221）

导入案例 …………………………………………………………………（221）

　　青蒿素：造福世界的"中国神药" ……………………………………（221）

主要知识点 ………………………………………………………………（222）

　　一、中医药管理概述 ……………………………………………………（222）

　　二、中医药服务管理 ……………………………………………………（223）

　　三、中西医结合服务管理 ………………………………………………（224）

导入案例评析 ……………………………………………………………（226）

案例分析与讨论 …………………………………………………………（226）

　　浙江不断夯实中医服务体系建设 ………………………………………（226）

　　能力和知识拓展···（228）

　　实训与指导···（229）

　　　实训项目　如何加强中医养生保健服务管理·······················（229）

　　学习资料推荐···（232）

第十七章　卫生服务整合···（233）

　　学习目标···（233）

　　导入案例···（233）

　　　医联体以人为本整合型服务（PCIC）实践·························（233）

　　主要知识点···（234）

　　　一、卫生服务整合的概念···（234）

　　　二、分级诊疗服务与卫生服务整合···································（236）

　　　三、卫生服务整合机制···（238）

　　导入案例评析···（239）

　　案例分析与讨论···（240）

　　　整合型医疗体系是怎样的"一盘棋"——入选世界卫生组织报告的

　　　长兴实践···（240）

　　能力和知识拓展···（243）

　　实训与指导···（245）

　　　实训项目　如何使全科医生在整合卫生服务中发挥核心作用···········（245）

　　学习资料推荐···（247）

第十八章　健康评价与健康治理···（248）

　　学习目标···（248）

　　导入案例···（248）

　　　构建共建共享共治健康治理体系，走好健康共富路·················（248）

　　主要知识点···（250）

　　　一、健康评价的相关概念···（250）

　　　二、健康评价的内容、程序、反馈与应用·····························（250）

　　　三、健康治理···（252）

　　导入案例评析···（254）

　　案例分析与讨论···（255）

　　　构建全民全程健康服务体系——以四个"实"构建全民全程健康

　　　服务体系···（255）

　　能力和知识拓展···（257）

　　实训与指导···（259）

　　　实训项目　公共政策健康影响评价实训·····························（259）

　　学习资料推荐···（262）

第十九章　卫生系统绩效评价与绩效管理···································（263）

　　学习目标···（263）

导入案例···(263)

　　卫生体系绩效评价研究进展·····························(263)

主要知识点···(265)

　　一、绩效评价概述·······································(265)

　　二、绩效评价相关理论和方法·························(266)

　　三、卫生系统绩效评价理论方法·····················(266)

　　四、卫生系统绩效评价框架构建方法·················(267)

　　五、卫生系统绩效管理·································(267)

导入案例评析···(268)

案例分析与讨论···(269)

　　2025年实现"病有良医、老有康养、幼有优育"——浙江卫生健康领域

　　明确共同富裕路线图···································(269)

能力和知识拓展···(271)

实训与指导···(273)

　　实训项目　国际组织卫生绩效评价框架···············(273)

学习资料推荐···(277)

第二十章　卫生服务机构绩效评价与绩效控制···················(278)

学习目标···(278)

导入案例···(278)

　　重磅！2022年三级公立医院国考将新增这4个指标　·····(278)

主要知识点···(280)

　　一、卫生服务机构绩效评价概述·····················(280)

　　二、卫生服务机构绩效评价范式·····················(280)

　　三、卫生服务机构绩效评价方法·····················(282)

　　四、卫生服务机构绩效控制模式·····················(284)

　　五、不同类型卫生服务机构绩效评价实施·············(284)

导入案例评析···(287)

案例分析与讨论···(288)

　　绩效考核不患"高"而患不均　·······················(288)

能力和知识拓展···(290)

实训与指导···(290)

　　实训项目　设计公立综合性医院绩效评价指标体系·····(290)

学习资料推荐···(294)

第一章 绪 论

📝 **学习目标**

通过本章案例分析与实训练习：

巩固 卫生系统和卫生管理的概念；卫生管理的主体与客体；卫生管理的手段等基本知识。

培养 卫生管理主体在管理活动中运用管理手段的能力。

扩展 认识和理解卫生管理学发展规律及趋势。

⬡ **导入案例**

一切为了人民健康——我们这十年

党的十八大以来，以习近平同志为核心的党中央坚持把人民健康放在优先发展的战略位置，坚持"人民至上、生命至上"的执政理念，把人民群众的生命安全和身体健康放在第一位，确立了新时代卫生与健康工作方针，把建设健康中国和积极应对人口老龄化上升为国家战略，不断深化医药卫生体制改革，走出一条中国特色卫生健康事业改革发展之路。

民生的进度

健康中国战略全面实施。十年来，制定和修订《基本医疗卫生与健康促进法》等法律，编制和实施了"健康中国 2030"规划纲要，深入实施健康中国行动。爱国卫生运动融入社会健康治理的方方面面。各级政府推动将健康融入所有政策，建设群众身边的健康环境。全国居民健康素养水平稳步提升，从 2012 年的 8.8% 提高到 2021 年的 25.4%。

妇女儿童健康水平显著提升。十年间，如期实现"十三五"规划和妇女儿童发展规划纲要确定的妇幼健康各项目标。宫颈癌和乳腺癌防治，艾滋病、梅毒、乙肝母婴传播预防，儿童保健以及出生缺陷防治等工作取得积极成效。2021 年，我国孕产妇死亡率下降至 16.1/10 万，婴儿死亡率下降至 5.0‰，5 岁以下儿童死亡率下降至 7.1‰。

让老年人安享健康幸福晚年。这十年，不断深化改革创新，破解体制机制障碍，加快完善老年人社会保障、养老服务、健康支撑三大体系，努力构建老年友好型社会，推动建设老年友善医疗机构，大力实施便利老年人就医的举措。2021年，约有1.2亿65岁及以上老年人在城乡社区接受了健康管理服务。

吃得更安全更放心更营养。十年间，建立完善食品安全相关监测网络和风险评估体系，大力推进国民营养计划和健康中国合理膳食行动，通过社会共治共建，保障群众获得营养知识、营养产品和专业服务，提升食品营养场所的可及性、便利性，推动实现"吃得安全"向"吃得健康"转变。

政策的温度

生育政策和配套支持措施不断优化。十年来，先后实施单独两孩、全面两孩和三孩生育政策，取消社会抚养费等制约措施，推出一系列配套支持政策。全面落实"母婴安全五项制度"，推进妇幼保健机构能力建设。优化生殖健康服务模式，将孕产妇健康管理服务等项目纳入国家基本公共卫生服务。

农村贫困人口基本医疗有保障全面实现。这十年，持续加大政策、资金、项目的支持力度，全面改善贫困地区医疗卫生机构设施条件，提升服务能力。因户因人因病精准施策，帮扶措施落实到人、精准到病。建立全国健康扶贫动态管理信息系统，对贫困患者实行精准分类救治。累计帮助近1 000万个因病致贫返贫家庭成功摆脱贫困。

医疗人才"组团式"援疆援藏提升当地群众健康获得感。十年来，"组团式"支援工作不断深化，西藏、新疆地区医疗服务能力持续提升，人才培养更加系统精准，医院管理体系不断完善，为满足日常医疗服务需求打下坚实基础，实现了大病不出自治区，常见病、多发病在县级医院就能得到有效诊治。

中医药守正创新、传承发展取得新成效。十年间，《中医药法》颁布实施，加快中医药特色发展的政策措施更加全面、有力，促进了新时代中医药的传承创新发展。优质高效的中医药服务体系建设迈上新台阶，中医药服务更公平、更可及、更便利。中医药对经济社会发展的贡献度显著提升，中医药现代化、产业化、"走出去"的步伐更加坚实。

改革的力度

医药卫生体制改革持续深化。十年来，历史性地全面破除以药补医的旧体制，推动从"以治病为中心"向"以人民健康为中心"转变，医疗、医保、医药"三医联动"深入推进，分级诊疗、现代医院管理、全民医保、药品供应保障、综合监管五项基本医疗卫生制度全面实施。因地制宜推广三明医改经验，各地深化医改任务落地见效。

以县级医院为代表的基层医疗卫生服务能力显著增强。这十年，加大基层资金投入，加强基层机构建设，健全基层运行机制，创新服务模式，基层防病治病和健康管理能力持续提高。推进社区医院建设，出台卫生院、社区卫生服务中心能力标准，设施设备提档升级，服务环境更加温馨，基层诊疗量占比长期保持在50%以上。

公立医院公益性进一步彰显。十年来，公立医院党建持续加强，现代医院管理制度不断健全，医院文化建设内涵更加丰富。公立医院综合改革和高质量发展取得明显成效，优质医疗资源扩容和均衡布局持续推进。医疗技术能力和质量水平全面提升，远程医疗服务和智慧医院建设着力加强。改善医疗服务行动计划深入实施，群众就医体验得到显著改善。

医疗卫生人才队伍建设取得长足发展。十年间，各类人才队伍规模不断壮大，整体素质能力不断提升。截至2021年年底，我国卫生人员总量达到1 398.3万人，执业（助理）医师

428.7万人，较2012年增长176万多人。每千人口执业医师数从2012年的1.94人增加到2021年的3.04人。每千人口注册护士数从2012年的1.85人增加到2021年的3.56人。

这十年，是我国卫生健康事业进步最大、老百姓健康获得感不断增强的十年。人均预期寿命从74.8岁增长到78.2岁，主要健康指标居于中高收入国家前列，人民群众健康权益得到充分保障，更加凸显了以习近平同志为核心的党中央坚持以人民为中心的发展思想。

（资料来源：宁陕县人民政府. 一切为了人民健康·我们这十年"一切为了人民健康"——汇聚健康中国前行的强大力量[EB/OL].（2022-10-17）.https://www.ningshan.gov.cn/Content-2475994.html）

请思考，并回答以下问题：

1. 结合上述材料，谈谈你对卫生系统特点的认识。

2. 根据上述材料，你认为我国十年医改体现了卫生系统的哪些目标要求与功能属性？

主要知识点

一、社会系统与卫生系统

（一）社会系统与健康系统的概念

社会系统是由社会人与他们之间的经济关系、政治关系和文化关系构成的系统。按照层级划分，社会系统在人类世界里可分成不同地域和国家；在国家层面，划分成不同行业或产业；在行业和产业层次，细分成不同的企业、单位；在企业、单位层次，分成不同的部门；最终落脚到自然人（自然人是社会系统元素的下限）。社会系统一般被分成政治、经济、文化、生态和社会系统中的其他子系统（如健康、人口、教育、科技等）。

健康系统是根据时代发展、社会需求与疾病谱的改变，一切与健康相关的要素通过各种关联组成的有机整体。健康系统的目标不仅包含个体生理、心理、社会功能等方面的健康，也包括群体和整个社会的健康。健康子系统包括：①健康生活系统；②健康服务系统；③健康保障系统；④健康产业系统；⑤健康环境系统；⑥健康治理系统。

（二）健康系统的功能

生活方式和健康理念的转变意味着健康系统的运作模式不再是单一的疾病治疗，而是对整个健康生命周期的健康资源进行管理的过程。基于影响健康的各种因素，健康系统主要包括以下两个方面功能：第一，降低或消除损害人类健康的相关危险因素；第二，强化有益于人类健康的相关保护因素。

（三）卫生系统与卫生服务系统

1. 卫生系统与卫生服务系统的概念

（1）卫生系统（Health System）指的是所有致力于卫生服务、卫生保障和卫生治理的组织，按照一定的秩序和内部联系组成的有机整体。

（2）卫生服务系统（Health Services Delivery System）是由为居民提供健康促进、预防、治疗和康复等服务的各种组织、部门、社会群体通过要素的协调与组合，形成的以服务为核心功能的有机整体。

2. 卫生系统的目标

全民健康覆盖（Universal Health Coverage，UHC）是由世界卫生组织提出的、世界各国在卫生领域的战略目标。WHO 将 UHC 界定为：所有人都应当享有所需要的有质量的卫生服务，并且不因利用这些服务出现经济困难。由此可见，卫生系统具有三大目标：

（1）改善健康。不仅指提高居民（生理、心理、社会）健康水平，还包括改善人群健康分布，减少健康状况的不公平性。

（2）提高卫生系统反应性。反应性是指卫生系统能够满足居民合理期望程度。

（3）分担健康经济风险。确保筹资公平性，以实现疾病经济风险分担，减少医疗服务和公共卫生服务过程中重大经济风险的发生。

3. 卫生系统的功能

卫生系统功能构架包括以下四个维度：

（1）提供卫生服务。卫生服务既包括医疗服务，也包括公共卫生服务，主要涵盖健康促进、预防、诊疗和康复等内容。

（2）提供医疗保障。卫生系统提供医疗保障的功能涵盖以下三个方面：筹资、建立资金池和购买服务。

（3）资源筹措。卫生系统筹集来的卫生资源，可通过卫生人才培养、医疗卫生机构建设、医学技术研发等多种方式对人群健康产生影响。

（4）监管。监管是加强卫生管理的重要手段，各级卫生监督机构是主要的卫生监督管理执行机构，各级卫生健康行政部门是卫生监督的具体责任部门。

4. 卫生系统的特点

（1）卫生系统具有一般系统的特点：整体性、复杂性、开放性。

（2）卫生系统具有特殊性：①卫生系统在发挥功能时，面向的是居民健康需求，而居民的健康需求随着社会经济的发展不断发生改变，呈现显著的时代性、区域性。②卫生系统层次多样，卫生服务、卫生保障和卫生治理均覆盖多个层级的机构或部门。③卫生系统所提供的产品和服务大多具有公共产品和准公共产品的性质，具有显著的经济效益和社会效益。

二、卫生管理与卫生治理

（一）卫生管理的概念

卫生管理（Health System Management）是对卫生系统的管理，是指在特定的政治、经济、文化等环境中，由政府主导的，以提高卫生服务公平性、卫生资源使用效率为目标，进而实现维护和促进社会全体成员健康的目的，对卫生系统及其构成要素（如卫生组织与卫生人、财、物、信息、技术等资源）所采取的计划、组织、领导、控制等活动的总称。

（二）卫生管理的主体与客体

卫生管理的主体是为了实现管理目标，通过计划、组织、领导、控制来发挥管理功能的一方，包括发挥主导作用的政府、政府卫生健康行政部门及政府其他相关部门和发挥协作作用的社会其他主体，如行业协会、学会等社会团体，以及发挥监督作用的新闻媒体等。

卫生管理的客体是主体为实现管理目标，采取的管理活动所作用的对象。卫生管理的客体包括卫生系统及其构成要素：①医疗服务体系；②公共卫生服务体系；③医疗保障体系。系统的构成要素主要包括人力、资金、物资设备等资源。

（三）卫生治理

1. 卫生治理的概念

卫生治理是指一个国家采取的用于促进和保护其人群健康的所有行动和措施，可以是正式制度，也可以是非正式制度。

2. 全球卫生治理

WHO 将全球卫生治理定义为：在全球化背景下，为促进和保护人民健康而采取的被广泛接受的行动和理念，通过建立正式或者非正式的机制和规则，作用于国家、国家间和全球等不同层面。

三、卫生管理学的概念、研究内容和学科特点

（一）卫生管理学的概念

卫生管理学是研究卫生发展客观规律及管理方法的一门综合性、交叉性和应用性学科。

（二）卫生管理学的研究内容

卫生管理学的研究内容主要包括卫生管理理论、卫生管理体制、卫生运行机制和卫生管理方法四个方面。

（三）卫生管理学学科特点

卫生管理学学科的特点为新兴性、交叉性和应用性。

四、卫生管理方法与研究

（一）卫生管理方法

卫生管理的方法是卫生管理主体作用于对象的途径和方式。常用的基础性方法包括：法律、行政、经济。常用的应用性方法包括：战略管理、规划管理、标准化管理、监督管理、绩效管理、项目管理。

（二）卫生管理研究目标与方法

1. 卫生管理研究目标

在理论层面，是要提出有利于我国卫生管理学发展的思想、理论、方法，或者用科学的理论，解释卫生管理中出现的各种现象、问题，挖掘背后的深层机制；在应用层面，是将卫生管理实践中的问题，转换为科学研究，寻求解决问题或推动卫生管理持续发展的路径。

2. 卫生管理研究方法

资料收集方法和资料分析方法。

3. 卫生管理学习方法

理论联系实际，把握中国卫生国情；培养国际化视野，深入思考卫生管理问题。

导入案例评析

一切为了人民健康——我们这十年

1. 结合上述材料，谈谈你对卫生系统特点的认识。

（1）卫生系统具有复杂性和整体性，需要多方参与。医改十年，我国通过妇幼保健、老年人康养、食品安全、农村贫困人口就医以及中医药发展等多个领域综合改革，强调系统协同，助推综合医改整体绩效的提升。

（2）卫生系统具有时代性。随着我国人口老龄化进程加快，老年人口对医疗服务需求不断增加，我国通过加快完善老年人社会保障、养老服务、健康支撑三大体系，努力构建老年友好型社会，以满足老年人健康需求。此外，由于少子化问题在我国逐渐突显，国家先后实施单独两孩、全面两孩和三孩生育政策，也体现了时代特性。

（3）卫生系统具有层次多样性。在持续深化医药卫生体制改革中，强调医疗、医保、医药"三医联动"深入推进，分级诊疗、现代医院管理、全民医保、药品供应保障、综合监管五项基本医疗卫生制度全面实施，通过多元主体和多维要素相互协作，促进卫生系统高效稳定运行。

（4）卫生系统具有经济效益和社会效益。例如，我国通过加大对贫困地区卫生资金投入，推进健康扶贫；采用医疗人才"组团式"援疆，提升当地群众健康获得感；坚持公立医院的公益性等，均体现了卫生系统所提供的产品和服务具有社会效益价值。

2. 根据上述材料，你认为我国十年医改体现了卫生系统的哪些目标要求与功能属性？

（1）卫生系统的目标是改善居民健康，促进健康公平。通过制定和修订《基本医疗卫生与健康促进法》等法律，将健康融入所有政策，切实保障居民健康权，体现了卫生系统健康促进的目的。此外，通过加强对农村贫困地区卫生资金投入，援疆和援藏，有利于缩小城乡和地区之间的健康不公平。

（2）卫生系统具有提供医疗服务的功能。例如，我国强化卫生院和社区卫生服务中心医疗服务能力，推动县级医院综合改革，开展智慧医院建设，实施改善医疗服务行动计划等，以期为居民提供高质、价廉和便捷的医疗卫生服务。

（3）卫生系统具有资源筹措的功能。例如，我国通过医疗卫生人才队伍建设，各类人才队伍规模不断壮大，整体素质能力不断提升，为卫生系统输入了重要的人力资源，保障了医疗卫生服务的供给，从而对居民的健康产生显著影响。

案例分析与讨论

浙江推进综合医改先行先试地区重点改革

十多年来，浙江不仅是全国第一个把健康卫生融入执政理念的省份，医改也一直走在全国前列。浙江省近日发布《关于推进全省综合医改先行先试地区重点改革任务的意见》。

医药卫生体制改革是全国性甚至世界性难题，浙江已经攻坚了十多年。这个"硬骨头"怎么破？

2016年12月，浙江省卫生计生委、发改委、财政厅、人社厅、物价局联合发布《关于推进全省综合医改先行先试地区重点改革任务的意见》（以下简称《意见》），确定宁波市、温州市为浙江省综合医改先行先试市。

《意见》要求先行地区强化综合医改组织领导，由党委、政府主要负责同志担任医改领导小组组长，由一位分管领导统一负责医保、医疗、医药等工作，在药品耗材采购、医保基金管理和医疗服务价格管理等方面进行职能整合、统筹管理。

《意见》要求先行地区率先建立分级诊疗制度，力争到2017年年底，城市公立医院门诊量占区域门诊总量的比例明显下降。下级转诊占公立医院门诊就诊比例超过35%；对未按规定转诊患者，医保明显降低报销比例或不予支付。结合责任医生签约服务，探索开展门诊按人头付费改革试点，到2017年年底，先行先试市至少有一个县（市、区）、先行先试县（市、区）至少有一个乡镇（街道）开展该项试点。

《意见》要求先行地区积极推进医药购销领域"两票制"改革，允许在省集中招标采购平台上，以医疗机构联合体等形式自主谈判采购药品。力争到2017年年底前，医疗机构药品耗材支出占比在现有基础上减少10%左右，控制在50%以下。药品耗材采购环节降低虚高价格、诊疗环节减少不合理用量和减少不合理检查化验，腾出的空间，主要用于调整医疗服务价格，合理让利医保和患者，并做到腾一次、调一次，小步快跑，逐步到位。力争到2017年年底，公立医院医疗技术服务收入占比在现有基础上提升10%左右，超过50%。

《意见》支持试点地区开展公（政府）私（社会资本）合作的方式向社会提供医疗卫生服务，鼓励有资质的人员开办个体诊所，支持探索医生集团等多种执业方式，逐步培育壮大自由执业医师队伍，并探索与医院建立签约医师制度。

同时，《意见》确认宁波市、温州市所辖各县（市、区）及杭州市萧山区、桐庐县等为该省综合医改先行先试县（市、区）。省级有关部门将根据各地改革需要，下放相应权限，特别是涉及药品耗材采购、医疗服务价格、医保支付方式和人事薪酬制度改革的相关权限。

（资料来源：浙江省卫生计生委. 浙江推进综合医改先行先试地区重点改革[EB/OL]. (2016-12-07).http://www.twwtn.com/detail_226892.htm)

请思考，并回答以下问题：

1. 浙江在推进综合医改先行先试地区重点改革中，运用了哪些卫生管理的方法？
2. 根据上述材料，谈谈其体现了卫生治理的哪些特点。

案例评析

问题1：

（1）行政方法。浙江省政府通过制定《关于推进全省综合医改先行先试地区重点改革任务的意见》，下达行政命令，界定相关主体的权责和职能，保障综合医改在宁波和温州试点，体现了行政方法在卫生管理中的运用。

（2）经济方法。在综合医改试点中提到调整医疗服务价格，降低耗材虚高价格，以及改革医保支付方式等，均体现了采用经济激励的方式，调整医疗服务行为，从而优化医疗资源配置和医疗服务供给，提高卫生服务的社会效益和经济效益。

（3）规划管理。浙江省政府选择宁波市、温州市所辖各县（市、区）及杭州市萧山区、桐庐县等为该省综合医改先行先试县（市、区），并在试点地区实施系列综合医改措施，并提出到2017年年底要达到相应的目标，体现了规划管理中制定规划目标和达成目标的方法。

（4）绩效管理。在浙江省综合医改先行先试地区重点改革中，通过制定一系列卫生系统绩效目标，例如下级转诊占公立医院门诊就诊比例超过35%；公立医院医疗技术服务收入占比在现有基础上提升10%左右，超过50%等，并进行相应的系统改革，达成绩效目标。

问题2：

（1）卫生治理的主体具有多元性。浙江省在综合医改试点中，提出由政府不同部门负责医保、医疗和医药等工作，强调多部门职能整合、统筹管理。同时开展公（政府）私（社会资本）合作的方式向社会提供医疗卫生服务，强调社会主体的参与。这些充分体现了治理主体的多元性特征。

（2）卫生治理过程强调协调、兼顾多方利益。例如在综合医改试点中，通过降低耗材虚高价格，减少不合理检查化验，腾出空间，调整医疗服务价格，合理让利医保和患者，则体现了统筹协调，兼顾患方、医方和保方的利益。

（3）卫生治理具有复合、合作、包容的特征。材料中提到由党委、政府主要负责同志担任医改领导小组组长，由一位分管领导负责医保、医疗、医药等工作，不同职能和改革模块之间需要相互配合、协作。在改革试点中，省级有关部门将根据各地改革需要，下放相应权限，由地方政府具体负责执行改革措施，也体现了省级政府和地方政府之间的合作与包容的特征。

能力和知识拓展

关于深入推广福建省三明市经验　深化医药卫生体制改革的实施意见
（国医改发〔2021〕2号）（节选）

1. 推进医疗联合体建设，增强县级医院临床专科能力，健全家庭医生签约服务，加强乡村医生队伍建设，创新分级诊疗和医防协同机制，促进优质医疗资源下沉和有序就医，逐步提高县域就诊率和基层医疗卫生机构就诊率。加强对医疗联合体以人民健康为中心的绩效考核。

2. 常态化制度化开展国家组织药品耗材集中带量采购工作，逐步扩大采购范围，力争2022年年底前采购药品通用名数超过300个。"十四五"期末，每个省份国家和省级组织的集中带量采购药品通用名数要超过500个。加强医疗机构采购和库存管理，适应集中带量采购要求。

3. 按照腾空间、调结构、保衔接的路径，规范诊疗行为，降低药品耗材等费用，合理调整医疗服务价格，推进薪酬制度改革，总体上不增加群众负担，促进医药产业创新和健康发展。落实国家组织药品耗材集中采购医保资金结余留用政策，激励医疗机构合理使用、优先使用中选产品。

4. 落实《关于深化公立医院薪酬制度改革的指导意见》（人社部发〔2021〕52号），全面深化公立医院薪酬制度改革。各地根据当年医疗服务收入扣除成本并按规定提取各项基金后，按照不同层级不同性质医院，根据"两个允许"要求合理增加公立医院薪酬总量，不计入总量核定基数，合理确定人员支出占公立医院业务支出的比重。推动公立医院合理确定内部薪酬结构，注重医务人员的稳定收入，充分发挥薪酬的保障功能。

5. 深化医保支付方式改革，推行以按病种付费为主的多元复合式医保支付方式，逐步减少医保基金按项目付费的比例，提高按疾病诊断相关分组付费、按病种分值付费、按床日付费、门诊按人头付费等医保支付方式所占的比例。到 2025 年，按疾病诊断相关分组或按病种付费的医保基金占全部符合条件的住院医保基金支出的比例达到 70%。

浙江省人民政府关于推进健康浙江行动的实施意见
（浙政发〔2019〕29 号）（节选）

1. 医疗卫生服务体系优化行动。深化医疗卫生服务领域"最多跑一次"改革，联动推进公立医院改革和县域医疗卫生服务综合改革，不断深化县域医共体建设，加快构建多层次、多样化、布局合理的整合型医疗卫生服务体系，全面提升医疗卫生服务能力和水平。完善医疗质量管理与控制标准，持续提升医疗质量。深入实施"医学高峰"计划，高质量建设国家区域医疗中心、省级医学中心及区域医疗中心。大力实施医学人才培养工程，培养和集聚高端医学人才。

2. 中医药促进健康服务行动。深入实施中医治未病健康工程，推广普及中医养生保健知识和养生方法。开展中医健康体检和中医健康干预，中医医院及有条件的综合医院、妇幼保健院设立治未病科；基层医疗卫生机构配置中医预防保健必要的人员、设备和技术，提供中医预防保健服务。支持社会力量举办规范的中医养生保健机构。

3. 智慧健康管理行动。加强健康服务信息互联互通互认，推进医疗卫生机构信息的开放共享，促进健康医疗大数据深度挖掘、广泛应用。深化社会保障卡和居民健康卡"两卡融合、一网通办"，推进智慧医疗服务。加快整合人脸识别就诊、无感支付、5G 远程医疗和影像检查等新技术、新模式应用。加快推进居民电子健康档案建设。

4. 健康保障惠民行动。加大城乡居民慢性病医疗保障，将高血压、糖尿病、肺结核等 12 种常见慢性病纳入城乡居民门诊规定病种或慢性病保障范围，鼓励医疗机构提供外配处方服务，为参保人员在定点药店购买规定病种药品开通医保刷卡支付。推进省内医保异地定点医疗机构自费结算医疗明细数据、电子发票向全省异地就医平台汇集，实现零星费用报销"网上办""零跑腿"。打造医保经办"30 分钟服务圈"，推行部分医保经办窗口功能前移。落实医疗救助费用报销"一件事"，实现医疗救助一站式结算。加大健康保险产品和健康管理服务创新，满足多样化、个性化健康保险服务需求。

实训与指导

实训项目 健康共富背景下卫生管理者角色扮演

一、实训目标

1. 理解和掌握本章基本知识。
2. 训练对相关卫生行政网站的使用，同时培养查找资料及了解相关社会背景的能力。
3. 培养案例分析的能力。

二、实训内容与形式

根据以下实训材料进行分析与训练。

浙江嘉兴探索"健康共富"服务新模式

作为国家卫生乡镇，嘉兴南湖区余新镇牢固树立大卫生、大健康工作理念，积极探索"健康共富"服务新模式，突出共治、共建、共享、共融服务主线，用心、用情、用力做优民生答卷，不断增强群众获得感和幸福感。

截至目前，余新镇已创建健康企业4家、健康单位1家、健康主题公园1个，省级健康村、健康促进学校实现全覆盖，全面筑牢"共同富裕"健康根基。

聚焦健康环境，高品质服务生态提标提优

余新镇积极打造宜人环境塑健康基底，建立"镇级常态化督查、村级交叉检查、网格员地毯式复查"三级巡查模式，常态推进村民房前屋后开展"地毯式"整治。今年，余新镇在推进全域环境美丽中，创新引入"连片保洁"模式，将全镇村庄、道路、河道保洁、垃圾分类、公厕管理等项目"组团打包"，镇村及保洁单位深度参与、联合治理。

为进一步丰富广大群众家门口的体育项目，实现"15分钟运动圈"，余新镇以"专业服务+综合调配"模式，在各村社试点选配体育专职管理员，推动社区体育高质量发展，同时积极打造"渔里之谣"品牌文化活动。仅2022年，余新镇已承办浙江省小篮球联赛南湖赛区比赛、南湖区九运会成人部足球比赛等活动，吸引更多百姓参与到群众体育活动中。目前，余新镇已建成运行百姓健身房3家、社区运动家4个、省级全民健身休闲广场1个，"15分钟运动圈"基本实现。

聚焦资源外链，专业化服务力度提速提档

医联体建设是分级诊疗的重要抓手。为此，余新镇在推进医疗卫生事业专业化服务过程中，持续发展医联体模式，不断提升基层医疗服务能力。自嘉兴市妇保院与余新中心医院建立紧密型医联体以来，嘉兴市妇保院在余新中心医院开展产科、儿科诊疗等业务，并由嘉兴市妇幼保健院派驻专家担任区妇幼保健院常务副院长，成立3个"名医工作室"，派出技术专业人才100余人次。

让广大群众得到最优质的医疗服务，是推进基层医疗事业建设的最终目的。余新镇积极迭代升级"家门口"服务，2022年3月起，余新中心医院邀请嘉兴市第一医院专家新增开设心血管、内分泌"两慢病"专科门诊，目前已累计接诊400多人次。在渔里未来社区邻里中心，余新镇与嘉兴市第一医院合作共建互联网一体化诊室，配备全科检测预约智能一体机，不仅能提供各类便民保健服务，还能与医生进行视频会诊，提升诊疗效率。

"一老一小"牵动无数家庭，如何织密这张民生保障网？余新镇聚焦"一老一小"问题，普惠性服务供给提质提效。作为嘉兴市首个国家级青春健康教育示范基地，余新镇不断整合健康教育资源，邀请国家心理咨询师、省级青春健康师等专业人员组成教育队伍，将图书馆、计生服务站（室）、余新中心医院等作为教育活动场所，供学校开展健康教育实践活动。同时，该镇积极推动社会心理"五进"服务、个案咨询及健心客厅建设等工作，打造幼小青中老全年龄段社会心理服务体系，目前已开展5次"五进"服务，建设3个健心客厅，日均服务群众百余人次。

为方便群众特别是老年人就医，余新镇还积极推动村社卫生站规范化、标准化建设，同时由23名家庭医生组成15个服务团队，免费上门为60周岁以上老年人开展日常活动能力、认知能力等方面的评估。截至目前，该镇建成标准村卫生站4个，其中三星级站点1家；与家庭医生签约居民18 054人，重点人群覆盖率95%；建立居民健康档案38 227

个，建档率 93%。

余新中心医院作为区级指导单位，还积极落实"浙有善育"工作，以"科学育儿、助力成长"为宗旨，探索"医育教一体化"服务模式，不断完善托育机构卫生保健评价和质量控制体系。今年以来，余新中心医院开展养育照护小组活动 5 场，受益家庭 49 户；开办保育员、保健人员等培训班 3 期，培训学员超 100 人。

（资料来源：浙江新闻．浙江嘉兴探索"健康共富"服务新模式 [EB/OL]．(2022-9-17)．https：//sdxw．iqilu．com/w/article/YS0yMS0xMzQxNjc3Mw．html）

根据以上材料，完成以下实训任务：

1. 嘉兴余新镇在探索"健康共富"服务新模式中，涉及哪些卫生管理的主体和客体？

2. 根据确定的卫生管理主体和客体以及卫生系统的功能，采用角色扮演形式开展一次余新镇"健康共富"服务模式年度重点工作部署推进会议。

三、实训要领

1. 了解该案例所涉及的相关政策性文件以及社会背景。

2. 学习和掌握案例中涉及的本章主要知识点。

3. 查找浙江省健康共富建设的相关新动态。

四、成果要求和评分

1. 角色扮演。学生通过网络查询等方式，全面了解卫生事业管理的主体与客体及其在医改中所起的作用。以材料中浙江省嘉兴余新镇为例，每位学生扮演一个主体或客体角色。角色确定以后，各自查找相关材料及数据，以班级为单位进行一次余新镇"健康共富"服务模式年度重点工作部署推进会议。会上各组织代表阐述本组织在建设"健康共富"服务模式中的职责、任务、新进展和新情况等，各组织还需与其他组织就新问题进行协调磋商，确定下一年度工作重点。

2. 提交书面报告。具体要求：角色扮演的具体实施计划以及案例分析；列出案例分析和角色扮演的主要知识依据；案例分析部分字数为 1 000 字左右，要求层次分明、观点明确、条理清晰；提供相关附件材料，包括实施计划、文献材料、调查资料与结果等。

3. 任课教师根据学生在角色扮演中的表现以及书面报告对学生进行打分，并总结角色扮演中学生的优点与不足及报告中出现的问题。

五、实训书面记录和作业

实训书面记录

1. 嘉兴余新镇在探索"健康共富"服务新模式中，涉及哪些卫生管理的主体和客体？

_____

_____

_____

_____

_____

_____

_____

_____

2. 角色扮演计划。

学习资料推荐

[1] 为了人民健康：利民为本. http://tv.cctv.com/2019/10/28/VIDEozg1Ta0YHn zaRnaBIZiO191028.shtml.

[2] 与新中国一起走过：三明医改. https://wjw.fujian.gov.cn/jggk/wsjsfc/sp/201910/t20191025_5078564.htm.

[3] 国务院办公厅. 关于城市公立医院综合改革试点的指导意见[EB/OL].(2015-05-06).https://www.gov.cn/gongbao/content/2015/content_2868467.htm.

第二章 卫生工作方针与卫生发展战略

学习目标

通过本章案例分析与实训练习：

巩固 卫生工作方针、卫生发展战略的概念和内涵；我国不同时期卫生工作方针和卫生发展战略的基本内容；制定卫生工作方针和卫生发展战略应坚持的基本原则；卫生工作方针与卫生发展战略之间的关联和区别。

培养 卫生工作方针与卫生发展的历史观和实践观；卫生健康发展的战略思维与全局统筹视角；制定卫生发展战略的原则与过程。

扩展 不同历史时期卫生健康领域中面临的形势与重大挑战与当时的卫生工作方针、卫生发展战略形成的内在联系；数字健康战略的概念与内涵。

导入案例

中国卫生与健康工作方针的演变过程

中华人民共和国成立后，积贫积弱的社会现实让人忧心。当时我国人均预期寿命只有35岁，天花、霍乱、鼠疫等多种传染病和地方病严重危害人民健康，病人死亡率极高。党和政府决心消灭这些传染病和地方病，提高人民群众的健康水平。

1950年8月，第一届全国卫生会议召开。毛泽东主席为这次会议题词："团结新老中西各部分医药卫生工作人员，组成巩固的统一战线，为开展伟大的人民卫生工作而奋斗！"会议确定了"面向工农兵""预防为主""团结中西医"三大卫生工作方针。1952年，第二届全国卫生会议增加了"卫生工作与群众运动相结合"这一方针。

此后，我国为贯彻卫生工作"四大方针"采取了一系列措施，如建立卫生防疫站、妇幼保健站、专科防治所、卫生宣传站等卫生机构，并开展了轰轰烈烈的爱国卫生运动和各项疾病防治工作。经过不懈努力，我们建立起了一整套公共卫生与医疗服务体系，实现了宏观资源相对公平配置，保障了人民健康。1978年，我国人均预期寿命达到68.2岁。

1991年，第七届全国人民代表大会第四次会议提出了中国在新的历史时期的卫生工作方针："贯彻预防为主，依靠科技进步，动员全社会参与，中西医并重，为人民健康服务"。

1996 年召开的全国卫生工作会议明确了新的卫生工作方针："以农村为重点，预防为主，中西医并重，依靠科技与教育，动员全社会参与，为人民健康服务，为社会主义现代化建设服务。" 1997 年，《中共中央、国务院关于卫生改革与发展的决定》将这一方针进一步明确。

2007 年，党的十七大提出了"健康是人全面发展的基础"的重要论断，明确了"人人享有基本医疗卫生服务"的奋斗目标。随着经济发展，居民营养状况得到改善，体质得以提升，2010 年我国人均预期寿命达到了 74.83 岁。党的十八大以来，以习近平同志为核心的党中央把全民健康作为全面小康的重要基础，强调把健康放在优先发展的战略地位。

2016 年 8 月 19 日，全国卫生与健康大会召开，明确了新时代的卫生与健康工作方针——以基层为重点，以改革创新为动力，预防为主，中西医并重，将健康融入所有政策，人民共建共享。2016 年 10 月，中共中央、国务院印发了《"健康中国 2030"规划纲要》，进一步明确了新时代卫生与健康工作的上述方针。

2017 年，党的十九大报告提出了"实施健康中国战略"的口号。2019 年 7 月，经党中央同意，国务院印发《关于实施健康中国行动的意见》，从干预健康影响因素、维护全生命周期健康和防控重大疾病三方面提出开展 15 项行动，并对组织实施进行部署。在新时代卫生与健康工作方针的指引下，每一位中国人不仅预期寿命会越来越长，被疾病困扰的日子也将越来越少。

请思考，并回答以下问题：

1. 从历史时间节点和关键事件两个维度来看，卫生与健康工作方针经历了什么演变历程？

2. 与新时期的卫生工作方针相比，新时代的卫生与健康工作方针有哪些特点与变化？

3. 试辨析卫生工作方针与卫生发展战略之间的关联。

主要知识点

一、卫生工作方针

（一）概念

卫生工作方针是国家引导卫生事业发展的重要纲领，是对卫生基本制度和基本政策的全面概括。该方针作为依据和原则，指导着国家实施各项卫生工作，并为制定各项具体的卫生制度和政策提供导向。同时，它也确立了卫生事业发展的长期方向和目标。当前我国正在执行的新时代的卫生与健康工作方针是"以基层为重点，以改革创新为动力，预防为主，中西医并重，将健康融入所有政策，人民共建共享"。

（二）卫生工作方针的历史沿革

1. 中华人民共和国成立初期的卫生工作方针内容

（1）面向工农兵。面向工农兵明确了卫生工作的方向和服务对象问题。卫生工作必须为人民群众服务，这是一个重大原则问题。1950 年 8 月 19 日，在第一届全国卫生会议的总结报告中指出："为人民服务，首先为工农兵服务，这是我们工作的唯一出发点。为什么首先为工农兵服务呢？因为工人、农民人数最多，又是人民民主政权的基础和生产建设的基本力量。他们所受疾病的灾难最深，得到卫生保障也最少。兵是武装了的工农，是国防建设的基本力量，没有它，生产建设与和平生活就无从获得保障。"

（2）预防为主。预防为主是卫生工作方针的核心。它是最经济、最人道、最主动、最有效的防治疾病的方针，符合人民群众的最高利益。预防为主应贯穿在医疗、预防、保健工作的全过程，所有医疗、预防、保健机构和全体人员都必须做预防工作。

（3）团结中西医。团结中西医是指把中西医药卫生人员团结起来，更好地为人民健康服务。当时全国卫生人员只有 50 多万，中医师占了 54.6%，西医师只占 7.5%。中医人数比西医多，且大部分在农村，广大的农民主要依靠中医防治疾病。但是中医在以前，却受到政府的歧视和排斥，造成中西医之间的隔阂。为了解决这一矛盾，在老解放区就积累了重视团结中西医务人员的经验。因此，确定"团结中西医"的方针是非常必要的。

（4）卫生工作与群众运动相结合。卫生工作与群众运动相结合是指发动和依靠人民群众，自己行动起来向疾病作斗争。1952 年反对美国在朝鲜和中国东北施行的细菌战开展的"爱国卫生运动"，对改变中国的环境卫生、提高人民群众的卫生知识水平、养成良好的卫生习惯等方面都起到了十分显著的作用。发动和依靠群众，可以加快卫生事业的建设，如对基层卫生机构的建立和卫生人员的培养，都需要人民群众的支持。因此，卫生工作必须依靠群众，发动群众广泛参与，才能达到预期的目标。

中华人民共和国成立初期确定的卫生工作四大方针，充分反映了中国社会主义卫生事业的性质特征，符合中国的基本国情、人民健康的需要和卫生事业发展的规律。在卫生工作四大方针指导下，经过几十年的努力，到改革开放之初，中国卫生工作取得了巨大成绩。据 1990 年统计，人口死亡率由 1949 年前的 25‰ 降低到 6.3‰，城市婴儿死亡率由 1949 年前的 120‰ 下降到 16.5‰；农村婴儿死亡率由 1949 年前的 200‰ 下降到 25.4‰；孕产妇死亡率由 1949 年前的 150/万 下降到 9.4/万；平均期望寿命已由 1949 年前的 35 岁提高到 70 岁。

2. 新时期卫生工作方针的基本内容

新时期卫生工作方针可以划分为三个组成部分：第一部分是卫生工作的战略重点，包括以农村为重点、预防为主、中西医并重；第二部分是卫生工作的基本策略，包括依靠科技与教育、动员全社会参与；第三部分是卫生工作的根本宗旨，包括为人民健康服务、为社会主义现代化建设服务。

（1）以农村为重点。农村卫生工作历来受到党和国家的深切关注。早在 20 世纪 60 年代，毛泽东同志就提出了"将医疗卫生工作的重心转向农村"的战略思想。在党和政府的持续关怀下，自改革开放以来，特别是近年来，我国的农村卫生工作取得了显著进步，正在不断积累新的实践经验。县、乡、村三级医疗预防保健网络得到了进一步的建设和强化，农村卫生人才队伍也在逐步地进行调整和充实。新型农村合作医疗制度经历了大幅度的发展和完善，惠及了广大农村群众。然而，从卫生事业的整体发展角度看，农村卫生工作仍是一个薄弱环节，面临着多种挑战和难题。因病致贫和因病返贫的现象仍然是制约农村经济和社会进步的重要因素。因此，我们必须大力强化农村卫生工作，以期改善这一状况并推动农村地区的全面发展。

（2）预防为主。新时期卫生工作方针持续将预防为主作为核心内容，这不仅是对中国卫生工作经验的深刻总结，也是全球卫生工作发展趋势的体现。各级医疗、预防、保健机构都应贯彻执行预防为主的方针，扎实开展三级预防工作。一级预防，即病因预防，旨在针对疾病的根本原因及相关因素，采取增强健康和特殊防护措施，以保护健康人群免受感染和疾病的影响。二级预防，又称发病学预防，聚焦于疾病的早期阶段，通过实施早发现、早诊断、早隔离和早治疗的策略，以控制疾病的进展和恶化，防止疾病扩散流行或演变为慢性疾病。三级预防，即病残预防，关注疾病的后期阶段，通过合理的康复治疗手段，力求达到病而不残、残而不废的目标，恢复患者的劳动能力，确保他们能够顺利地重返社会生活。

（3）中西医并重。自中华人民共和国成立以来，在中国共产党的卫生方针指导下，积极推动中西医团结协作，中医药事业取得了显著的成就。新时期提出的中西医并重方针，不仅是对以往团结中西医政策的传承与发扬，更是振兴中医药和推动中医药走向全球的政策保障。为了实现这一目标，中西医双方需要进一步加强团结，相互学习，借鉴各自的优点，弥补自身的不足，共同提升医疗水平和健康服务质量。这包括充分发挥各自的优势，积极探索和实践中西医结合的发展路径和方法，以期在互补互助中推动医学科学的进步，为人类健康事业做出更大贡献。

（4）依靠科技与教育。依靠科技与教育是卫生工作核心策略的组成部分之一，它是落实"科学技术是第一生产力"的思想以及科教兴国战略的具体表现。同时，这也是对中华人民共和国成立以来卫生工作取得显著进步的基本经验的深刻总结。发展科学技术和培育医学专业人才是推动卫生事业发展不可或缺的基础条件。因此，我们必须将这两方面提升到卫生工作方针的高度，给予充分的关注和重视，以确保卫生事业的持续进步和全面发展。

（5）动员全社会参与。动员全社会参与是卫生工作的一项核心策略，它是对卫生工作与群众运动相结合方针的深化和优化。这一策略涵盖了各级党政领导的高度关注，社会各部门的协同合作，以及广大人民群众的积极参与。秉持"大卫生"理念，在各级党委和政府的统一指挥下，我们应充分调动社会各相关部门的协作配合力量，积极鼓励广大人民群众投身到卫生工作中来。通过集体努力，共同推动卫生工作的有效实施和持续改进，以实现全民健康的目标。

（6）为人民健康服务，为社会主义现代化建设服务。为人民健康服务以及为社会主义现代化建设服务，构成了中国卫生工作的根本宗旨，是卫生工作方针的核心要义。这是党和政府对卫生事业改革和发展提出的根本性要求，也是卫生工作必须坚守的正确导向。我国的卫生事业被视为一种政府实施一定福利政策的社会公益事业。这一基本属性决定了卫生事业的本质是惠及全体社会成员。因此，我们必须坚定不移地秉持为人民健康服务和为社会主义现代化建设服务的正确方向。这是确保卫生事业持续健康发展，满足人民群众健康需求，以及推动社会经济全面进步的根本保证。

在新时期确立的"两为"卫生工作方针，为社会主义市场经济体制下的卫生事业发展指明了正确的路径。这一方针通过明确卫生工作的战略重点、基本策略和根本宗旨，有效地应对了卫生事业发展曾受市场经济思潮影响的挑战。在这一方针的指导下，卫生工作和卫生事业发展的相关制度与政策得以及时调整和完善，从而确保了卫生事业朝着健康、有

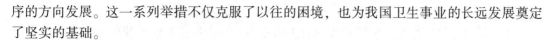

序的方向发展。这一系列举措不仅克服了以往的困境，也为我国卫生事业的长远发展奠定了坚实的基础。

3. 新时代卫生与健康工作方针的基本内容

《"健康中国2030"规划纲要》提出新时代卫生与健康工作方针："以基层为重点，以改革创新为动力，预防为主，中西医并重，将健康融入所有政策，人民共建共享。"不难看出此次提出的新的卫生与健康工作方针，与1997年的卫生工作方针相比有许多亮点与变化。

（1）以基层为重点。用"基层"代替"农村"，反映了国家经济社会发展的新形势和新需求。随着城镇化推进，"农村"越来越城镇化了，农民成了居民，卫生工作重心下移，不仅仅是农村，还有城镇的社区，这也为落实分级诊疗"基层首诊、双向转诊、急慢分治、上下联动"原则提供了基础。而对于"基层"的理解，除了地域、行政层级的区别外，更应关注医疗预防关口的前移，因为疾病发生的最前沿、健康守门人就是基层。

基层卫生工作是深化医改和卫生工作的重点。党的十八大以来，农村卫生和城市社区卫生工作得到大力改善。主要体现四个转变：一是基层医疗卫生服务体系进一步健全，实现了由"强筋健骨"向"能力提升"转变。基层医疗卫生服务网络基本建成，基层卫生人员学历结构和执业资质明显改善，医疗卫生服务公平性和可及性进一步提高。二是基层卫生运行新机制初步建立，实现了由"重点起步"向"综合改革"转变。绩效工资、人事分配、绩效考核等制度与基本药物制度紧密联动，基层运行新机制得到巩固。三是新农合制度取得长足发展，实现了由"增资扩面"向"精细管理"转变。政策范围内住院报销比例在"十二五"初期的60%基础上，按照住院医疗机构的层次，到2022年最高可以报销90%，门诊费用最高可以报销60%，大病保险工作实现全覆盖，大幅减轻了参合患者的就医负担。四是基本公共卫生服务项目水平显著提高，实现了由"建章立制"向"提质扩面"转变。目前，基层卫生工作仍然存在诸多薄弱环节，因病致贫、因病返贫等问题时刻威胁着刚刚脱贫的农民健康。因此，卫生和健康工作必须坚持以基层为重点，不断提升基层卫生与健康工作质量。

（2）以改革创新为动力。将改革创新作为动力，代替原来"依靠科技与教育"。科技与教育和创新之间存在着紧密的联系，然而，创新的范畴远超科技领域的界限。科技创新、教育创新、文化创新以及制度创新等各个层面，都与健康问题密切相关。"以改革创新为动力"，是在践行创新、协调、绿色、开放、共享五大发展理念的新形势下，由习近平总书记提出的我国卫生和健康工作方针的新内涵。这一方针不仅是推动新时代卫生与健康事业发展不可或缺的选择，也是其必然趋势。在2016年8月19日至20日召开的全国卫生与健康大会上，习近平总书记进一步强调："当前，我国医药卫生体制改革已步入深水区，正处于攻坚克难的关键阶段。我们必须加快落实党的十八届三中全会设定的医药卫生体制改革任务。"推进健康中国建设，必须依赖改革创新的动力，提升改革执行效能，并确保政策的有效实施。鉴于我国是拥有超过14亿人口的世界最大发展中国家，要满足全国人民多元化、多层次、多变化的医疗卫生需求，唯有通过改革的方式和创新的模式才能达成目标。唯有持续不断地改革和创新，我们才能解决当前医疗卫生领域中面临的诸多挑战和难题。

（3）预防为主，中西医并重。预防为主是全世界卫生工作的基本方针，中西医并重体现了中国特色，二者一直是中华人民共和国建立以来卫生工作的重点，必须一以贯之，长期坚持。

新时代的卫生工作方针继续把预防为主确定为主要内容，不仅是我国卫生工作宝贵经验的总结和继承，也是世界卫生健康工作发展的潮流。现在传染病的挑战依然严峻，慢性非传染性疾病死亡率占总死亡率的比例还在上升，心脑血管疾病、恶性肿瘤和其他慢性传染性疾病成为我国城乡居民最主要的死亡原因。

中华人民共和国成立以来，中医药一直是我国卫生工作的重点和卫生工作方针的重要内容。进入新时代，我们发挥中医药在防病治病方面的传统优势，遵循中医药发展规律，加快推进中医药现代化、产业化，推动中医药和西医药相互补充、协调发展，推动中医药事业和产业高质量发展，推动中医药走向世界，为建设健康中国、实现中华民族伟大复兴的中国梦贡献力量。

（4）将健康融入所有政策。这比"动员全社会参与"更具体、更明确。后者是倡导、运动式的参与而已；前者的要求更明确，路径更清晰，就是在所有政策中融入健康。制定政策时必须要有健康的意识，要以人为本，真正实现既将人的健康作为经济社会发展的基石，又将人的健康作为经济社会发展的目的。

"将健康融入所有政策"作为新增内容，是推进健康中国建设的新举措。目前，全球已经形成基本共识，健康与贫困、教育、环境、就业等多种社会因素相关，一个国家国民的总体健康水平与其医疗、药品管理、社会保障、就业、财政、教育、科技、环境保护和民政等多个部门的努力密不可分，只有将大健康理念纳入所有政策之中，进行综合管理，树立维护健康是政府各部门共同责任的观念，才能确保健康成果的可持续性。要从大健康的高度出发，将健康融入经济社会发展的各项政策，推动科学决策，促进形成共同支持的大健康宏观环境。

（5）人民共建共享。卫生工作"两为"方针深入人心，用人民共建共享，更有利于动员人民群众参与卫生与健康事业。大力发展卫生与健康事业为了人民，也要依靠人民。这就将人民群众的付出与收获紧密联系在一起了。

"人民共建共享"的提法是卫生工作与群众运动相结合、动员全社会参与方针的发展和完善，增加了"共享"理念，更加全面，更加科学。卫生与健康涉及社会方方面面，关系千家万户，是一项系统工程，需要社会各部门的积极配合与人民的广泛参与，做到人人参与、人人有责、人人享有；特别是各级党委和政府，更是责无旁贷。习近平总书记指出："推进健康中国建设，是我们党对人民的郑重承诺。各级党委和政府要把这项重大民心工程摆上重要日程，强化责任担当，狠抓推动落实。"我们必须坚持"大卫生、大健康"理念，在各级党委和政府的统一领导下，充分发动社会各有关部门协作配合，各尽其责，共同做好卫生与健康工作。

新时代卫生与健康工作方针既与党在不同历史时期的卫生工作方针一脉相承，又体现了新发展理念的科学内涵，具有鲜明的时代特征，是对新形势下卫生与健康工作的总要求，是推进健康中国建设和制定相关政策的基本遵循。

（三）制定卫生工作方针的原则

1. 坚持党对卫生与健康工作的全面领导

卫生工作方针体现的是国家领导卫生健康事业发展的意志，体现的是广大人民群众的广泛参与和共建共享，通过提高人民健康水平实现全心全意为人民服务的党的根本宗旨，

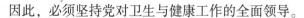

因此，必须坚持党对卫生与健康工作的全面领导。

2. 坚持社会主义卫生健康事业的公益性质

社会主义的卫生事业具有福利性和公益性性质。福利性强调的是政府对卫生事业发展和人民健康的责任，特别是对弱势群体健康的保护。公益性强调的是政府、社会和个人对卫生事业发展和人民健康保护的共同责任。在不同的经济体制时期，卫生事业的性质是不同的。在计划经济时期，我国实行的是福利性卫生事业性质；而进入社会主义市场经济体制后，我国则实行的是一定福利性质的社会主义公益事业性质。

3. 坚持卫生健康事业在经济社会发展中的保障地位

在社会经济体系中，卫生部门是通过提供医疗、预防、保健和康复等服务来保护人们的生命和健康，起到参与生产力的完善和劳动力的修复作用，具有保障人民健康、促进社会经济发展的意义。这种功能是任何其他部门代替不了的，与教育、文化、科技、人口发展和体育占有同等重要地位，是上层建筑中分工不同的统一整体。

4. 坚持以计划和规划为主导的卫生改革导向

卫生改革中是否应以市场经济为主导一直是争论的焦点问题。要准确理解卫生改革的方向，我们必须对现代市场经济的特性有清晰的认知。现代市场经济并不完全是依靠市场自我调节的体系。即使被视为自由市场典范的美国，其经济体制也早已超越了纯粹的市场调节机制，普遍存在着相当程度的政府干预，并强调市场机制与政府宏观调控机制的有效融合。以单一的市场为导向的卫生改革可能会带来以下后果：首先，社会上的一部分人可能"过度"消费远低于实际成本的医疗卫生服务，而低收入群体由于经济制约，难以充分获取他们应有的卫生福利，这无疑会对卫生公平的实现构成挑战。其次，一些医疗卫生机构可能在追求自身利益的驱动下，选择性地实施改革措施，过分追求经济效益和高端医疗技术的发展，导致卫生资源的不合理分配和使用，以及医疗市场秩序的混乱。最后，由于医疗卫生单位缺乏福利义务并且经济承受能力有限，在面对需要救助的患者时，可能难以全面贯彻救死扶伤的人道主义原则。

5. 坚持把保障人民健康放在优先发展位置

卫生工作方针是卫生事业管理的根本政策，是制定各项具体卫生政策的依据和原则。卫生工作方针应能够突出今后较长时期内卫生工作的重点和解决影响人民健康的关键问题，从而指导卫生健康部门科学合理地分配和使用卫生资源，促进卫生资源结构和布局的合理化，确保卫生和健康事业发展始终坚持保障人民健康的正确方向。制定客观、科学和正确的卫生工作方针，突出卫生工作的重点是核心，找准确定卫生工作重点的指导思想是关键。

二、卫生发展战略

（一）卫生发展战略的概念

卫生发展战略是根据卫生事业发展和改善人民健康的需要，对卫生事业在一个较长时期所要达到的发展程度进行科学预判，并据此确定的具有全局性、前瞻性的卫生事业发展目标和规划。当前我国正在实施的卫生发展战略是"健康中国2030"国家战略，该战略的五大基本内容是"普及健康生活、优化健康服务、完善健康保障、建设健康环境、发展健康产业"。

（二）卫生发展战略的意义

1. 推动经济发展和社会进步

卫生发展战略是国家发展战略不可分割的重要组成部分，它与经济相互依存、相互制约、互为因果、互为前提。卫生发展战略从大健康、大卫生、大医学的角度出发，将健康战略融入社会经济发展之中，从而创造有利于人民健康的社会、经济和生活环境，并通过人民健康水平的提高推动经济发展和社会进步。

2. 指导卫生事业科学发展

战略能够为组织设定明确的定位。对于一个组织来说，没有战略就等于没有了目标。卫生事业的发展需要引入战略管理的思想，通过卫生发展战略明确卫生事业发展的目标任务，协调卫生管理活动的各项内容，指引卫生事业整体更好更快发展。

3. 促进卫生事业目标实现

卫生发展战略的制定可以使管理者顺应客观规律和客观形势的发展，捕捉环境所提供的机会，使管理者从应付被动局面转变为从容开拓和创造未来的主动局面，促进卫生事业目标的实现。

4. 体现卫生事业发展重点

卫生发展战略反映的是卫生事业在一个较长时期所要达到的主要目标和实现这些目标的主要途径。制定卫生发展战略既要对卫生事业发展全局进行通盘考虑，又必须分清主次和轻重缓急，抓住卫生事业发展的关键和重点，解决好影响全局的战略性问题。

5. 提高国民健康素质

我国既面临发展中国家传统的健康问题，又面临发达国家的健康问题，城乡、地区和人群之间的健康差异较大。卫生发展战略以解决危害城乡居民健康的主要问题为重点，通过切实可行的国家健康行动计划，加强对影响国民的长远健康问题的有效干预，维护和增进健康。

（三）中国卫生发展战略

中华人民共和国成立以来，在不同时期制定的卫生工作方针的指导下，我国卫生发展战略得以形成，推进了我国卫生事业目标的实施。

1. 卫生工作三大战略

自20世纪70年代WHO提出"2000年人人享有卫生保健"全球战略目标以来，中国政府明确表示对该战略的承诺；1988年进一步阐明实现该战略目标是2000年中国社会经济总目标的组成部分。在这一战略目标中，农村卫生工作、预防保健工作、中医药工作成为我国农村卫生事业发展的基础和重点。在1997年1月颁发的《中共中央、国务院关于卫生改革与发展的决定》中，确定了中国卫生事业发展的战略重点是农村卫生、预防保健、中西医并重。据此，农村卫生、预防保健、中医中药成为中华人民共和国成立到20世纪末我国卫生事业发展的重要内容。按照这一战略目标，我国卫生工作取得又快又好的发展和显著的成就。从发展趋势预测，尽管我们现在和未来有了不同时期新的卫生与健康发展战略，但农村卫生、预防保健、中医中药将会始终伴随着卫生健康事业的发展，成为卫生与健康发展不可或缺的重点工作。

2. "健康中国 2020" 战略

2007 年，我国政府对全面建设小康社会提出了新要求，把"人人享有基本医疗卫生服务、提高全民健康水平"作为加快发展卫生事业和全面改善人民生活的重要目标。为了实现这一目标，2008 年卫生部召开的全国卫生工作会议正式提出"健康中国 2020"战略（"Healthy China 2020" Strategy），实施时间是 2009—2020 年，并就此进行了工作部署。这既是全面建设小康社会的必然要求，也是促进基本医疗卫生服务均等化的根本途径。"健康中国 2020"战略以坚持卫生工作服务人民健康为核心，致力于不断提升人民的健康素质，推动人民生活质量持续改善和提高。

"健康中国 2020"战略的主要指导思想：以提高人民群众健康为目标，坚持预防为主、防治结合的方向，采用适宜技术，坚持中西医并重，以危害城乡居民健康的主要问题和危险因素为重点，通过健康促进和健康教育，坚持政府主导，动员全社会参与，努力促进人人享有基本医疗卫生服务。具体目标有十个方面，包括：促进生殖健康，预防出生缺陷，确保母婴平安；改善工作环境，降低职业危害，促进职业人群健康；改善贫困地区和贫困人群健康，缩小健康差距；健全服务体系，完善保健康复，实现健康老龄化；重大和新发传染病防控；重大慢性病与伤害防控；发展生物科技，提高遗传诊断水平；多部门合作，改善生活和工作环境；促进健康教育，倡导健康生活方式；加强卫生服务体系和能力建设，改善服务质量。

3. "健康中国 2030" 战略

2015 年 10 月，党的十八届五中全会明确提出推进健康中国建设。根据党的十八届五中全会战略部署，2016 年 10 月 25 日，中共中央、国务院印发《"健康中国 2030"规划纲要》。规划纲要对保障人民健康、加快推进社会主义现代化意义重大，也是我国积极参与全球健康治理、履行对联合国"2030 可持续发展议程"承诺的重要举措。党的十九大报告把健康中国作为国家战略实施，进一步确立了人民健康在党和政府工作中的重要地位。

（四）制定卫生发展战略的基本原则

坚持为人民健康服务的宗旨，全面提高人民健康水平是中国卫生发展战略的核心。围绕这个核心，卫生发展战略的制定应遵循以下基本原则。

1. 坚持以人为本，把"人人健康"纳入经济社会发展规划目标

健康不仅仅是个人和家庭幸福的基础，也是国家和民族发展的基石。健康不仅是人类社会发展的永恒主题，也是经济社会发展的重要目标。坚持为人民服务的宗旨，把"人人健康"纳入经济社会发展规划目标并摆在优先发展的战略地位，全方位全生命周期守护人民群众的健康，才能大幅度地提高社会对人民健康的重视程度，确保经济社会发展战略目标的真正落实。卫生改革与发展把提高人民健康水平作为卫生健康工作的中心和目标优先发展和保证，有利于人民健康的基本卫生服务，这就是卫生发展战略的以人为本原则。在经济发展的基础上提高人民群众的生活质量和健康水平，是我们党带领中国人民实现伟大复兴中国梦的最重要目标。

2. 坚持公平优先，兼顾效率，注重政府责任与市场机制相结合

中国卫生事业的性质决定合理配置中国卫生资源的原则是坚持社会效益与经济效益的

统一，并将社会效益放在第一位，而不是一味地追求经济效益或追求社会公平，即应该实行公平优先、兼顾效率的原则。所谓"公平"，是指不同的人群是否均等化地享有基本的卫生服务，即不论其经济状况、民族、居住区域如何，卫生资源是根据其需求提供，而不是根据支付能力来分配。所谓"效率"，是指能否用最少的卫生资源投入达到同样的健康效果，或能否利用同样的资源投入产生更大的健康效果。高效率的卫生服务有助于减少投入、节约卫生资源。

公平效率并不是截然对立的或相互排斥的，它们在不同的领域起着不同的作用或互为补充的作用。在卫生服务方面，牺牲公平不一定能导致效率的提高，更不是卫生越不公平，就越有效率。世界银行也认为，公平应当成为政府所关注的中心问题，在医疗卫生方面适当的政策，可以减少贫困和增加公平，而一味促进增长，忽视这一问题则会带来严重的后果。同时要注重发挥市场机制作用，动员全社会力量参与，调动社会和广大人民群众的积极性，促进有序竞争机制的形成，满足人民群众多层次、多样化的健康需求。

3. 坚持统筹兼顾，突出重点，增强卫生发展的整体性和协调性

制定科学的卫生事业与国民健康发展战略目标是确保卫生事业发展不可或缺的基础。同时，实现卫生事业和国民健康的发展也是深化医疗改革的必然要求，这两者相互依存，构成一个统一的整体。在制定卫生发展战略规划时，应兼具战略性、前瞻性和预见性，同时要着重突出优先发展领域和战略重点。这包括将解决当前影响公众健康的重点问题与完善制度体系有机结合。在实施过程中，我们需要秉持全局观念，统筹城乡和区域发展，兼顾供给和需求双方的利益，分阶段、有序地推进各项改革措施，以确保卫生事业和国民健康发展稳步进行。

4. 坚持预防为主、防治结合，适应并推动医学模式转变

预防为主、防治结合、关口前移、重心下沉是维护和提高14亿多人民的健康最经济和最有效的途径，也是中国特色卫生发展道路的重要内容。医学模式已由单纯的生物医学模式转变为生物—心理—社会医学模式。21世纪的医学，不应继续以疾病为主要研究对象，而应以人类健康作为医学研究的主要方向。实现医学模式由"以病为本"转向"以人为本"，由"治疗为主"转向"预防为主"，由"以病人为中心"转向"以健康为中心"，涉及医疗卫生体制、医学教育、观念转变、产业发展等多方面的根本性变革，是一项十分艰巨的任务。

5. 坚持保基本、强基层、建机制，促进卫生事业科学发展

由于中国正处于并将长期处于社会主义初级阶段，发展医疗卫生事业要从这一基本国情出发，着眼于保障全体居民的基本医疗卫生需求，合理确定保障标准，并随着经济社会发展，逐步提高保障水平，实现全覆盖、可持续。要把服务重点放在基层，把更多财力物力投向基层，把更多人才技术引向基层，把支持基层医疗卫生体系改革发展作为重要内容，使基层机构成为群众就医的首选。同时要继续致力于建立体现公益性、调动积极性、确保可持续的体制机制，转变医疗卫生机构的运行机制，正确处理政府和市场、公平和效率、激励和约束等关系，促进卫生事业科学发展。

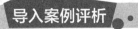

中国卫生与健康工作方针的演变过程

1. 从历史时间节点和关键事件两个维度来看，卫生与健康工作方针经历了什么演变历程？

本问题主要是为了检验学生在学习卫生政策与管理发展历程时的历史理解和事件分析能力，即如何精炼地表述卫生政策实践的演变过程，其目标是将复杂的卫生政策与管理实践转化为易于理解的卫生政策与管理知识。在卫生管理学的学习中，培养这种化繁为简的能力不仅有助于深入理解复杂的真实世界卫生问题，而且在无形中锻炼了学生的卫生管理知识理解和创新能力。

卫生与健康工作方针的演变过程可以通过历史时间节点和关键事件两个维度进行概括性阐述。其中，历史时间节点以自然时间顺序为定量记录基准，而关键事件则以重大会议及其相关决议内容作为定性表现形式。因此，在我国卫生与健康工作方针的演变历程中，我们可以识别出一些关键的历史转折点和标志性事件，并简要概述如下：

1950 年，第一届全国卫生会议确定了将"面向工农兵，预防为主，团结中西医"作为卫生工作的三大原则。

1952 年，第二届全国卫生会议增加了"卫生工作与群众运动相结合"这一重要方针。

1991 年，第七届全国人民代表大会第四次会议提出了中国在新的历史时期的卫生工作方针，即"贯彻预防为主，依靠科技进步，动员全社会参与，中西医并重，为人民健康服务"。

1997 年，《中共中央、国务院关于卫生改革与发展的决定》提出新时期中国卫生工作方针是"以农村为重点，预防为主，中西医并重，依靠科技和教育，动员全社会参与，为人民健康服务，为社会主义现代化建设服务"。

2016 年，全国卫生与健康大会召开，明确了新时代的卫生与健康工作方针是"以基层为重点，以改革创新为动力，预防为主，中西医并重，将健康融入所有政策，人民共建共享"。同年，中共中央、国务院印发了《"健康中国 2030"规划纲要》，进一步明确了新时代卫生与健康工作的上述方针。

2. 与新时期的卫生工作方针相比，新时代的卫生与健康工作方针有哪些特点与变化？

（1）用"基层"代替"农村"。长期以来，我国的医疗卫生资源配置存在结构性失衡问题，形成了所谓的"倒三角"医疗资源配置模式。为了纠正这一现象，我们必须将卫生健康工作的重心向下调整，重视农村、乡镇和城市社区内的基层医疗卫生机构在分级诊疗体系中的作用。这些基层医疗卫生机构作为卫生健康服务网络的基础，是实施"基层首诊、双向转诊、急慢分治、上下联动"原则的关键力量。在此背景下，"基层"的概念具有更广泛的代表性与覆盖范围，超越了单纯的"农村"范畴。"农村"主要指的是区别于城市地域和城市居民的空间与人群划分，而"基层"则更多地强调相对于大型医疗卫生机构的地理空间和人群定位。对于卫生健康领域中"基层"的理解，我们不仅要考虑地理空间、行政层级和机构类型的区别，还应重视公共卫生和主动健康的价值理念。尤为重要的是，最前端的健康守护者往往就在基层医疗服务中发挥作用。

（2）将改革创新作为动力，代替原来的"依靠科技和教育"。新的表述展现出更高的严谨性和精确性，凝聚了医改实践积累的经验和智慧。卫生系统始终处于持续的改革和创新的动态进程之中，新的挑战和对应的解决方案将持续不断地涌现。科技与创新之间存在着紧密的联系，然而，创新的范畴远超过科技的界限。科技创新、文化创新、制度创新以及管理创新等各个层面，都与卫生健康领域密切相关。这表明，卫生健康发展是一个综合性的问题，系统性的改革和创新是新时代卫生与健康工作方针的核心内容之一。

（3）预防为主，中西医并重。"预防为主"是全球卫生工作普遍遵循的基本原则，而"中西医并重"则体现了中国独特的医疗卫生特色。这两者自中华人民共和国成立以来，一直是我国卫生工作长期聚焦的重点领域。

（4）"将健康融入所有政策、人民共建共享"相较于"动员全社会参与"，其内涵更为全面且深刻。前者不仅是一个使命和预期的结果，而且定义并规范了卫生健康议题与全社会之间的关系；而后者则主要作为一种实施卫生工作方针的方法。"将健康融入所有政策"的理念要求更为明确，路径相对清晰，即在制定所有政策时都要考虑其对健康的影响。在全社会制定各项政策的过程中，必须树立健康的意识，并设置健康相关的考核指标。这要求我们坚持以人为本，将人的健康视为经济社会发展的基石，同时将其作为经济社会发展的终极目标。采用"人民共建共享"的原则，意味着"发展卫生与健康事业旨在造福人民，同时也需要依靠人民的力量"。这一原则将人民群众的贡献与收益紧密相连，强调了人民在卫生与健康事业发展中的主体地位和共同责任。

3. 试辨析卫生工作方针与卫生发展战略之间的关联。

卫生工作方针与卫生发展战略在卫生事业的管理和推进中都起着关键作用，它们之间既有紧密的关联，也存在一定的区别。

（1）关联性。

目标一致：两者共同服务于提高全民健康水平、改善卫生健康服务质量与效率和促进卫生事业发展这一总体目标。

相互影响：卫生工作方针为卫生发展战略提供了指导原则、战略方向和基本框架，而卫生发展战略则侧重于对卫生工作方针的具体落实和战略部署。

动态互动：卫生工作方针可能随着社会经济环境的变化和卫生发展战略的实施效果反馈进行调整和完善；反之，成功的卫生发展战略也可能推动卫生工作方针的持续深化和发展。

（2）区别。

范围和层次：卫生工作方针是更为宏观和全面的原则性指导，它涵盖了卫生工作的基本原则、价值取向和长远目标。而卫生发展战略则更为具体和有针对性，它是在特定时期内为实现卫生工作方针所制定的优先领域、重点任务和实施策略。

稳定性和灵活性：卫生工作方针通常具有相对较高的稳定性，它反映的是国家对卫生工作的长期承诺、价值取向和基本原则。相比之下，卫生发展战略则更具灵活性，可以根据实际情况和战略目标的变化进行适时调整、迭代和优化。

指导和执行：卫生工作方针主要起到指导和规范整个卫生系统运行的作用，而卫生发展战略则更侧重于具体的行动计划和执行措施，以确保卫生工作方针的有效实施和目标达成。

案例分析与讨论

关于《浙江省卫生健康事业发展"十四五"规划》编制情况的说明（节选）

为贯彻落实省委省政府关于"十四五"规划工作的决策部署，进一步加强对全省卫生

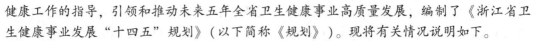

健康工作的指导，引领和推动未来五年全省卫生健康事业高质量发展，编制了《浙江省卫生健康事业发展"十四五"规划》（以下简称《规划》）。现将有关情况说明如下。

一、编制依据

根据卫生健康相关法律法规，国家关于"十四五"卫生健康事业发展的有关精神和工作导向，以及《浙江省国民经济和社会发展第十四个五年规划和二〇三五年远景目标纲要》等，结合我省卫生健康行业实际，制定《规划》。

二、编制过程

国家和省委、省政府高度关注人民健康。习近平总书记指出"没有全民健康，就没有全面小康"，精准标定了卫生健康工作的基础性地位。党的十九届五中全会提出，要全面推进健康中国建设。省委十四届八次全会提出，到"十四五"末，要基本建成健康浙江，到2035年要率先实行卫生健康现代化，为"十四五"及今后一个时期浙江省卫生健康事业发展明确了工作目标，指明了工作导向，提出了更高要求。根据省政府"十四五"规划目录有关要求，《浙江省卫生健康事业发展"十四五"规划》被列为"十四五"省级重点专项规划。按照省政府规划工作部署，我委及时启动了规划编制工作，从2019年开始，历时两年左右时间，形成了规划送审稿。

三、规划主要内容

规划分为三大板块、十一个部分。第一板块为总论，主要是评估发展基础、分析发展形势，明确指导思想和发展目标。第二板块为分论，包括第三至第十部分，总体上按照体现卫生健康现代化的内涵特征、迭代"1+5"改革发展攻坚战来组织，分别阐述了"十四五"时期卫生健康事业发展的八项重点任务。第三板块为结尾部分，主要是为"十四五"规划的顺利实施提供保障。

（一）发展背景

在"八八战略"持续引领下，浙江坚持一张蓝图绘到底，扎实推动习近平总书记关于卫生健康的重要论述在浙江生动实践。"十三五"期间，围绕全面建成卫生强省、全力打造健康浙江总体目标，浙江聚力推进"1+5"卫生健康改革发展攻坚战，服务体系不断健全，服务能力显著增强，数字化治理水平快速提高，居民健康水平得到明显提升。到2020年年底，全省人均预期寿命达79.47岁，孕产妇死亡率、5岁以下儿童死亡率分别控制在3.86/10万和3.03‰，人群主要健康指标接近或达到高收入国家水平，为高水平全面建成小康社会奠定坚实健康基础。

（二）指导思想、基本原则和总体目标

指导思想：以习近平新时代中国特色社会主义思想为指引，全面贯彻党的十九大和十九届二中、三中、四中、五中全会精神，坚持以人民为中心的发展思想，坚持新时代卫生健康工作方针，忠实践行"八八战略"，奋力打造"重要窗口"，坚定贯彻新发展理念，紧扣高质量竞争力现代化发展主题，以满足人民日益增长的卫生健康服务需要为根本目的，以高水平建设健康浙江为统领，以构建整合型医疗卫生服务体系为主线，持续迭代"1+5"改革发展攻坚战，全面夯实基层基础，有效保障公共卫生安全，显著提升医学综合实力，着力增强卫生健康制度供给，推动群众健康福祉迈上新的更大台阶，为建设"重要窗口"提供更多卫生健康标志性新成果，在争创社会主义现代化先行省的新征程中谱写卫生健康新篇章。基本原则：坚持健康优先、生命至上，坚持党政主导、多元共建，坚持目标牵引、唯实惟先，坚持系统观念、价值导向，坚持创新驱动、数字赋能。

（资料来源：关于《浙江省卫生健康事业发展"十四五"规划》编制情况的说明［EB/OL］.（2022-04-18）.https：//wsjkw.zj.gov.cn/art/2022/4/18/art_1229123416_2401382.html）

请思考，并回答以下问题：

1. 在《规划》的"指导思想、基本原则和总体目标"里，为什么要提及"坚持新时代卫生健康工作方针"？

2. 依据编制情况的说明，《规划》体现出制定卫生发展战略中的哪些基本原则？《规划》又呈现出了哪些自身特色？

案例评析

问题1：

卫生工作方针是各级政府在指导其管辖区域内的卫生健康工作时所遵循的基本原则、价值取向和长远目标，它构成了国家引导卫生健康事业发展的重要纲领。这一方针是对国家层面的卫生健康基本制度和政策的全面概括，为国家各级政府在实施各项卫生健康工作以及制定具体卫生健康制度和政策时提供了依据和原则。它体现了卫生健康事业需要长期坚持的方向和目标，对我国宏观卫生健康发展趋势和存在的全局性卫生健康问题进行了总体评估，并据此提出了卫生健康工作的指导原则和优先发展领域。

卫生工作方针作为卫生健康事业发展的导向，具有全局性、主导性和持久性的影响。以浙江省为例，其省域层面上的卫生健康事业发展战略规划是一个阶段性实践，在时间和范畴上，均隶属于新时代卫生健康工作方针的统辖范围之内。在制定地方卫生健康发展规划时，地方政府必须接受国家卫生工作方针的指导，确保在思想观念、基本原则和发展方向上与之保持一致，以确保卫生健康事业的有序发展和整体效益的提升。

问题2：

案例材料提及的《规划》是省域层面上的短期战略，规划周期多为五年，即体现出了制定国家卫生健康发展战略中的"以人为本，健康优先""公平优先，兼顾效率""统筹兼顾，突出重点""预防为主，防治结合""唯实稳健，科学发展"等基本原则；《规划》又呈现出浙江省自身卫生健康发展的特色理念和实践特点，例如，战略定力，价值导向，唯实惟先，创新驱动，数字赋能。

能力和知识拓展

世界卫生组织数字健康全球战略及对中国的启示

世界卫生组织（World Health Organization，WHO）的数字健康全球战略旨在利用数字化技术来提升人类健康水平，从而实现全民健康的宏伟愿景。中国积极响应WHO的这一倡议，并在后续的"十四五"规划以及2035年远景目标中，制定了健康中国和数字中国战略，旨在通过科技创新驱动全民健康事业的发展。

随着5G、云计算、大数据、区块链、远程医疗、大语言模型以及人工智能等前沿数智技术的广泛应用，有望解决当前医疗卫生资源分配不均、健康信息不对称以及健康服务的监测与评估等关键问题。在此背景下，WHO正式推出了数字健康全球战略，旨在共同

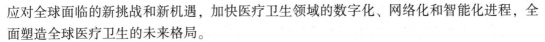

应对全球面临的新挑战和新机遇，加快医疗卫生领域的数字化、网络化和智能化进程，全面塑造全球医疗卫生的未来格局。

一、数字健康的定义

数字技术与健康管理的整合有力地推动了数字健康领域的进步。美国食品和药品监督管理局（FDA）将数字健康界定为包括移动健康、健康技术、可穿戴智能设备、远程医疗以及个体化医学在内的综合范畴。而欧盟则将数字健康定义为运用先进的信息化技术来满足普通民众、患者、医疗人员和决策者的各种需求。

根据现有研究，数字健康的广义概念是指通过运用数字技术实施医疗卫生服务和健康活动，强调多主体、多层面的协同合作，以居民健康为终极目标，涵盖各级医疗卫生机构。在纵向协调不同层级工作的同时，横向推动跨学科的交互融合，实现医疗卫生资源的无缝对接，旨在提升全人群全生命周期的健康水平和生活质量。狭义上的数字健康定义则是指数字技术与医疗健康服务的结合，旨在满足健康需求的创新性活动。这主要包括通过信息化手段建立个人健康档案，进行针对性的健康风险管理，利用互联网开展远程医疗和其他数字化健康服务，从而提升医疗服务水平。

世界卫生组织对数字健康的定义是利用数字化技术来改善人类健康状况。尽管目前各国政府、学术界等对数字健康的定义存在差异，但其核心目标一致，即利用数字化技术满足个体和群体层面的健康需求，提升医疗卫生服务体系的质量和效能。

二、WHO 数字健康全球战略

世界卫生组织于 2019 年在瑞士日内瓦发布了《数字健康全球战略（2020—2025）》，该战略设定了愿景、战略目标、指导原则、行动框架和实施计划，旨在全球范围内推动数字健康的发展。这一举措有望构建一个全球化、互联的数字健康体系，同时促进国际合作，支持各国实施旨在提升医疗健康服务的国家方案，推动数字化技术的研究与开发，以实现全民健康覆盖和与健康相关的可持续发展目标。

该战略强调了跨部门协调的重要性，要求整合财政、组织、人力资源和技术等各类资源以实现高效的数字健康服务。四项指导原则如下：

1. 实现数字健康的制度化需要全球范围内的共同承诺以及各利益相关方的积极参与。
2. 数字健康举措的实施需要遵循战略一致性原则。
3. 使用数字健康技术需遵循合理化原则。
4. 需要解决欠发达国家在数字健康发展中面临的特殊挑战。

四项战略目标主要包括：

1. 促进全球合作，加速推广数字健康的理念。
2. 推动各国实施国家层面的数字健康战略。
3. 加强全球数字健康的治理机制。
4. 倡导以人为本，利用数字技术赋能卫生健康系统。

行动框架旨在通过协作平台和工具，推动全球合作，协助和支持各国最大限度地利用数字技术，共同实现数字健康的战略目标。目前，一些国家已根据 WHO 的《数字健康全球战略》规划制定了或正在制定本国的数字健康行动计划，这将进一步推动数字化技术在医疗健康领域的广泛应用和深远影响。

WeiSheng GuanLiXue: LiLun Yu ShiWu

三、WHO 全球数字健康战略对我国的启示

综合国际实践经验，我们应当加快科技创新的步伐，以服务于我国的健康战略目标，并探索出符合中国国情的数字健康策略。这被视为实现健康中国战略的关键行动之一。近年来，随着新一代数字技术对医疗健康领域的深度改革推动，国家健康体系不可避免地面临重塑和变革的挑战。在 2019 年，我国政府发布了《健康中国行动（2019—2030 年）》，将构建互联网医院等数字健康新业态提升到国家战略的层面，提出"服务方式从以治病为中心转变为以人民健康为中心"，进一步明确了建设健康中国的宏伟蓝图和行动纲领。在 WHO 对数字健康发展的强力支持背景下，健康中国战略对数字健康领域提出了更为严格和全面的要求：建立国家医学科技创新体系，以推动医学科技的进步。这包括强化资源整合和数据交汇，系统规划和部署国家生物医学大数据、生物样本资源等平台，同时进一步完善科研基地、生物安全、技术评估、医学研究标准与规范等相关制度。

研发和推广适宜的健康技术和辅助工具。借助数字化平台，运用人工智能、大数据等互联网技术，在保护个人隐私的前提下，构建个人健康画像，形成个人健康档案。通过实时、连续监测健康状态，进行在线健康管理、预警和行为干预，以提升公众自我健康管理的能力。

完善人口健康信息服务体系，积极推进健康大数据的应用。加快创新互联网健康医疗服务模式，持续发展覆盖全生命周期的一体化国民健康信息系统。基于区域人口健康信息平台，推动医疗健康大数据的开放共享、深度挖掘和广泛应用。

促进"互联网+医疗健康"发展模式的创新和服务升级。充分利用互联网、物联网、大数据等信息技术手段，开展高质量的大型队列研究，研发可穿戴健康智能设备和人工智能辅助诊断系统。依托区域全民健康信息平台，推动"互联网+公共卫生"服务的发展，充分运用数字信息化技术丰富健康管理的内涵和方式。

四、我国数字健康战略规划主要关注的内容

在国家政策的鼓励支持、新质生产力以及技术创新的应用驱动下，我国数字健康在医疗健康云平台、互联网医院建设及互联网诊疗服务方面取得了积极的进展。然而，发展中仍存在一些问题和挑战：如线上医疗与线下医疗难以融合；互联网诊疗与医疗保险系统联动不足；中小规模公立医疗机构建设互联网医院的可持续性不足；数字健康相关核心技术难以突破、数字医疗资源分布不均衡、缺乏数字健康相关复合型人才等。结合 WHO 全球数字健康战略报告，在制定我国数字健康战略规划时，建议特别关注五个方面：建立我国数字健康框架体系，提升协同治理能力；加强数字健康相关基础理论和核心技术研究；完善医学大数据管理体系；推动健康应用场景和数字化的融合，加速开发数字化技术；培养高层次有关数字健康的医学复合型人才。

综上，WHO 全球数字健康战略将全面促进医疗卫生服务的新变革，有利于加快卫生体制改革，解决医疗资源不足和实现医疗资源共享的瓶颈，以及提高整体医疗卫生服务体系的能力。我国作为 WHO 的创始国之一、"人类卫生健康共同体"的提出者，研究制定并有效实施具有示范价值的中国特色的数字健康战略势在必行，可为其他国家借鉴用于构建国家层面的数字健康战略，从而加速推进数字健康全球战略的进程。

（资料来源：薛鹏，白安颖，江宇，等. WHO 数字健康全球战略及对中国的启示[J]. 中华预防医学杂志，2022，56（2）：218-221）

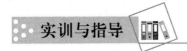

实训与指导

实训项目　健康浙江行动

一、实训目标

1. 理解和掌握本章的基本知识。

2. 理解健康中国战略和地方健康行动的关系。

3. 培养运用基本知识进行案例分析的能力。

4. 在卫生工作方针和卫生发展战略指导下，组织编制地方卫生健康行动方案。

二、实训内容与形式

根据以下实训材料进行分析与训练。

浙江省人民政府关于推进健康浙江行动的实施意见

为贯彻落实《"健康中国2030"规划纲要》、《国务院关于实施健康中国行动的意见》（国发〔2019〕13号）和《健康浙江2030行动纲要》精神，加快实施健康中国战略，推进健康浙江行动，现提出以下实施意见。

（一）总体目标

到2022年，健康促进制度体系基本建成，居民健康素养水平显著提高，健康生活方式基本普及，重大慢性病发病率上升趋势得到有效遏制，重点传染病、严重精神障碍、地方病、职业病得到有效防控，致残和死亡风险逐步降低，居民主要健康指标达到高收入国家水平。到2030年，健康促进制度体系更为完善，居民健康素养水平大幅提升，健康生活方式全面普及，健康保障公平可持续，居民主要健康影响因素得到有效控制，重大慢性病导致的过早死亡率趋于较低水平，居民主要健康指标居于高收入国家先进行列。

（二）行动任务

1. 全面实行健康影响因素干预。

具体行动任务包括：健康知识普及行动；合理膳食行动；全民健身行动；控烟限酒行动；心理健康促进行动。

2. 持续改善健康环境。

具体行动任务包括：蓝天碧水净土清废行动；绿色环境打造行动；饮用水达标提质行动；食品安全放心行动；农产品绿色安全行动；药品质量安全行动；道路交通安全综合治理行动。

3. 维护全生命周期健康。

具体行动任务包括：妇幼健康促进行动；中小学健康促进行动；职业健康保护行动；老年健康促进行动。

4. 防控重大疾病。

具体行动任务包括：心脑血管疾病防治行动；癌症防治行动；慢性呼吸系统疾病防治行动；糖尿病防治行动；传染病及地方病防控行动。

5. 强化医疗卫生服务保障。

具体行动任务包括：医疗卫生服务体系优化行动；中医药促进健康服务行动；智慧健

康管理行动；健康保障惠民行动。

6. 发展健康产业。

具体行动任务为健康产业发展行动。

（三）组织实施

1. 加强组织领导。省委省政府健康浙江建设领导小组及其办公室负责本行动的组织实施、监测考核，下设专家咨询组和专项行动工作组负责推动落实有关任务。深化实施健康优先发展战略，建立重大项目、重要政策健康影响评估机制，推进健康融入所有政策，落实相关财政、金融、用地等要素保障。各地、各部门要围绕健康浙江行动贯彻落实，分工负责、协同配合、有序推进。

2. 动员社会参与。凝聚全社会力量，形成健康促进的强大合力。鼓励个人和家庭积极参与健康浙江行动，养成健康生活方式。学校、企业、社区（村）、社会组织等要充分挖掘和利用自身资源，积极开展"健康细胞"工程建设，创造健康支持性环境。鼓励社会捐资，依托社会力量成立健康浙江行动相关基金。鼓励相关行业学会、协会以及其他社会组织充分发挥作用，参与健康促进和科普工作。

3. 改进监测考核。完善考核评价机制，做好健康浙江行动主要指标、重点任务的年度监测和评估工作，适时发布监测评估报告。加强第三方评估，完善健康浙江建设指标体系和考核办法。建立完善相关工作激励和问责机制。

4. 加强宣传引导。加强健康浙江行动的宣传推广、科学引导和典型报道，提高全社会对健康浙江建设的认识，营造良好的舆论氛围和健康文化。加强对媒体健康栏目、健康医疗广告和健康科普信息的审核、监管，规范和更好推进健康知识宣传教育和科普。弘扬救死扶伤、甘于奉献的职业精神，形成全社会尊重、理解与支持医学事业、医务工作的良好氛围。

（资料来源：浙江省人民政府关于推进健康浙江行动的实施意见［EB/OL］.（2022-02-16）. https://www.zj.gov.cn/art/2022/2/16/art_1229019364_2392893.html）

根据以上材料，完成以下实训任务：

1. 新时代卫生与健康工作方针提出"将健康融入所有政策"。请分析健康浙江行动的哪些内容体现了"将健康融入所有政策"？健康浙江行动涉及哪些行政机构和部门？

2. 健康浙江行动内容都对应着制定卫生发展战略的哪些基本原则？

三、实训要领

1. 将新时代卫生与健康工作方针的基本内容用于指导编制地方卫生健康行动方案。

2. 将制定卫生发展战略的基本原则应用到编制以及实施地方卫生健康行动方案的过程。

四、成果要求与评分

1. 情景模拟：学生组织一次跨部门的"推进健康浙江行动的座谈会"。

2. 分组完成该项任务。请讨论：本次会议应该邀请哪些机构负责人或部门负责人参加？

由一名学生主持评议会，要求各代表就自己利益立场对相关议题进行阐释和讨论。由教师根据代表的发言丰富度、逻辑性以及专业高度进行打分。

五、实训书面记录和作业

实训书面记录

1. 角色扮演计划。

_____
_____
_____
_____
_____
_____
_____
_____
_____

2. 各行政机构或部门在健康浙江行动中的责任分工和职责范围。

_____
_____
_____
_____
_____
_____
_____
_____
_____
_____
_____

学习资料推荐

[1] 林毅夫. 读懂中国式现代化：科学内涵与发展路径 [M]. 北京：中信出版社，2023.

[2] 李彦昌. "卫生立业"：新中国成立初期卫生工作方针的形成过程 [J]. 当代中国史研究，2023，30（02）：109-122，159.

[3] 袁廿一. 中国式现代化进程中"健康优先"的发展脉络与实现路径 [J]. 社会科学家，2022（12）：38-44.

[4] 姚力. 卫生工作方针的演进与健康中国战略 [J]. 当代中国史研究，2018，25（03）：35-43，125-126.

第三章 卫生法与卫生政策

学习目标

通过本章案例分析与实训练习：

巩固 卫生法、卫生政策的概念、特征，现行卫生法律体系等主要知识点。

培养 运用卫生法和卫生政策的理论知识和有关规定进行案例分析和问题研究的基本能力。

拓展 正确认识卫生法和卫生政策与卫生管理的关系，发挥两者在卫生管理中的积极作用。

导入案例

"我不是药神案"的罪与非罪

随着 2018 年电影《我不是药神》的热播，故事主人公原型陆勇的曲折经历也开始为全国人民所熟知。陆勇案所折射出的不仅是如何认定销售假药罪的刑罚适用问题，因为案件对象的特殊性，这必然也是一个重要的卫生法课题，值得我们在研习卫生法和卫生政策时重点关注。

代购药品

2002 年，江苏无锡的陆勇被诊断患有慢粒性白血病。治疗该病需要长期服用抗癌药品格列卫，国内正规渠道购买该药品每盒需要 23 500 元，而当时该药并未列入医保报销范围。因此折算下来，病人每天单服用该药的费用就接近 800 元。即使身为公司负责人，经济状况较好，陆勇家中的积蓄还是几乎被掏空。在求医问药过程中，陆勇了解到印度赛诺公司仿制的格列卫与国内正规渠道购买的格列卫药效极为接近，并且相较而言价格极为低廉。于是，陆勇开始从印度赛诺公司购买该抗癌药，并且通过线上线下渠道向全国各地病友推荐。随后，很多病友让陆勇帮忙购买该药。与电影《我不是药神》里面的情节不同的是，陆勇在这一过程中并未获利。

在帮助其他病友购药过程中，需要向印度赛诺公司支付购药款，而国际汇款操作难度

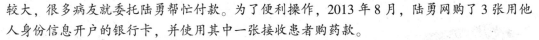

较大，很多病友就委托陆勇帮忙付款。为了便利操作，2013年8月，陆勇网购了3张用他人身份信息开户的银行卡，并使用其中一张接收患者购药款。

案发始末

2013年8月下旬，湖南省沅江市公安局在侦办一起网上倒卖银行卡案件时，发现了陆勇网购银行卡并有大额转账的行为，遂将其抓获。2013年11月23日，因涉嫌妨害信用卡管理罪，陆勇被沅江市公安局刑事拘留。在案件侦办过程中，警方认为陆勇还存在未经批准进口印度药品并销售给其他病友的行为，涉嫌销售假药罪。2014年7月22日，沅江市人民检察院对陆勇以妨害信用卡管理罪和销售假药罪向沅江市人民法院提起公诉。

案发后，陆勇曾经帮助过的几百名病友向司法机关递交了联名信，请求释放陆勇。鉴于本案存在较大争议，湖南省人民检察院对该案进行了专门研究。经过深入的分析论证，认定陆勇的行为不属于"销售"行为，而是协助病友的"购买"行为。虽然按照当时《药品管理法》（2013年修正）第四十八条之规定，未经批准进口药品按照假药论处，但《刑法》处罚的是"销售"假药的行为，"购买"假药的行为则不被认定为犯罪。此外，陆勇购买他人身份信息银行卡的行为，沅江市人民检察院认为属于情节显著轻微，危害不大，也不属于犯罪行为。据此，沅江市人民检察院对该案做出了不起诉决定。

案件影响

该案的影响没有仅停留在个案层面上。案件反映出的两个核心问题——价格高昂的专利抗癌药格列卫没有被纳入医保范围，以及地下渠道的仿制药疗效好、价格低但不合法，都得到了有效解决。正版格列卫被全国各地逐步纳入医保报销范围，如2015年1月18日，四川省人力资源和社会保障厅就下发了《关于将酪氨酸激酶抑制剂治疗慢性粒细胞白血病和胃肠间质瘤药品费用纳入医疗保险基金支付范围的通知》，由此大幅降低了病人使用该药的经济负担。最高人民检察院于2016年9月29日出台的《关于全面履行检察职能为推进健康中国建设提供有力司法保障的意见》第四条规定："办案中要严格落实罪刑法定原则，贯彻宽严相济刑事政策，对于销售少量根据民间传统配方私自加工的药品，或者销售少量未经批准进口的国外、境外药品，没有造成他人伤害后果或者延误诊治的行为，以及病患者实施的不以营利为目的带有自救、互助性质的制售药品行为，不作为犯罪处理。"2019年在对《药品管理法》进行修订时，虽然仍然对未经批准进口药品的行为进行了否定，但不再将未经批准进口的药品拟制为假药，这样就对销售未经批准进口的药品的行为做了非罪化处理。根据修订后的《药品管理法》第一百二十四条的规定，未取得药品批准证明文件进口药品的，依法给予行政处罚；对于未经批准进口少量境外已合法上市的药品，情节较轻的，可以依法减轻或者免予行政处罚。

（资料来源：抗癌药代购案未竟之问：慢粒白血病患者仍存吃药难[EB/OL].（2016-01-13）. https://www.chinanews.com.cn/sh/2016/01-13/7713770.shtml）

请思考，并回答以下问题：

1. 最高人民检察院出台的《关于全面履行检察职能为推进健康中国建设提供有力司法保障的意见》是否属于卫生法的渊源？

2. 2019年全国人大常委会对《药品管理法》进行修订时，不再将销售未经批准进口的药品的行为认定为犯罪，这体现了卫生法的何种特征？

3. 为了回应陆勇案引发的社会疑问，全国各地通过出台卫生政策的方式将格列卫纳入医保报销范围，这些做法体现了卫生政策体系与卫生系统发展之间存在怎样的关系？

主要知识点

一、卫生法概述

（一）卫生法的概念

卫生法是指由国家制定或认可，并以国家强制力保障实施的，旨在调整卫生活动过程中所形成的社会关系的法律规范的总称。

（二）卫生法的特征

1. 以保护人的生命健康权为根本宗旨

生命健康权是最基本的人身权，也是自然人享受其他权利的基本前提。为此，加强对生命健康权的保护就成为卫生法的根本宗旨。

2. 具有广泛性和综合性

卫生法具有调整内容的广泛性、调整对象的综合性、调整手段的多样性、法律渊源的多元性等特点，是一个以多种法律形式存在，借助行政、民事、刑事等多种手段，对社会各个方面的卫生关系进行调整的法律领域。

3. 具有科学性和技术规范性

一方面，医学、药学、生物学、公共卫生学等自然科学知识是卫生法重要的立法依据。另一方面，卫生法将大量的技术规范法律化，使之成为法律规范，把遵守技术规范规定为法律义务。同时，卫生标准和其他卫生技术规范也是认定某种行为合法还是违法的具体标准。

4. 是卫生事业发展的底线要求

法治社会不仅要求有完善的法律，也要求全社会所有组织和个人尊崇法律的权威性。卫生法通过确立参与卫生活动者的基本行为规则，明确卫生管理者的管理权限和程序，规定卫生领域违法行为应当承担的法律责任，调整和促进卫生事业的发展。相比道德、政策等其他规范，卫生法是卫生事业发展的底线要求。

（三）卫生法的主要调整对象及内容

1. 卫生组织关系

这主要表现为卫生行政机关、医疗卫生机构以及其他社会卫生组织的法律地位、组织形式、隶属关系、职权范围等。

2. 卫生行政关系

这主要表现为在卫生行政管理活动中，卫生行政机关与自然人、法人和其他组织之间形成的社会关系。

3. 卫生服务关系

这主要表现为在医疗卫生服务活动中，医疗卫生机构以及有关企事业单位、社会团体及其工作人员与接受医疗卫生服务者之间形成的社会关系。

4. 国际卫生关系

这主要表现为在国际卫生活动中，围绕国际卫生公约和条约的缔结、遵守等活动而形成的社会关系。

（四）卫生法的渊源

卫生法的渊源是指卫生法律规范的表现形式。卫生法的渊源有以下几种：

1. 宪法

宪法是国家的根本大法，宪法中有关医药卫生和保护人的生命健康的内容是卫生法的重要组成部分。

2. 卫生法律

卫生法律是指由全国人大及其常委会依法制定的与卫生有关的规范性法律文件。

3. 卫生行政法规

卫生行政法规是由国务院依法制定的与卫生有关的规范性法律文件。

4. 地方性卫生法规

地方性卫生法规是指省、自治区、直辖市以及设区的市的人民代表大会及其常务委员会依法制定的与卫生有关的规范性法律文件。

5. 自治条例与单行条例

民族自治地方的人民代表大会制定的自治条例和单行条例中与卫生有关的规定也属于重要的卫生法渊源。

6. 卫生行政规章

国务院部门制定的与卫生有关的部门规章和省、自治区、直辖市和设区的市、自治州的人民政府制定的与卫生有关的地方政府规章都是重要的卫生法渊源。

二、卫生政策概述

（一）卫生政策的概念

卫生政策是国家、政府、政党以及有关管理部门为保障居民健康和解决社会卫生问题而制定的卫生系统的行动方案和准则。

（二）卫生政策的特征

1. 政治性

卫生政策是由国家、政府、政党以及有关管理部门在卫生活动中制定的，反映了对健康相关领域特定价值的调整和再分配，具有明显的政治价值取向。

2. 社会性

卫生政策所指向的卫生事业是一种可以惠及所有社会群体，同时也需要全体社会力量共同参与的公益事业。

3. 阶段性

卫生政策必须基于特定的社会物质生活条件制定，并能反映特定时期人们对卫生事业客观规律的认识。当社会物质生活条件发生了变化或者人们的认识水平有了提高，卫生政策也应做出及时调整。

4. 层次性

公共政策从层次上分为元政策、基本政策、具体政策三个层次。卫生政策属于基本政策和具体政策，应以作为政策环境的元政策为遵循。与此同时，卫生领域的基本政策又构成了各项具体政策的主要依据。

三、卫生法与卫生政策之间的关系

（一）卫生法与卫生政策的联系

（1）卫生法和卫生政策都体现了国家以及广大人民群众的意志和利益，都具有规范性，是调整卫生系统社会关系的行为准则。

（2）卫生法是卫生政策的规范化和具体化，卫生政策既可是卫生法的制定依据，也可成为执行卫生法的重要方式。

（3）卫生法和卫生政策在保障和促进卫生发展目标的实现、规范卫生系统活动、保障生命健康、推动经济发展和卫生科技创新以及促进国际卫生交流与合作发展等方面都对卫生发展起着重要作用。

（二）卫生法与卫生政策的区别

1. 制定主体不同

卫生法的制定主体必须是有立法权的国家权力或行政机关。卫生政策的制定主体更为广泛，国家、各层级的政党组织、政府和管理部门都可遵照有关程序制定卫生政策。

2. 实施方式不同

卫生法借助国家强制力保证实施。卫生政策一般不具有强制执行力，主要通过行政、组织纪律、思想政治工作等手段贯彻执行。

3. 规范形式不同

卫生法的主体内容是法律规则，具有明确的假定条件、行为模式和法律后果。卫生政策的内容通常是原则性和概括性的，并不提供具体的行为准则。

4. 表现形式不同

卫生法的表现形式主要包括宪法、法律、行政法规、地方性法规、规章等规范性法律文件。卫生政策的表现形式通常是意见、纲要、规划、通知等。

5. 稳定程度不同

卫生法一般是对经过检验的卫生政策的定型化，并且其立、改、废、释都要经过严格的程序，因此具有较强的稳定性。卫生政策的制定与修改程序则相对简单，因此更具灵活性。

四、卫生法律体系与卫生系统发展

（一）卫生法律体系的概念和主要内容

1. 卫生法律体系的概念

卫生法律体系是指由国家现行促进卫生系统发展、保障人的生命健康的法律规范，按

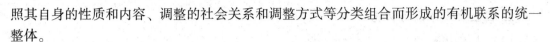

照其自身的性质和内容、调整的社会关系和调整方式等分类组合而形成的有机联系的统一整体。

2. 卫生法律体系的主要内容

（1）公共卫生法律。

①疾病预防控制法律。代表性立法包括《传染病防治法》《职业病防治法》等一系列法律、法规和规章。

②公共场所卫生法律。代表性立法包括《学校卫生工作条例》《公共场所卫生管理条例》等一系列法律、法规和规章。

③突发公共卫生事件应急法律。代表性立法包括《突发公共卫生事件应急条例》《食物中毒事故处理办法》等一系列法律、法规和规章。

④特殊人群健康保护相关法律。代表性立法包括《母婴保健法》《精神卫生法》等一系列法律、法规和规章。

（2）医疗服务法律。

①医疗机构及卫生技术人员管理法律。代表性立法包括《基本医疗卫生与健康促进法》《医师法》《医疗机构管理条例》《护士条例》等一系列法律、法规和规章。

②人口与现代医学科学发展有关的法律。代表性立法包括《人口与计划生育法》《人体器官移植条例》等一系列法律、法规和规章。

（3）健康相关产品法律。

①食品、药品监管法律。代表性立法包括《食品安全法》《药品管理法》等一系列法律、法规和规章。

②其他与健康相关产品法律。代表性立法包括《化妆品监督管理条例》《消毒管理办法》等一系列法律、法规和规章。

（二）卫生法律体系与卫生系统发展的关系

1. 卫生法律体系对卫生系统有序发展起着法治保障作用

卫生法律体系对卫生活动具有指引、评价、预测、教育、强制等作用，可以促使相关管理部门和自然人、法人及其他组织依法、有序参与卫生活动。

2. 卫生系统发展有利于促进卫生法律体系的逐步完善

卫生系统及其发展构成了卫生法律体系形成和发展的基础，科学的卫生法律体系必须及时反映卫生系统在发展中形成的新需求、新规律，并且能够有效调整卫生系统在发展中不断发展变化的各类社会关系。

五、卫生政策体系与卫生系统发展

（一）卫生政策体系概述

1. 卫生政策体系的概念

卫生政策体系是国家、政府、政党以及有关管理部门为解决特定的卫生问题、实现一定的卫生工作目标而制定的各种相互联系的行动方案和准则的有机整体。

2. 卫生政策体系的功能

（1）主体功能。

卫生政策体系包含了大量明确卫生活动主体地位、组织形式、行为方式、权利义务等的规定，借助这些规定可以有效厘定卫生系统中各主体所扮演的角色。

（2）调控功能。

卫生系统的运转涉及全体社会民众，而资源的相对稀缺是卫生系统需要持续面对的问题，不同利益群体因竞争资源难免会出现各类冲突，卫生政策体系的重要使命就是对各方利益主体关系进行调控。

（3）分配功能。

卫生政策体系包含了诸多关系卫生资源分配的规定。通过调整这些具体规定，可以有效调剂卫生系统的资源余缺，促进卫生事业发展过程中公平与效率的统一。

（4）创新功能。

卫生政策体系的创新可以释放社会活力、挖掘创新潜力，有效调动全社会参与卫生治理的积极性和创造性。

（二）卫生政策体系与卫生系统发展的关系

1. 卫生政策体系对卫生系统发展起着引导和指导作用

卫生政策体系的科学构建是卫生系统发展的前提条件，其有效实施对卫生系统及其发展起着导引方向、协调主体间利益、约束主体行为以及提升卫生资源利用效率等作用。

2. 卫生系统发展为改进和完善卫生政策体系提供了实践基础

卫生系统及其发展既是卫生政策体系发展的客观基础和根本动因，也是检验卫生政策体系科学性和有效性的最终标尺。

导入案例评析

"我不是药神案" 的罪与非罪

1. 最高人民检察院出台的《关于全面履行检察职能为推进健康中国建设提供有力司法保障的意见》是否属于卫生法的渊源？

卫生法的渊源是指卫生法律规范的外在表现形式。我国卫生法的渊源包括宪法、法律、行政法规、地方性法规、自治条例和单行条例、行政规章等规范性法律文件。最高人民检察院是司法机关，其不享有卫生立法权，所出台的《关于全面履行检察职能为推进健康中国建设提供有力司法保障的意见》属于司法文件，不属于规范性法律文件范畴，因此不属于卫生法的渊源。

2. 2019年全国人大常委会对《药品管理法》进行修订时，不再将销售未经批准进口的药品的行为认定为犯罪，这体现了卫生法的何种特征？

在对《药品管理法》进行修订时，不再将销售未经批准进口的药品的行为认定为犯罪的做法，体现了卫生法以保护人的生命健康权为根本宗旨这一首要特征。人权、秩序、效率、正义、自由等都属于法的重要价值。卫生法作为法律，维护上述诸价值也构成其应然使命和重要特征。而不同的法的价值之间天然具有某种张力，这也导致卫生法在维护不同价值时会产生法律规则之间的紧张关系。当出现这种情形时，卫生法必须对不同的价值进行排序，并且应始终将保护人的生命健康权作为首要价值追求。《药品管理法》既要保护和促进公众健康，又要保障公众用药安全，维护国家药品管理秩序。当初，《药品管理法》将销售未经批准进口的药品的行为认定为犯罪，正是出于保障公众用药安全，维护国家药品管理秩序的重要考虑。而陆勇案暴露出的问题是，有很多在国外已经合法上市的药品不仅符合安全、有效的药物标准，还具备价格低廉或者可以填补国内特定药物空白等优点，因此民众对这些进口药物存在着客观需求。这种客观需求背后所蕴含的保护和促进公众健康的价值就和维护国家药品管理秩序的价值之间产生了冲突。全国人大常委会注意到该问题，在2019年对《药品管理法》进行修订时，就以卫生法的首要特征为遵循，将销售未经批准进口的药品的行为做了非罪化处理，以此尽可能地保护人的生命健康权。

3. 为了回应陆勇案引发的社会疑问，全国各地通过出台卫生政策的方式将格列卫纳入医保报销范围，这些做法体现了卫生政策体系与卫生系统发展之间存在怎样的关系？

卫生政策体系和卫生系统之间存在着非常紧密的联系。一方面，卫生系统发展为改进和完善卫生政策体系提供了实践基础。陆勇案中，卫生系统中各主体理念的发展变化、相关主体的客观实践以及对民众健康需求的重视等，对改变格列卫药品的医保报销政策提出了需求，这种需求促使相关管理部门不断改进和完善相关卫生政策。比如四川省人力资源和社会保障厅下发的《关于将酪氨酸激酶抑制剂治疗慢性粒细胞白血病和胃肠间质瘤药品费用纳入医疗保险基金支付范围的通知》，就属于卫生政策因卫生系统发展而得以发展的典型。另一方面，卫生政策体系对卫生系统发展起着引导和指导作用。在陆勇案中，之所以格列卫药品无法被医保报销，就是因为缺乏相关的卫生政策支持。而一旦全国各地陆续以卫生政策的形式将格列卫纳入医保报销范围，卫生系统为民众提供健康服务的功能必将得到更加有效的发挥。

案例分析与讨论

尹某、张某、郑某等医保诈骗案

2015年8月，尹某、张某、郑某等人出资成立悦目医疗投资有限公司（以下简称"悦目公司"）。悦目公司利用股东在苍南龙城中医院、永嘉江南医院、温州经济技术开发区海坦医院、苍南县惠民医院任职的便利，在成立后分别通过重组或者合作的方式在上述医院等医保定点医疗机构开展眼科业务。

为了树立口碑、吸引患者来医院看病，上述医院打出了免费为参保城乡医疗保险的患者治疗白内障的旗号。而作为营利性的民营医院，赔本的事情肯定没动力做。为了让这套免费看病的机制运转下去，尹某、张某、郑某等人的做法是，由在杭州经营医疗器械业务，同时也是悦目公司和江南医院股东的尹某以1 666元的价格为上述医院提供人工晶体，尹某按照5 200元的价格（正常市场价格水平）向医院开具普通增值税发票。医院将人工晶体入库后，以5 200元的价格向社保部门申请支付。随后，尹某再通过个人账户，把虚增的购进价和实际购进价之间的差额（3 534元），以返利的形式打给上述医院。医院再拿这笔钱补贴贫困患者，从而达到为患者"免费"治疗白内障的目的。

2017 年 9 月，检察机关以诈骗罪和虚开发票罪为由，对尹某、张某、郑某等人提起公诉，认为尹某等人虚增人工晶体的采购成本，以此骗取国家医保基金 801 万余元，虚开普通发票 206 份，票面金额共计 1 869.319 42 万元。

温州市人社局、发改委、卫生局、市场监管局等四部门下发的《温州市基本医疗保险定点医疗机构管理办法》第六条第十二款明确规定，营利性医疗机构申请定点资格，应执行同等级非营利性医疗机构药品和医疗服务收费价格政策。也就是说，公立医院在人工晶体 5 200 元进价基础上，最多只能加 100 元。那么，江南医院在其真实进价 1 666 元基础上，也只能最多加 100 元。而诈骗金额 801 万余元就是根据这个文件计算出来的。

张某等人认为，这份文件只适用于非营利性医疗机构，无法适用于民营医院。为此向国家发改委申请确认《温州市基本医疗保险定点医疗机构管理办法》的部分条款是否符合规定。2018 年 1 月 8 日，国家发改委回复称，国家发改委等三部委印发的《关于非公立医疗机构医疗服务实行市场调节价有关问题的通知》明确规定："非公立医疗机构医疗服务价格实行市场调节，各地不得以任何方式对非公立医疗机构医疗服务价格进行不当干预"。因此，《温州市基本医疗保险定点医疗机构管理办法》第六条第十二款的规定不符合国家政策和法规。

案件审理法院认为，各被告人为了拉取更多的患源，获取更多的利润，利用给患者免费做手术的方式，虚增晶体实际购进价获取医保基金，使白内障手术费用大量增加，在一定范围内占用了其他病患的医保资源，使国家社保部门损失 800 多万元，具有较大的社会危害性。鉴于社保部门与民营医院之间谈判渠道的阻塞，并且涉案人工晶体医保支出费用没有超过公立医院，对各被告人的行为不作诈骗罪的评价。但各被告人让他人为其虚开发票，且虚开金额超过 200 万元，情节特别严重。因此，各被告人的行为符合虚开发票罪的构成要件。鉴于在虚开发票行为中，尹某系主犯，对其判处有期徒刑，并处罚金，对其他被告人均免予刑事处罚。

案发后，上述医院所在地的社保部门都先后冻结了各医院的应付未付医保报销款。其中，永嘉社保部门截留江南医院除人工晶体之外其他应支付的报销款 1 262 560.43 元。张某等几位江南医院的股东在解除羁押后，以医院名义对社保部门机构调整后继续行使其职权的永嘉县医疗保障局提起了诉讼，要求医保局向江南医院支付医疗保险报销款。

（资料来源：浙江永嘉一民营医院 9 名股东被捕时隔两年案件仍未宣判 [EB/OL].（2018-12-29）. http://china. cnr. cn/yaowen/20181229/t20181229_524465411. shtml；医院涉嫌骗保 801 万，免刑释放后，院长把医保局告了 [EB/OL].（2021-04-13）. https://health. ifeng. com/c/85PPHFELUz1；浙江省温州市中级人民法院（2020）浙 03 刑终 145 号二审刑事裁定书）

请思考，并回答以下问题：

1. 永嘉江南医院等医疗机构与患者之间，永嘉江南医院等医疗机构与所在地社保局之间，分别构成卫生法调整对象中的哪种关系？

2. 在处理不同层级卫生政策之间的关系时，国家发改委给出的回复给我们提供了哪些启示？

3. 为了处理涉案人员和医院涉嫌的诈骗医疗保险的行为，司法机关和社保局分别采取了刑事和行政措施，这种多主体联动的管理方式体现了卫生法的何种特征？

案例评析

问题 1：

卫生法的调整对象主要包括以下四种关系：卫生组织关系、卫生行政关系、卫生服务关系和国际卫生关系。在该案例中，永嘉江南医院等医疗机构因向患者提供医疗服务与患者之间形成的社会关系是卫生服务关系，该关系属于双方主体地位平等的民事法律关系范畴；所在地的社保局属于行政机关，其因对涉案医院行使行政管理权，与江南医院等医疗机构之间形成的社会关系是卫生行政关系。作为行政法律关系的一种，其特点是主体地位的不平等性，即社保局属于管理者，涉案医院属于被管理者。

问题 2：

由于众多主体都可以制定卫生政策，这就不得不面临不同的卫生政策之间针对某一事项规定不一致时如何处理的问题。本案中，根据国家发改委的回复，《温州市基本医疗保险定点医疗机构管理办法》第六条第十二款的规定不符合国家发改委等三部委印发的《关于非公立医疗机构医疗服务实行市场调节价有关问题的通知》等国家政策和法规。因此，审理法院没有依据《温州市基本医疗保险定点医疗机构管理办法》认定各被告人的行为属于诈骗。我国行政机关之间的关系主要分为纵向和横向两种关系。就纵向关系而言，从乡镇政府到国务院共分为从低到高的五个层级。这五个层级人民政府以及县级以上人民政府职能部门制定的卫生政策的效力也是按照这个纵向关系排序的。因此，低层级行政机关制定的卫生政策不得违反高层级行政机关制定的卫生政策。本案中，温州市人社局、发改委、卫生局、市场监督管理局等四部门下发的《温州市基本医疗保险定点医疗机构管理办法》的第六条第十二款之规定，即因违反国家发改委等三部委印发的《关于非公立医疗机构医疗服务实行市场调节价有关问题的通知》等国家政策和法规而被认定为无效。就横向关系而言，没有隶属关系的行政机关之间制定的卫生政策如果出现不一致的情况，并且这种不一致引发了实践运用的困难时，一般是申请它们共同的上级行政机关做出处理。

问题 3：

针对同一行为，司法机关和行政机关分头行动，分别采取刑事、行政不同的措施做出处理，体现了卫生法广泛性和综合性的特征。即卫生法具有调整内容的广泛性、调整对象的综合性、调整手段的多样性、法律渊源的多元性等特点，是一个以多种法律形式存在，借助行政、民事、刑事等多种手段，对社会各个方面的卫生关系进行综合调整的法律领域。

能力和知识拓展

健康影响评估中卫生法与卫生政策的交融

健康影响评估（Health Impact Assessment, HIA）是将健康影响融入决策过程的有效手段。构建完善的健康影响评估制度，对于决策的科学性和民主性都至关重要。鉴于此，英国、美国、加拿大、澳大利亚等国很早就开始在决策过程中开展健康影响评估。世界卫生组织也对健康影响评估给予了很大关注，并且在《戈登堡共同议定书》中给出了健康影响评估的权威定义——健康影响评估是评判一项政策、计划或者项目对特定人群健康的潜在影响及其在该人群中分布的一系列相互结合的程序、方法和工具。

推进国家治理体系和治理能力现代化，是新时代党和国家的重要战略部署。在这一时代背景下，确立我国的健康影响评估制度也成为完善治理体系、提升治理能力的必要举措。2016年10月，中共中央、国务院印发的《"健康中国2030"规划纲要》提出：要把健康融入所有政策，加强各部门各行业的沟通协作，形成促进健康的合力；全面建立健康影响评价评估制度，系统评估各项经济社会发展规划和政策、重大工程项目对健康的影响，健全监督机制；畅通公众参与渠道，加强社会监督。这标志着健康影响评估制度在我国有了顶层的政策依据。自2020年6月1日起，《基本医疗卫生与健康促进法》施行，开启了健康影响评估制度在我国依法运行的序幕。该法第六条规定："各级人民政府应当把人民健康放在优先发展的战略地位，将健康理念融入各项政策，坚持预防为主，完善健康促进工作体系，组织实施健康促进的规划和行动，推进全民健身，建立健康影响评估制度，将公民主要健康指标改善情况纳入政府目标责任考核。"在中央顶层设计的推动下，上海、杭州、宜昌、深圳等地率先开始了健康影响评估的制度实践。

由于健康影响评估还处于各地方在实践中不断摸索的阶段，因此尚未形成国家层面统一的操作机制。这也导致不同地方在执行健康影响评估时，秉持的理念和具体做法存在很大区别。比如在健康影响评估专家委员会的组成人选上，《深圳经济特区健康条例》第二十九条规定：市、区人民政府应当成立健康影响评估专家委员会，为健康影响评估提供技术指导和咨询服务。健康影响评估专家委员会由城市规划与建设、医疗卫生、生命科学、生态环境、产业发展、新闻传播等领域的专家组成。鼓励社会组织和有关专业机构参与健康影响评估，提供健康影响评估服务。《宜昌市健康影响评价评估制度建设试点方案（试行）》则规定：采用"X+Y"模式组建健康影响评价评估专家组。"X"为健康宜昌专家委员会相关领域专家或者主管部门组织的相关领域专家；"Y"为根据需要，从全国、全省相关专业机构（科研院所、大专院校）邀请的相关学科专家。与深圳和宜昌的做法不同，杭州市的健康影响评估制度特别重视法律专家的作用。《杭州市公共政策健康影响评价试点实施方案（试行）》要求，在实施健康影响评价时，可采用"（2+X）模式"选择相应健康影响评价专家参加。其中"2"为卫生领域专家和法律法规领域专家，"X"为根据拟决策的领域，所选择的其他学科专业的专家，参加总人数根据实际情况确定。

结合本章内容，无论是在国家层面，《"健康中国2030"规划纲要》和《基本医疗卫生与健康促进法》先后对建立健康影响评估制度做出规定，还是在地方层面，杭州市的健康影响评估工作尤其重视法律法规领域专家的意见，都深刻体现了卫生法与卫生政策之间既紧密联系又相互区别的关系。一方面，就联系而言，首先，卫生法和卫生政策都体现了国家以及广大人民群众的意志和利益，都具有规范性，是调整卫生系统社会关系的行为准则。同时，卫生法和卫生政策在保障和促进卫生发展目标的实现、规范卫生系统活动、保障人体健康、推动经济发展和卫生科技创新以及促进国际卫生交流与合作发展等方面都起着重要作用。因此，作为卫生政策的《"健康中国2030"规划纲要》和作为卫生法的《基本医疗卫生与健康促进法》针对同一事项做出了类似规定。其次，卫生法是卫生政策的规范化和具体化，卫生政策可以成为卫生法的制定依据，卫生政策在特定情况下也可以转化为卫生法。《"健康中国2030"规划纲要》印发于2016年，《基本医疗卫生与健康促进法》则颁布于2019年。并且不难发现，《基本医疗卫生与健康促进法》针对健康影响评估的规定有很多延续和继承《"健康中国2030"规划纲要》之处。这说明《基本医疗卫生与健康促进法》的该项规定正是在《"健康中国2030"规划纲要》的基础上制定的。从另一个层面也可以说，《基本医疗卫生与健康促进法》的该项规定是《"健康中国2030"规划纲要》相关规定转化上升为法律的结果。再次，卫生法作为卫生政策规范化的结果，具有国家强制力保障实施的特殊属性，卫生政策的制定要符合卫生法治精神，要经过卫生法制方面的审核。杭州市在建立健康影响评估制度时认识到，几乎所有经济社会发展政策的健康问题背后都会涉及卫生法律问题。只有借助法治思维和法治方式，才能提升前述政策的合法合规性，以及可操作性，才能更好地平衡和保护不同主体的健康利益。另一方面，就区别而言，卫生法和卫生政策的制定主体不同、实施方式不同、规范形式不同、表现形式不同、稳定程度也不同。《"健康中国2030"规划纲要》虽然以卫生政策的形式对健康影响评估做出了部署，但与法律规定相比，缺乏强制性和稳定性。而《基本医疗卫生与健康促进法》第六条不仅提出"各级人民政府"是健康影响评估制度的责任主体，还明确了"公民主要健康指标改善情况纳入政府目标责任考核"这一责任考核机制，大大强化了政府在健康影响评估和改善公民主要健康指标方面的义务。由此可见，只有在必要时将卫生政策转化为卫生法律，才更有利于国家以及广大人民群众意志的执行。

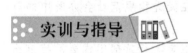

实训与指导

实训项目　促进和规范社会办医管理情景模拟

一、实训目标

1. 检验对卫生法和卫生政策基本知识的理解和掌握程度。

2. 训练查找资料尤其是检索实训涉及的有关法律法规和政策性文件并进行分析归纳的能力。

3. 培养应用卫生法和卫生政策的基本知识与有关法律和政策分析解决实际问题的能力。

二、实训内容与形式

根据以下实训材料进行管理情景模拟。

社会办医疗机构（以下简称"社会办医"）是我国医疗卫生服务体系的重要组成部分，是满足不同人群多样化医疗卫生服务需求并为全社会提供更多医疗服务供给的重要力量。党和国家高度重视发展社会办医，近年来出台了一系列政策措施。如在党的十八大、十九大报告中，都有鼓励和支持社会办医的表述，党的二十大报告提出要"规范民营医院发展"。2015年国务院办公厅印发的《关于促进社会办医加快发展的若干政策措施》（国办发〔2015〕45号），2019年国家卫生健康委、国家发展改革委、科技部等印发的《关于促进社会办医持续健康规范发展的意见》（国卫医发〔2019〕42号）针对促进和规范社会办医做出了专门和系统性的规定。此外，2023年中共中央办公厅、国务院办公厅印发的《关于进一步深化改革促进乡村医疗卫生体系健康发展的意见》也涉及社会办医问题，提出要"鼓励社会力量办诊所、门诊部、民营医院等，为农民群众提供多元化医疗服务，并参与承接政府购买公共卫生服务"。除了出台相关政策外，2019 年通过的《基本医疗卫生与健康促进法》在第二十九、三十、四十、四十一条对社会办医的定位、地位、权利以及监督管理等事项做出明确规定。为了贯彻落实党和国家的政策以及相关法律法规，一些地方也积极出台系列政策。如 2016 年浙江省人民政府办公厅印发的《关于促进社会办医加快发展的实施意见》（浙政办发〔2016〕72 号），2020 年北京市卫生健康委员会等部门印发的《促进社会办医持续健康规范发展意见分工方案》等文件都对本地方如何促进和规范社会办医健康发展做出了系统规定。

根据法律法规以及中央和地方的政策规定，促进和规范社会办医，需要卫生健康、发展改革、市场监督管理、医疗保障、药品监督管理等多个行政部门及政府举办的医疗卫生机构在各自职责范围内分工负责、协调推进。现假设某县准备出台进一步促进和规范社会办医的相关规定，要求全县各相关行政部门和医疗卫生机构结合自身职责拟定工作方案。你作为前述某行政部门或者政府举办的某医疗卫生机构的工作人员，具体负责方案的起草工作。

结合以上情景，完成以下实训任务：

1. 对社会办医相关的法律法规以及上级政策进行检索，对与本行政部门或者医疗卫生机构相关的法律法规条文和政策规定进行汇总。

2. 结合上述汇总，分析本行政部门或者医疗卫生机构在促进和规范社会办医中的具体职责。

3. 结合部门（机构）职责以及现有法律法规和政策，拟定本行政部门或者医疗卫生机构促进和规范社会办医的工作方案。

三、实训要领

1. 了解情景材料涉及的社会背景和基本事实。

2. 学习和掌握实训涉及的本章主要知识。

3. 检索并找出实训涉及的主要法律法规条文和政策规定，根据相关法律法规和政策展开分析。在拟定工作方案时，可以参考一些地方已有的成熟方案。

4. 查找文献资料，必要时进行调查研究，学习和掌握卫生系统不同角色的职责，以及内部工作人员应该具备的工作技能。

四、成果要求和评分

1. 分组完成。全班学生分成多个小组，分别扮演卫生健康、发展改革、市场监督管理、医疗保障、药品监督管理等行政部门和人民医院、中医院、妇幼保健院等不同医疗卫生机构的工作人员的角色。各小组对实训过程实行任务分解，即由组内学生分别承担资料查找、实训研究等工作，在此基础上全体组员一起开展情景模拟，并根据模拟结果撰写书面报告。

2. 提交书面报告。要求：①尽可能全面地列出管理情景涉及的相关法律法规条文和政策规定；②拟定的工作方案能紧密结合相关法律法规、政策和县域特点，内容全面，逻辑清晰，用语规范。

3. 实训报告由组长根据小组成员在参与资料查找、小组讨论、情景模拟、报告撰写等过程中的贡献度进行初步评分，最后由教师根据评分规则打分。

五、实训书面记录和作业

实训书面记录

1. 与本行政部门或者医疗卫生机构相关的社会办医法律法规条文和政策规定汇总。

_____

_____

_____

_____

_____

_____

_____

_____

2. 本行政部门或者医疗卫生机构在促进和规范社会办医中的具体职责。

_____

_____

_____

_____

_____

_____

_____

_____

3. 本行政部门或者医疗卫生机构促进和规范社会办医的工作方案。

_____

_____

_____

_____

_____

_____

_____

_____

学习资料推荐

［1］张亮，胡志. 卫生事业管理学［M］. 北京：人民卫生出版社，2013.

［2］陈云良. 卫生法学［M］. 北京：高等教育出版社，2019.

［3］黎东生. 卫生法学［M］. 北京：人民卫生出版社，2023.

第四章 卫生管理制度、体制与机制

学习目标

通过本章案例分析与实训练习：

巩固 卫生管理制度、体制与机制的含义与内涵，卫生管理体制构建的基本原则、目标及内容。

培养 卫生管理体制与机制相关概念要素及其相互作用逻辑关系分析的基本能力。

扩展 卫生管理体制与机制变革与创新的思维和能力。

导入案例

中国卫生管理体制与机制改革与实践新进展

中国作为发展中的实施社会主义制度的国家，在步入新世纪二十多年来探索建立和完善社会主义市场经济体制和中国特色社会管理体制的过程中，面对公众及社会健康的主要问题，不断结合国家层面的政治体制改革与变迁，已形成了以政府为主导、由卫生健康行政主管及相关部门、各级各类医疗卫生机构及相关组织既有分工又有协同参与的统一、较为高效的卫生管理体制与机制及其相关制度体系。

二十多年来，中国在以卫生管理行政机构设置、权责划分、职能转变、运行机制为核心内容的卫生管理体制机制建设方面做出的主要调整与改革有以下方面：

1998年，国务院开始推行医疗卫生体制、医疗保险制度、药品生产流通体制的"三医"改革。卫生部设置规划财务司、卫生法制与监督司、基层卫生与妇幼保健司、医政司、疾病控制司（全国爱国卫生运动委员会办公室）、科技教育司等十个职能司（局、厅）。同时对原有职能做了以下调整：将药政、药检职能交给新组建的国家药品监督管理局，将国境卫生检疫、进口食品口岸卫生监督检验职能交给国家出入境检验检疫局，将医疗保险职能交给国家劳动和社会保障部。

2003年，国务院基于农村卫生和卫生执法监督工作长期薄弱以及卫生政策法规滞后的现实环境判断，对卫生部内设司局又进行了调整，新增设卫生应急办公室（突发公共卫生事件应急指挥中心)、农村卫生管理司，并将卫生法制与监督司拆分成卫生政策法规司和卫生执法监督司两个职能部门。将卫生部的食品、保健品、化妆品的管理职能交给新组建的国家食品药品监督管理局。新型农村合作医疗职能归属卫生部管理。

2008年，国务院机构再次改革和调整，在卫生部原有内设司局的基础上，又新增设"医疗服务监管司"和"药物政策与基本药物制度司"，并将"卫生监督局"调整为"食品安全综合协调与卫生监督局"，以强化政府对医疗服务和食品安全的监管职能。明确国家食品药品监督管理局改由卫生部管理，理顺医药之间的工作机制，实现了公共卫生、医疗服务和药品保障管理职能的统一和融合，进一步推动医药卫生体制改革。

2013年，国务院新一轮"大部制"机构改革及职能转变再次调整，为更好地坚持计划生育的基本国策，加强医疗卫生工作，深化医药卫生体制改革，优化配置医疗卫生和计划生育服务资源，提高出生人口素质和公众健康水平，将卫生部的职责、国家人口计生委的计划生育管理和服务职责整合，新组建国家卫生和计划生育委员会。国家中医药管理局由国家卫生和计划生育委员会管理。另将国家食品安全办的职责、食品药品监管局的职责、质检总局的生产环节食品安全监督管理职责、工商总局的流通环节食品安全监督管理职责整合，新组建国家食品药品监督管理总局，为国务院直属机构。

2018年，国务院为推动全面实施健康中国战略，树立大卫生、大健康理念，把以治病为中心转变到以人民健康为中心的服务供给体制和组织保障，再次推进卫生管理体制改革。将国家卫生和计划生育委员会、国务院深化医药卫生体制改革领导小组办公室、全国老龄工作委员会办公室的职责，工业和信息化部的牵头《烟草控制框架公约》履约工作职责，国家安全生产监督管理总局的职业安全健康监督管理职责整合，新组建成立国家卫生健康委员会。其主要拟定国民健康政策，协调推进深化医药卫生体制改革，组织制定国家基本药物制度，监督管理公共卫生、医疗服务、卫生应急，负责计划生育管理和服务工作，拟定应对人口老龄化、医养结合政策措施等。

同时，新组建成立国家医疗保障局，作为国务院直属机构。国家医疗保障局整合了原人力资源和社会保障部的城镇职工和城镇居民基本医疗保险、生育保险职责，国家卫生和计划生育委员会的新型农村合作医疗职责，国家发展和改革委员会的药品和医疗服务价格管理职责，民政部的医疗救助职责。国家医疗保障局的组建成立是中国全民医疗保障制度顶层设计在管理体制上的重大变革，理顺实现了"三保合一"统一的行政管理体制以及经办管理体制，为有效推进医疗、医保、医药"三医联动"机制化和制度创新提供了体制保障。

与此同时，在总结各地新医改以来积极围绕城乡联动"强基层"激发医改活力的实践探索以及创新经验的基础上，为促进医疗卫生工作重心下移和资源下沉，提升基层服务能力，利于医疗资源上下贯通，提升医疗服务体系整体效能，更好实施分级诊疗和满足群众健康需求，国家层面启动了全国范围内以推进医疗联合体（以下简称"医联体"）这一新型医疗卫生服务管理体制和运行机制、服务模式为重点内容的深化改革与实践。通过不断探索，逐步建立健全和完善医联体统一、协调、高效的管理体制以及医联体内部不同级别、不同类别医疗卫生机构间目标明确、权责清晰、公平有效的分工协作机制以及人员保障和激励机制、绩效考核机制等，这有助于推动构建分级诊疗制度，促进医防融合，实现由以治病为中心向以健康为中心转变。

请思考，并回答以下问题：

1. 结合以上材料，谈谈你对我国卫生管理体制与机制改革的认识。

2. 上述材料涉及哪些方面的体制与机制的改革？

主要知识点

一、制度、体制与机制、体系概述

（一）制度、体制与机制、体系的相关概念及内涵

1. 制度

广义的制度是指在特定社会范围内统一的、调节人与人、组织与组织之间社会关系的一系列习惯、道德、法律法规、政策及相关规定要求等。狭义的制度则是指政府机关、企事业单位、社会团体等，为了维护正常的工作、学习、生活的秩序，保证国家法律和政府各项政策的有效执行和各项工作的正常开展，依照法律和政策而制订的具有指导性与约束力的各种行政法规、章程、守则、公约等相关制度的总称。

2. 体制

体制是指国家机关、企事业单位在机构设置、领导隶属关系和管理权限划分等方面的具体体系、组织架构、方法和相关制度的总称。体制是聚焦于组织在职责权方面的结构体系和规则，是组织机构和管理规范的结合体或统一体。

3. 机制

机制一词最早源于希腊文，原指机器制造及运动的内部结构、功能和运作原理。机制一词引入社会活动后，指社会有机体各部分的相互联系、相互作用的过程和运作方式。机制重在反映特定社会系统或活动内部各组成要素的内在关系规律及运行方式。

4. 体系

根据现代汉语词典释义，体系是指若干有关组织、事物或某些思想意识相互联系而构成一个社会有机体的整体，如教育体系、卫生体系、制度体系等，泛指一定范围内或同类的事物或组织按照一定的秩序和内部要素联系组合而成的一个整体。

（二）社会体制与机制相关要素及其相互作用关系

社会制度作为社会关系的系统化、规范化，规定着社会的结构，决定着社会的性质和发展方向，是社会形态得以区分的根本标志。社会体制与机制作为社会制度的重要形式及组成部分，是在一定社会的根本制度以及为实现社会各领域的基本制度下，所建构的社会资源（组织）体系架构以及有效运行的管理规范等。社会体制与机制侧重以社会资源（组织）的管理以及运行的形式来反映社会制度的内容，因此社会体制与机制是中性的，单独不具有特定的社会属性，只是在与不同社会的根本制度、社会各领域的基本制度相结合时才表现出不同的社会性质和阶级性质，并对某一社会资源（组织）体系发挥作用。

社会体制、社会机制、社会制度以及社会资源（组织）体系之间通常相互影响和相互关联。社会根本制度和基本制度决定社会体制，社会制度通过社会体制与机制表现出来。

社会体制与机制受制于社会制度，又对社会制度的实施和完善具有重要作用。社会机制既离不开社会制度与体制，又有助于社会制度与体制的运行。社会体制与机制是促进社会资源（组织）体系稳定发展和有效发挥作用的前提。

二、卫生管理制度

（一）卫生管理制度的含义

卫生管理制度（Health System Management Institution）是指在特定的社会政治、经济、文化、生态等环境条件下，为防治疾病、维护和促进人群健康和解决社会卫生问题，保证国家或地区确立的卫生制度目标的实现以及卫生政策的有效执行和卫生管理工作的高效运行，由政府、卫生系统以及全社会力量依照法律、法令和政策，制定并实施的具有指导性与约束力的各种行政法规、规章、惯例、公约等相关制度的总称。

（二）卫生管理制度的作用

卫生管理制度是国家卫生相关法律、法令、政策的具体化，是人们从事卫生工作以及卫生管理和服务活动的行为准则和依据。卫生管理制度的作用可归纳为三个方面：指导和约束作用；激励和鞭策作用；程序和规范作用。

三、卫生管理体制

（一）卫生管理体制的含义

卫生管理体制（Health Management System）是指一个国家或地区各级政府及相关卫生组织体系构架、机构设置、隶属关系、管理层级与职责权限划分及其相互关系运作制度化的总称。

（二）卫生管理体制构建的基本原则

卫生管理体制构建的基本原则有四个：体现执政党和政府的领导；与国家政治、经济和社会体制相适应；以宪法、法律和法规为依据；为公众及社会健康服务，为国家社会建设服务。

（三）卫生管理体制构建的目标

卫生管理体制构建的目标概括起来包括：

（1）按照精简、统一、协调、高效的原则，以卫生行政决策权、执行权、监督权既相互制约又相互协调为要求，构建行为规范、运转协调、公正透明、廉洁高效的卫生组织结构。

（2）建立符合社会经济规律和公众健康需求的卫生服务和医疗保障管理体制。

（3）建立权责明晰、富有生机和活力的医疗卫生机构管理体制，使医疗卫生机构真正成为自主管理、自我发展、自我约束的法人实体。

（4）完善卫生监督管理体制，明确卫生监督的主体、内容及方式，使卫生行政、管理、服务在阳光下运行。

（四）卫生管理体制构建的内容

卫生管理体制是一个国家或地区为了高效、协调和规范管理好卫生事业而设立的组织

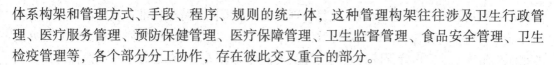

体系构架和管理方式、手段、程序、规则的统一体，这种管理构架往往涉及卫生行政管理、医疗服务管理、预防保健管理、医疗保障管理、卫生监督管理、食品安全管理、卫生检疫管理等，各个部分分工协作，存在彼此交叉重合的部分。

1. 卫生行政管理体制

卫生行政管理体制构建主要包括五个方面：一是建立功能清晰、职责明确的各级卫生行政管理机构，形成上下联动、区域协调的国家或地区卫生行政管理网络；二是建立管办分开、政事分开、医药分开、营利性与非营利性分开，且统一、高效、权责一致的公立医疗卫生机构管理体制；三是建立和完善医疗卫生机构、从业人员、医疗卫生技术应用和大型医疗技术设备等的准入制度，严把准入关；四是建立和完善各项规章制度，健全医疗服务技术规范，使从业机构和从业人员有章可循、规范操作；五是加强医疗服务监督管理，成立医疗卫生服务监督管理组织和队伍，运用法律、行政和经济等手段加强宏观管理，使守法者得到保护、违法者受到惩处。

2. 医疗服务管理体制

医疗服务管理体制的构建是在实施国家卫生规划和地方政府区域卫生规划的基础上，按照统筹规划分级负责，以建成统一协调、体系完整、布局合理、分工明确、功能互补、密切协作、运行高效、公平可及的优质医疗服务体系为目标。各级政府卫生健康行政部门负责拟订医疗机构及医务人员、医疗技术应用、医疗质量和安全、采供血机构管理以及行风建设等医疗服务管理的政策规范、标准并监督实施，拟订医疗机构运行监管、绩效评价和考核制度并组织实施；组织实施基本药物制度，拟订执行基本药物的相关政策和规定，开展药品使用监测、临床综合评价和短缺药品预警等；建立医疗机构分类管理制度，实行等级管理，将医疗机构根据其性质、社会功能及其承担的任务，分为营利性和非营利性两类，分别实行不同的财税和价格政策；建立综合性医疗服务体系，把预防、保健、健康教育、计划生育和常见病、多发病、诊断明确的慢性病的治疗和康复工作交由基层卫生服务机构来承担，把急危重症、疑难病症的治疗及相关的教育、科研由综合性医疗机构或专业性医疗机构承担。

3. 预防保健管理体制

坚持预防为主的卫生发展战略重点，建立国家到地方的预防保健行政组织体系、服务组织体系及管理构架，遵循"区域覆盖"和"就近服务"的原则，将分散、服务对象单一的预防保健机构科学合理地精简归并，形成综合性预防保健机构、疾病预防与控制中心等。明晰各级疾病预防控制机构、综合性预防保健机构、基层医疗卫生机构和公立医院等在预防保健服务方面的职责合理分工及协作的组织关系。确保其承担公共卫生服务、疾病监测、计划免疫、慢性病防治、传染病防治、地方病防治、公众营养指导、健康教育与促进、突发公共卫生事件应急管理、计划生育技术服务、重点人群保健管理服务等职能，以达到保护和促进公众健康的综合功效。

4. 医疗保障管理体制

医疗保障管理体制包括国家和地方各级医疗保障行政管理体制、经办管理体制以及监督管理体制。国家医疗保障行政部门负责拟订基本医疗保障制度的法律法规、政策、规划和标准；制定并实施基金筹资以及监督管理办法，统筹保障待遇标准；制定医保目录、支付标准以及药品、耗材的招标采购等政策并监督实施；制定定点机构协议和支付管理办法并组织实施等。地方医疗保障行政部门除负责执行国家以及所在地方上一级医保部门相关的法律法规和政策规定外，还承担因地制宜地领导、组织和积极探索研究本地医保行政管理和服务工作。

5. 卫生监督管理体制

卫生监督管理体制是指由卫生监督管理的主体、对象、内容、程序、方式、手段等要素构成的有机统一体，以及各要素之间相互依存、相互制约和相互作用的关系。卫生监督管理体制构建的重点是保护和提高公众健康水平、预防与控制慢性病的发生和流行、建立良好卫生秩序、维护卫生合法权益、制裁或打击违反卫生法规行为、增强公众法治意识和推动卫生法治发展等。

（五）卫生管理体制改革的趋势

卫生管理体制改革的趋势表现为三个方面："大卫生、大健康"职能整合的卫生管理体制改革；统筹城乡一体化融合发展的卫生管理体制；区域卫生一体化管理体制。

四、卫生管理机制

（一）卫生管理机制的内涵

卫生管理机制（Health Management Mechanism）泛指卫生系统或卫生事业这个有机体的内部相关要素或活动之间相互影响、相互作用、相互协调的运行方式、手段和具体制度的总和。卫生管理机制按其内容可分为卫生机构、卫生人员、卫生投入、卫生设施与设备、卫生技术、卫生监督等管理机制；按其作用方式可分为政府主导的卫生行政管理机制、卫生服务市场管理机制等。卫生机构运行机制主要涉及筹资机制、补偿机制、用人机制、激励机制、考核机制、分配机制、监督机制以及药品招标采购机制、医保支付机制、卫生应急机制、医防协同融合机制，等等。

卫生管理机制包含三层意思：一是卫生管理机制是协调卫生管理运行及发展过程的机理的总称；二是卫生管理机制功能的发挥依赖于其中构成要素间的相互作用和相互调节关系；三是整个卫生管理机制有规律地按一定方式运行并发挥总体功效。

（二）卫生管理机制

卫生管理机制是指政府及卫生行政管理部门根据卫生系统内部相关要素活动及运行规律，对涉及卫生服务和卫生保障活动的相关要素及其领域实施卫生行政管理方式、手段和制度的总和。

1. 卫生机构管理机制

在卫生系统内部，卫生行政管理的直接对象是为公众及社会提供医疗预防保健服务的各级各类医疗卫生机构、采供血机构及其提供的服务活动。建立和形成卫生健康行政部门对卫生机构管理机制的目的，就是要保证各级各类卫生机构达到基本的标准和条件，确保其提供安全有效的医疗卫生服务，从而保障公众的生命健康权益。

2. 卫生人员管理机制

卫生从业人员的数量、质量及其工作积极性，无疑直接影响着保障公民健康的卫生服务的质量和效果。卫生健康行政部门通过建立和完善卫生人员管理机制，以实现科学合理分类配备各级各类卫生人员，充分调动和激发其积极性，使其最大限度地发挥作用并提供高质量的卫生服务。

3. 卫生投入管理机制

由于公共卫生和基本医疗服务的公共属性，因此各级政府及卫生健康行政部门需要承担卫生投入的主导责任。公共卫生服务主要通过政府筹资，向城乡居民均等化提供。基本医疗服务由政府、社会和个人三方合理分担费用。特需医疗服务由个人直接付费或通过商业健康保险支付。

4. 卫生设施与设备管理机制

卫生设施与设备管理机制是卫生健康行政部门通过合理规划并配置各种卫生设施、物资与设备资源，尤其是价格昂贵、技术要求严格的 CT、核磁共振、伽马刀、医用加速器等大型医疗设备，通过卫生行政管理规制其配置来提高其综合使用效率，以获取最佳卫生服务效果的手段和方法。

5. 卫生技术管理机制

随着卫生科技的进步和迅猛发展，一方面大量卫生新技术和新成果不断涌入卫生服务市场，另一方面一些明显落后的卫生技术未能及时淘汰。为保护和促进公民健康，卫生健康行政部门应当应用循证医学、医学伦理学、医药经济学等原理与方法，主导制定有一定强制性、规范化的卫生技术评估、卫生技术准入、卫生技术标准与规范、卫生技术试验与推广应用以及一系列卫生机构内卫生技术及业务管理的法规、规章和制度等。

6. 卫生监督管理机制

卫生监督管理机制是指卫生健康行政部门对涉及公众及社会健康的卫生环境、卫生服务活动及社会卫生行为等事务以及国家卫生法令、条例、标准规范的执行情况进行卫生检查、执法及管理的制度。

（三）卫生服务市场管理机制

由于卫生服务的社会公益性与消费者个体差异，使卫生服务供求、价格只能由有限的市场竞争形成。这就决定了卫生服务既需要适度的政府通过行政干预的宏观调控和监督，也需要与市场管理机制相结合，对卫生资源进行合理优化配置，从而达到卫生管理的高效目标。卫生服务市场供给的质量和数量受社会经济发展水平、卫生服务需求水平、卫生服务价格、卫生服务成本、卫生资源、卫生服务技术水平与医疗保障制度等因素的影响。

卫生服务市场机制中最活跃的是供求机制、价格机制和竞争机制等。供求机制是调节卫生服务市场供给与需求矛盾，使之趋于均衡发展的基础机制。价格机制在卫生服务市场中所表现的功能是多样的。竞争机制能够客观地反映卫生服务供求变动、价格波动、资金和劳动力等在卫生服务市场运行中的有机联系。

导入案例评析

中国卫生管理体制与机制改革与实践新进展

1. 结合以上材料，谈谈你对我国卫生管理体制与机制改革的认识。

中国政府根据国家经济社会发展以及卫生领域和卫生系统形势分析研判，进行的一系列相关卫生管理体制机制改革和职能转变与调整，试图努力探索用改革的办法解决卫生发展中如卫生管理职能交叉、职责重叠、关系不顺以及运行效率低下等矛盾和问题。

体制与机制改革坚持从以治病为中心向以人民健康为中心转变，推动基本医疗卫生制度作为公共产品向全民提供，持续深化医疗、医保、医药"三医"联动，补短板、强基层、建机制，用较短时间建立起世界上规模最大的基本医疗卫生保障网，将健康扶贫作为打赢脱贫攻坚战的关键举措，全民健康助力全面小康。改革不断促进优质医疗资源均衡布局，发挥高水平医院的引领带动作用，加强国家医学中心、区域医疗中心和医联体、医共体建设，持续提升以县医院为代表的基层医疗机构服务能力，使大病重病在本省解决、一般疾病在市县解决、头疼脑热在乡村解决，逐步成为现实。

在我国卫生管理体制改革过程中，始终坚持"大健康"和"大卫生"的理念，通过整合国家卫生和计划生育委员会、国务院深化医药卫生体制改革领导小组办公室等多个部门及其职责，成立国家卫生健康委员会，应对人口老龄化以及医养结合的服务需求。同时合并新型农村合作医疗保险和城镇居民医疗保险，形成城乡居民医疗保险，缩小城乡居民医疗保险报销差距，体现了统筹城乡一体化融合发展的理念。组建新的国家医疗保障局，实现"三保合一"的管理体制，有利于精简高效和协调统一地管理医疗保障制度。

通过体制机制系列改革，中国卫生健康事业取得重大进步，老百姓健康获得感不断增强，中华民族伟大复兴的健康之基正在不断夯实。

2. 上述材料涉及哪些方面的体制与机制的改革？

材料中关于医疗卫生体制改革的内容包括：①卫生行政管理体制改革，例如，2013年国务院新一轮"大部制"机构改革，将原卫生部的职责、原国家人口计生委的计划生育管理和服务职责整合，新组建国家卫生和计划生育委员会。②医疗服务管理体制改革，例如，为了更好实施分级诊疗和满足群众健康需求，国家层面开展医疗联合体建设。③医疗保障体制改革，例如，2018年新组建成立国家医疗保障局，将城镇职工和城镇居民基本医疗保险、生育保险职责和新型农村合作医疗进行整合。

材料中关于医疗卫生机制改革的内容包括：①医疗卫生机构管理机制改革，例如在医联体内不断探索不同级别、不同类别医疗卫生机构间目标明确、权责清晰、公平有效的分工协作机制以及人员保障和激励机制、绩效考核等。②医疗服务价格机制改革，例如，国家医保局成立以后，组织制定和调整药品、医疗服务价格和收费标准，制定药品和医用耗材的招标采购政策。③卫生监督管理机制改革。例如2008年卫生部组建了"食品安全综合协调与卫生监督局"，以强化政府对医疗服务和食品安全的监管职能，并明确国家食品药品监督管理局改由卫生部管理，以促进监督职能统一落实。

案例分析与讨论

从强县级到强县域——医共体改革的浙江路径

浙江省以深化医疗卫生服务领域"最多跑一次"改革为引领，高位推动县域医共体建设，把推动县域医共体建设作为构建整合型医疗卫生服务体系的主攻方向，高位推动、创新体制机制，取得显著成效。

在改革前，县域医疗卫生资源总量不足。2017年浙江省乡镇卫生院床位数、卫技人员数只占全省总数的5.76%、10.57%。其次，资源内部结构不尽合理。2017年浙江省55%的乡镇卫生院（社区卫生服务中心）没有住院服务功能，基层医疗卫生人员的学历、职称总体上偏低，中专和高中学历占到了1/4。再次，基层服务能力偏弱。浙江省乡镇卫生院（社区卫生服务中心）床位使用率不到50%，群众"小病在基层"的就诊比例只有50%左右，部分乡镇卫生院年诊疗人次仅为500多人次。同时，人口老年化和慢性病的高发态势，对县域医疗卫生系统提出了更高的要求。为此，浙江省针对县域医疗卫生体制机制开展了系列改革，主要做法包括：

1. 高位推动改革，加强顶层设计。浙江省委、省政府高度重视县域医共体建设。自2017年试点开始，省委、省政府主要领导多次召开会议、做出批示，明确提出要把县域医共体建设打造成为浙江医疗卫生领域改革的"金名片"。2018年9月，浙江省委、省政府在湖州市德清县召开全省县域医共体建设现场推进会。省委书记亲自动员部署改革任务、省长提出具体要求，省委副书记、省委常委、副省长等省领导出席会议。会后，浙江省委办公厅、省政府办公厅联合下发《关于全面推进县域医疗卫生服务共同体建设的意见》，将紧密型医共体建设作为浙江省构建整合型医疗卫生服务体系的主要抓手及深化县域综合医改的重要平台，要求浙江各地全面推开县域医共体建设。

2. 完善治理体制，健全管理体系。各县（市、区）由政府牵头，成立医共体管理委员会或理事会，统筹履行对医共体的规划、投入和监管等职责。卫生健康、人力社保、发展改革和财政等相关部门转变职能、下放权限，实施医共体内唯一法定代表人的治理架构。政府部门制定权责清单，厘清医共体管委会及卫生健康部门、医共体等权责分工，构建权责对等、分工明确的治理体系。每个县（市）和符合条件的市辖区以二甲以上县级医院为龙头，其他若干家县级医院及乡镇卫生院为成员单位，组建1~3个医共体，成员单位人、财、物全面整合，组建统一的共享服务中心，实现资源共享、信息互联互通，县乡机构成为"一家人"。县乡医疗卫生机构各类人员由医共体统一招聘、培训、调配和管理，实行全员岗位管理，科学配置和有效激活人才要素，实现人员使用"一盘棋"。医共体设置总会计师制度，设立财务管理中心，县乡医疗卫生财政补助资金由医共体结合资金性质和用途统筹使用，实现财务管理"一本账"。

3. 完善运行机制，激发机构活力。按照腾空间、调结构、保衔接的原则，宁波、湖州2个试点城市和11个试点县（市）已开展新一轮调价工作。完善全省"三流合一"采购交易平台，在医共体设立唯一采购账户，实行统一采购、配送和支付，统一县乡用药目录，实施慢病长期处方。制定《浙江省公立医院薪酬制度改革指导意见》，合理确定公立医院薪酬水平和总量，落实公立医院分配自主权，健全以公益性为导向的考核评价机制，推进公立医院主要负责人薪酬改革，完善高层次人才和科研项目等激励机制。如湖州市建立了"1+X"公立医院薪酬制度体系，即制定1个实施方案，配套绩效工资总量核定、医院院长和业务骨干年薪制、特定岗位津贴、院长奖励基金等多项制度。推进医保支付方式改革。对医共体实行医保总额预算、结余留用、合理超支分担。推广住院服务按 DRG（疾病诊断相关分组）、门诊服务结合家庭医生签约按人头付费等改革。

请思考，并回答以下问题：

1. 结合材料，谈谈浙江县域医共体改革体现了卫生管理体制构建的哪些原则？
2. 你认为浙江县域医共体改革的趋势和目的有哪些？

案例评析

问题1：

（1）体现执政党和政府领导的原则。浙江省在医共体建设过程中，党委政府高位推进、层层落实顶层制度设计是攻坚克难的首要条件。医共体建设始终贯彻落实"以人民为中心"的发展思想，得到了浙江省委、省政府的高度重视，纳入了省委重点突破改革项目，印发《关于全面推进县域医疗卫生服务共同体建设的意见》；并且各县（市、区）由政府牵头，成立医共体管理委员会或理事会，统筹履行对医共体的规划、投入和监管等职责，都体现了这一原则。

（2）体现为公众及社会健康服务、为国家社会建设服务的原则。面对浙江县域医疗卫生资源总量不足，结构不合理以及人口老龄化和慢性病高发态势，浙江省通过系统设计，统筹安排，推进县域医共体系列改革，保障群众看病就医需求的首要关口，调动各方面积极性和能动性，体现了改革始终以满足居民健康需求为导向，让百姓在家门口享受便捷和高质量的医疗卫生服务。

（3）体现统筹推进和协调统一的原则。一方面，在改革过程中，通过多措并举，厘清医共体管委会与行业主管部门、行业主管部门与医共体、医共体牵头医院与成员单位之间的权责界限，赋予医共体资源（资金）调配、内设机构与岗位设置、人事管理、内部分配、运营管理等自主权，有利于对医共体统一管理。另一方面，配套机制齐头并进，通过价格调整、薪酬制度改革以及医保支付等多方面改革，以驱动县域内医疗资源要素的"物理整合"和体制机制的"化学聚合"。

问题2：

（1）浙江省县域医共体改革是在"大卫生、大健康"职能整合的理念指导下进行的。例如在医共体改革中不仅涉及卫生健康行政部门，同时人力社保、发展改革和财政等多个部门共同参与其中。此外，对医共体实行医保总额预算、结余留用、合理超支分担的医保结算规则，探索结合家庭医生签约按人头付费，有利于激发家庭医生签约服务，以基本医疗为导向，融合公共卫生和健康管理，由专科医生、全科医生和乡村医生共同参与家庭医生签约服务，改变过去单一的以医疗为导向的服务模式。

（2）浙江省在医共体改革过程中，按照"下活一盘棋"的改革思路，贯彻"一家人""一盘棋""一本账"的改革路径，整合区域内医疗卫生服务资源，实现医共体之间统一实现人员招聘使用、资源调配，统筹信息互联互通，促进市级医院与基层医疗卫生机构的一体化运作，形成县级医院和基层医疗机构利益、责任和发展共同体。

（3）在医共体建设过程中，浙江分别成立了医疗集团管理委员会和医疗集团理事会，分别负责制定医共体建设相关配套政策和集团发展运营、绩效考核、人力资源管理等事项，统筹履行对医共体的规划、投入和监管等职责。这一做法体现了构建卫生管理体制需要按照精简、统一、协调、高效的原则，实现卫生行政决策权、执行权、监督权既相互制约又相互协调。

（4）浙江将医共体往纵深化方向发展，将资源有效整合高效利用，促进资源下沉基层，优化医疗资源配置并提高利用率，引导病人合理就医，整合连续的分级诊疗格局，消除共同体成员单位的利益纠葛。这些理念和做法均说明了在构建卫生管理体制时，要符合社会经济规律和公众健康需求，促使医疗卫生机构管理体制富有生机和活力。

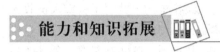

能力和知识拓展

《中共中央、国务院关于深化医药卫生体制改革的意见》解读

新医改明确提出深化卫生体制改革的总体目标、基本内容及路径，可概括为"一个总目标、四大体系、八项支撑"，也被简称为"一个目标、四梁八柱"的新医改制度设计和实践探索。一个总目标，即建立健全覆盖城乡居民的基本医疗卫生制度（即确立卫生管理工作的基本制度），具体可包括建立分级诊疗制度、现代医院管理制度、全民医疗保障制度、药品供应保障制度、医疗卫生行业综合监管制度等五项制度建设，为群众提供安全、有效、方便、价廉的医疗卫生服务。四大体系，即在政府及卫生健康行政部门领导下建设覆盖城乡居民的公共卫生服务体系、医疗服务体系、医疗保障体系和药品供应保障体系（简称"四梁"）。八项支撑，即建立协调统一的医药卫生管理体制、高效规范的医药卫生机构运行机制、政府主导的多元卫生投入机制、科学合理的医药价格形成机制、严格有效的医药卫生监管体制、可持续发展的医药卫生科技创新机制和人才保障机制、实用共享的医药卫生信息系统、建立健全医药卫生法律制度（简称"八柱"）。"八柱"是当前中国卫生管理体制与机制改革与实践探索的核心内容，也是有效发挥、激活和促进"四梁"的医药卫生体系相辅相成、配套建设、协调发展和有效运转的卫生管理制度保障。通过建立和完善"八柱"的卫生管理体制与机制，促进保障"四梁"的医药卫生体系的高效、协调及规范化运转，从而实现建立覆盖城乡居民的基本医疗卫生制度这一新医改目标。

关于进一步完善医疗卫生服务体系的意见（中办发〔2023〕10号）（节选）

1. 完善政府投入机制。建立稳定的公共卫生事业投入机制，落实政府对专业公共卫生机构和基本公共卫生服务经费的投入保障责任，落实医疗机构承担公共卫生服务任务的经费保障政策。强化区域卫生规划和医疗机构设置规划在医疗卫生资源配置方面的规范作用。按规定落实政府对符合区域卫生规划的公立医院投入政策，加大对中医医院和基层医疗卫生机构的投入倾斜力度。建立持续稳定的中医药发展多元投入机制。

2. 健全服务购买机制。深化医疗服务价格改革，建立分类管理、医院参与、科学确定、动态调整的医疗服务价格机制。完善"互联网+"医疗服务、上门提供医疗服务等收费政策。推进医保支付方式改革，完善多元复合式医保支付方式。健全符合中医药特点的医保支付方式。探索对紧密型医疗联合体实行总额付费，加强监督考核，实行结余留用、合理超支分担。逐步提高基层医疗卫生机构提供的服务在医疗服务总量和医保基金支付中的占比。建立长期护理保险制度。积极发展商业健康保险。

3. 完善编制和人事制度。合理制定并落实公立医疗卫生机构人员编制标准，建立动态核增机制。推动医疗联合体内公立医疗卫生机构编制分别核定、统筹使用，人员统一招聘和管理。改革公立医院岗位管理制度，优化基层医务人员招聘标准和程序。深化卫生专业技术人员职称制度改革，以品德能力业绩为导向，科学设置评价标准，把医德医风放在人才评价首位。

4. 深化薪酬制度改革。落实"允许医疗卫生机构突破现行事业单位工资调控水平，允许医疗服务收入扣除成本并按规定提取各项基金后主要用于人员奖励"要求，建立健全适应医疗卫生行业特点的薪酬制度。全面深化公立医院薪酬制度改革。合理核定专业公共卫生机构绩效工资总量和水平，切实保障公共卫生医师待遇。医疗机构公共卫生科室人员收入不低于所在医疗机构人员平均工资水平，探索建立相应津贴补贴制度。落实基层医疗卫生机构绩效工资政策，合理核定基层医疗卫生机构绩效工资总量和水平。落实基层符合条件的高层次人才工资分配激励政策。落实乡村医生待遇，做好乡村医生社会保障工作。

5. 发挥信息技术支撑作用。发展"互联网+医疗健康"，建设面向医疗领域的工业互联网平台，加快推进互联网、区块链、物联网、人工智能、云计算、大数据等在医疗卫生领域中的应用，加强健康医疗大数据共享交换与保障体系建设。建立跨部门、跨机构公共卫生数据共享调度机制和智慧化预警多点触发机制。推进医疗联合体内信息系统统一运营和互联互通，加强数字化管理。加快健康医疗数据安全体系建设，强化数据安全监测和预警，提高医疗卫生机构数据安全防护能力，加强对重要信息的保护。

6. 加强综合监管。健全多元化综合监管体系，创新监管方式，重点加强服务要素准入、质量和安全、公共卫生、机构运行、从业人员、服务行为、医疗费用、行业秩序和健康产业监管。建立健全医疗卫生行业行风建设工作体系，开展廉洁从业专项行动，加大监督检查、执纪执法力度，维护公立医疗卫生机构公益性，依法规范社会办医疗机构执业行为。加强法治建设，推进相关领域法律法规制定和修订工作。健全依法联合惩戒体系，强化责任追究和联动问责。

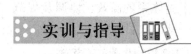

实训与指导

实训项目　国际医疗卫生管理体制、机制改革与中国的实践思考

一、实训目标

1. 检验对卫生管理体制与机制的相关概念、内容等基本知识的理解和掌握程度。

2. 训练卫生管理体制与机制改革实践分析及灵活应用能力，以及相关文献资料的检索与归纳和提炼关键问题的基本能力。

3. 培养对卫生管理体制、机制构建的国际视野及变革与创新的思维能力。

二、实训内容与形式

1. 在关注国际医疗卫生体制改革与发展趋势的基础上，有选择地重点检索美国、英国、德国、日本等5~6个主要发达国家或发展中国家医药卫生体制，特别是卫生管理体制、机制方面实践与改革的相关文献资料。

2. 全面梳理和追踪分析我国近年来卫生管理体制、机制改革与发展实践探索的历程。

3. 在开展上述几个代表性国家卫生管理体制与机制比较、动因分析以及经验借鉴的

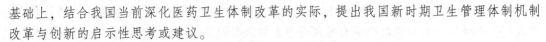
基础上，结合我国当前深化医药卫生体制改革的实际，提出我国新时期卫生管理体制机制改革与创新的启示性思考或建议。

4. 学生分小组开展实训。

三、实训要领

1. 了解上述几个国家卫生管理体制与机制涉及的社会背景与发展环境。

2. 学习和掌握本实训项目所涉及的本章主要知识点。

3. 查找文献资料，小组成员间充分开展讨论与辩论，必要时可对教师及相关专家进行深入访谈。

4. 分组汇报实训成果，并交流心得。

四、成果要求和评分

1. 以每组 7~8 名学生为单位，在明确分工与合作的基础上共同完成。每个小组自由确定且以一定的程序或规则选出一名组长、一名副组长及若干个任务小组。在组长主持及协调下开展相关实训内容的资料查找、归纳提炼、讨论交流、撰写书面报告等工作。实训过程应充分发挥所有成员的主动性和积极性，以体现小组成员间的相互交流、讨论分享和团队协作。

2. 按照实训报告的具体问题，要求提交不少于 2 500 字的书面报告，并制作 PPT 交流汇报。要求资料来源翔实、文字表述精炼、分析逻辑清楚、论证观点明确，既要讲清楚本章涉及的主要知识点，又要针对各国社会背景与社会体制环境进行分析，并得出明确的结论。

3. 根据各小组完成的实训报告、PPT 制作以及小组间相互交流的效果，最终综合评定实训考核成绩。考核成绩的评定以小组为单位，为百分制。成绩由组长（权重占 30%）、副组长（权重占 20%）、组内其他成员互评（去掉最高分和最低分计算平均分，权重占 20%）、其他小组全体成员对本组综合评分的平均值（权重占 15%）、指导教师给予本组的综合评分（权重占 15%）构成。其中，组长、副组长以及组内其他成员之间互评均以小组成员在资料查找、资料分析、小组讨论、报告撰写等过程中的"参与度"（权重占 40%）及贡献度（权重占 60%）进行评分，并要求评价具有一定的区分度。

五、实训书面记录和作业

实训项目报告

1. 为什么世界各国都在不同程度地结合本国国情不断进行卫生管理体制、机制的改革与探索？其动因和目标是什么？

_____

_____

_____

_____

_____

_____

_____

_____

_____

2. 美国、英国、德国、日本等发达国家卫生管理体制与机制的典型特征分别是什么？对我国卫生管理体制与机制改革有何值得借鉴的经验或启示？还有哪些发展中国家的卫生管理体制与机制改革对我国有借鉴作用？

3. 我国在探索建立社会主义市场经济体制、中国特色社会管理体制的过程中，在以医药卫生组织设置、权责划分、职能转变为核心内容的卫生管理体制与机制方面做了哪些改革？为什么？

4. 根据国际卫生管理体制、机制改革与发展的趋势，结合我国当前实际，有何针对性的思考或建议？

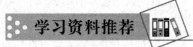

学习资料推荐

［1］中国医疗：病有所医. https://www.bilibili.com/video/av6027168/? vd_source = 726d f56488965d0c4faba4401c2b2b3b.

［2］中共中央办公厅. 关于进一步深化改革促进乡村医疗卫生体系健康发展的意见 ［EB/OL］. （2023-02-23）. https://www.gov.cn/zhengce/2023-02/23/content_5742938.htm.

［3］滕建荣，王小合. 医疗卫生体制改革：杭州的路径设计与实践 ［M］. 北京：社会科学文献出版社，2019.

第五章 卫生资源规划

通过本章案例分析与实训练习：

巩固 卫生资源规划的概念、程序，区域卫生规划的内涵，区域卫生资源配置方法。

培养 区域卫生资源配置的基本能力。

扩展 熟悉科学制定区域卫生规划的基本程序和方法。

导入案例

"十四五"卫生健康人才发展规划

2022年8月18日，国家卫生健康委印发的《"十四五"卫生健康人才发展规划》（以下简称《规划》）明确：到2025年，我国每千人口执业（助理）医师数达到3.20人；加强应对人口老龄化人才队伍建设；将"十四五"期间培养造就一批卫生健康领域的战略科学家、医学领军人才和青年人才，作为规划的重中之重。

《规划》指出，"十四五"期间，我国卫生健康人才发展的总体目标是：促进人才服务能力提高与结构优化，完善人才管理制度机制，营造人才发展的良好环境。明确到2025年，卫生健康人员总量达到1 600万人，每千人口执业（助理）医师数达到3.20人，每千人口注册护士数达到3.80人，每千人口药师（士）数达到0.54人，每万人口全科医生数达到3.93人，专业公共卫生机构人员数增长到120万人。提高卫生健康人才专业技术水平和服务能力，执业助理医师占医师的比例降低到15%以下，基层医疗卫生机构中卫生技术人员占到75%以上。

《规划》提到六方面重点任务：

一是要加强卫生技术人才队伍建设。推进资源配置从注重物质要素转向更加注重人才技术要素；加强对生物医学工程、医学信息技术、职业卫生工程以及一些新专业、交叉复合型人才建设。

二是加强公共卫生人才队伍建设。根据社会需要和全球形势变化，配置公共卫生复合型人才，吸纳多学科专业人员融入公共卫生队伍。

三是加强基层卫生人才队伍建设。到 2025 年，每千常住人口基层卫生人员数达到 3.30 人，社区卫生服务机构和乡镇卫生院医护比分别达到 1∶1.2 和 1∶1.0。

四是加强中医药人才队伍建设。到 2025 年，每千人口中医类别执业（助理）医师达到 0.62 人，全国中药师达到 15 万人。

五是加强应对人口老龄化人才队伍建设。到 2025 年，培训医养结合机构卫生技术人员不低于 10 万人，培养和培训托育服务专业人才不低于 100 万人。

六是统筹加强精神卫生专业人才，职业健康监测评估、工程防护、诊断救治等技术人才，卫生健康监督人才等各类人才队伍建设。

下一步，国家卫生健康委将把《规划》纳入健康中国建设和卫生健康事业发展总体规划统一部署、统筹安排、整体推进，着力解决人才反映强烈的实际问题，加快推进卫生健康人才队伍建设。通过系列举措，促进卫生健康人才服务能力不断提高、人才结构分布持续优化，积极营造集聚人才的政策和制度环境，不断激发人才活力，为加快推进健康中国建设提供强有力的人才支撑。

（资料来源：国家卫生健康委．"十四五"卫生健康人才发展规划［EB/OL］．（2022-08-18）．http://xxgk.zezhou.gov.cn/xzfgzbm/wshjhsyj/fdzdgknr/zzwjjylws/202208/t20220830_1657079.shtml）

请思考，并回答以下问题：

1. 我国制定《"十四五"卫生健康人才发展规划》的主要目的有哪些？

2. 我国在制定《"十四五"卫生健康人才发展规划》中遵循了哪些指导思想和基本原则？

主要知识点

一、卫生资源规划概述

1. 相关概念

卫生资源（Health Resource）有广义和狭义之分。广义的卫生资源是指一切医疗卫生活动所使用的社会资源。狭义的卫生资源是指在一定时期内存在于卫生领域内部的各种生产要素的总和，是卫生人力、物力、财力、技术和信息等资源的统称，是在一定社会经济条件下国家、集体和个人对卫生健康事业投入的客观反映。卫生资源包括一个国家或地区拥有的卫生机构数、床位数、卫生技术人员数、人均卫生费用及卫生总费用占国内生产总值的比值等，是衡量一个国家或地区在一定时期内卫生状况的重要指标。

卫生资源规划（Health Resource Planning）是指卫生健康等政府职能部门根据自然生态环境、社会经济发展、人群健康问题和医疗卫生服务需求等因素，合理确定卫生资源的发展目标、模式、规模和速度，通过合理配置卫生资源，采取符合成本效益的干预政策和措施，改善和提高医疗卫生系统的综合服务能力，使居民得到公平、有效、方便、廉价的医疗卫生服务，全方位、全周期保障人民健康的过程。

　　区域卫生规划内涵包括：①区域卫生规划是卫生资源统筹安排、合理配置的计划。②区域卫生规划以满足区域内居民基本医疗卫生服务需求、提高居民健康水平为目的。③区域卫生规划的目标是构建与国民经济和社会发展水平相适应，有效、经济、公平的卫生服务体系和管理体制，提高卫生系统综合服务能力和卫生资源利用效率。④区域卫生规划由政府负责制定并组织实施。⑤区域内各部门、各行业以及军队对地方开放的卫生资源全部纳入规划范围，个体行医以及其他所有制形式的卫生资源配置，必须服从规划的总体要求。⑥区域卫生规划的周期一般为5年。

　　2. 卫生资源规划功能及任务

　　制定卫生资源规划是卫生健康等政府职能部门在市场经济条件下对卫生资源配置实现宏观调控的依据和手段，是提高卫生资源配置效率，满足人群医疗卫生服务需求的重要手段。

　　卫生资源规划的任务为确定卫生资源配置目标和优化卫生资源配置。

　　3. 制定卫生资源规划指导思想

　　制定卫生资源规划指导思想为：①健康需求导向；②公平与效率统一；③政府主导与市场机制相结合；④系统整合；⑤分级分类管理。

　　4. 卫生资源规划编制依据

　　卫生资源规划编制依据为：①人群健康状况；②社会经济发展水平；③政策及法规。

二、卫生资源规划程序

　　1. 制定卫生资源规划基本思路

　　制定卫生资源规划，首先应明确规划期间内要达到的人群健康目标；其次，分析实现人群健康目标的卫生服务需要，据此分析卫生资源配置要达到的水平；再次，分析存量卫生资源配置水平或状态。有两种力量影响特定区域内卫生资源配置水平或状态：一是内部因素，二是外部因素。这两类因素决定了卫生资源配置的当前状态。规划期间内卫生资源配置要求达到的目标一旦被确定下来，当前状态与目标状态之间的差距也能被确定下来，并成为此后一系列规划活动的目标。

　　卫生资源规划活动是一个相当复杂的过程，但规划工作的成败取决于如何正确地界定规划工作需要解决的差距，以及采用何种策略去解决这一差距。

　　2. 制定卫生资源规划基本原则

　　制定卫生资源规划的基本原则为：①整体性原则；②因地制宜原则；③前瞻性原则；④科学化原则；⑤持续改进原则。

　　3. 区域卫生资源配置基本原则

　　（1）卫生资源总量配置要与规划期内社会经济发展水平和人民健康需求相匹配。

　　（2）卫生资源配置的结构和布局要突出卫生发展战略重点，优先发展和保证基本医疗卫生服务，体现基层卫生服务的综合性。

　　（3）依据服务人口及服务地理面积设置机构配置资源，而不是根据部门的隶属关系。

　　（4）规划着眼于区域内全体居民的健康，区域内所有卫生资源都必须纳入规划之中。

　　（5）区域卫生规划的制定是一个动态过程。

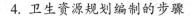

4. 卫生资源规划编制的步骤

（1）准备工作。

在规划制定正式开始之前需要做精心的准备，准备越充分，规划制定工作进行越顺利，质量就越高。其主要工作任务有：解决认识问题；做好规划制定工作方案；提交规划制定工作方案；规划编制。

（2）形势分析。

形势分析主要包括社会经济发展现况与趋势、人群健康状况、卫生资源情况、卫生服务状况及医学教育需求。①社会经济发展现况与趋势，包括经济发展水平、人口指标、文化教育、交通条件、政策状况、生活条件等。②人群健康状况，包括人口动态、疾病与伤残、心理与社会健康状况及影响因素等。③卫生资源情况，包括卫生机构及其人力、物力、财力、信息与技术资源。数量、质量及结构层级等三方面是分析的重点。④卫生服务状况，包括卫生服务（医疗卫生服务、预防保健服务、康复服务）提供的数量与质量，以及门诊服务利用（两周就诊率以及每人每年就诊次数）、住院服务利用（住院率、人均住院天数、未住院率）和预防保健服务利用（计划免疫、健康教育、传染病控制、妇幼保健等）等反映的人群卫生服务利用情况。⑤医学教育需求，包括高校附属医院、教学医院承担的医学生见习实习和研究生教育，医师规范化培训基地承担的毕业后教育，各类继续医学教育基地承担的卫生专业技术人员继续教育等医学教育需求。

形势分析阶段的资料收集应遵循方便、经济、可靠的原则。常用的资料收集方法有：①查阅常规报告系统；②进行专题调查；③借用已有的研究成果；④查阅居民健康档案；⑤召开小型座谈会。

形势分析要从卫生服务供需双方入手，在对社会经济发展、卫生服务或导致居民健康、疾病模式变化等其他有关因素进行系统分析的同时，应对艾滋病、结核病等传染病以及突发公共卫生事件风险进行系统评估。

形式分析的结果主要在于回答：当地主要人群健康问题及卫生资源配置问题是什么？造成该问题的主要原因是什么？具体应从三个方面进行分析：健康问题分析、卫生需求分析、卫生资源分析。

（3）确定人群健康目标。

目标确定的原则：明确性、适宜性、可行性、时限性和可测性。

目标内容包括总目标、具体目标、指标和标准。①总目标。总目标通常表达了长期的导向与发展，反映了在规划期内宏观上要达到的制度建设预期目标和人群健康预期水平。②具体目标。具体目标包括五个要素：将要达到的状况或条件的特征；将要达到的状况或条件的质量与数量；将要实现这一状况或条件的时限；将涉及的人群或环境；地理区域。③指标。目标与指标密切相关，目标决定指标，指标为目标服务，指标是目标的具体体现，也是衡量目标实现的尺度。对于每个具体目标，应有若干个指标。④标准。标准反映了如何根据目标确定适宜的指标。如果选择适当，指标的完成意味着目标的实现。标准是目标与指标达到的水平，表达了目标与指标量化的要求。标准与指标一起共同表达目标应达到的预期水准，并衡量目标的实现程度。

（4）分析资源需要，确定卫生资源规划目标。

卫生资源需要分析是实现人群健康目标的重要物质保证。卫生资源需要分析实质上是把确定的行动方案的卫生资源需求进行具体表达，分析实现人群健康目标需要的卫生资源投入量。卫生资源需要分析应遵循以下基本原则：①产出决定投入；②与社会经济发展水平相适应；③应在充分挖掘现有卫生资源使用潜力的前提下进行新增；④投入应进行成本—效益、成本—效果和成本—效用分析；⑤一次性卫生资源需要分析应进行可行性论证；⑥在对卫生资源需要进行分析时，应充分考虑资源筹集渠道和可能性；⑦财务人员、规划制定及实施的主要人员均应参加卫生资源需要分析；⑧卫生资源需要分析要保持一定弹性，近细远粗。

（5）制定卫生资源开发策略及具体实施措施。

制定卫生资源开发可行的策略有：①盘活存量；②动员社会资源；③拓展筹资渠道；④区别对待不同的卫生资源。

在卫生资源开发策略的基础上，制定实现卫生资源规划目标的具体方法，即具体实施措施。首先，实施措施必须与策略和目标一致，要有利于目标的实现，而不是可有可无甚至与目标背道而驰，造成卫生资源的浪费。同时，与策略相比，实施措施要具体、可行和可操作，应明确应该做什么、为什么做、在什么地方（范围）做、由谁来做、时间要求是什么等。

（6）监督和评价。

在规划实施过程中下列几个问题值得关注：①建立规划执行与评价组织；②分工及责任明确；③制定详细的实施方案；④制定卫生资源规划实施的考核、监测办法。

5. 区域主要卫生资源配置

（1）医疗卫生机构设置：基层医疗卫生机构；公立医院；疾病预防控制机构；妇幼卫生保健机构。

（2）医疗机构床位配置：医院病床配置标准是区域卫生规划的主要指标，也是确定各级医疗机构规模的重要指标，由此决定各医疗机构的性质、功能、科室设置、人员配备、器械装备、技术等级、设施建设和资金投入等。医院床位配置的依据包括：①医疗机构床位需要量、需求和潜在需求量；②床位使用效率和合理利用度；③床位合理布局和结构比例；④床位配置要考虑区域人口流动因素和基层病人逐级转诊住院治疗、边远农村地区地广人稀的特点。

（3）医疗机构医疗卫生人员配置：①医师配置；②护士配置；③药师（士）配置；④公共卫生医师配置。

（4）大型医疗卫生设备配置：对于大型医疗设备的配置，要根据区域人口规模和社会经济发展水平，控制总量，合理规划和布局。要优先考虑现有设备的维护、保养与改造，而不是盲目购置高、精、尖设备。

（5）信息化建设：医疗信息化系统分为医院信息化、区域卫生信息化和其他医疗产业信息化。"互联网+健康"发展面向偏远地区和基层的远程医疗与线上线下相结合的医疗服务，建立区域远程医疗业务平台，探索云中心建设，重点发展远程诊疗、远程心电监护、远程影像、远程病理诊断、远程检验等支持服务，推动优质医疗资源纵向流动，远程医疗服务覆盖所有县（区）。

（6）卫生经费投入：按照《中共中央 国务院关于深化医药卫生体制改革的意见》（中发〔2009〕6号）要求，建立政府主导的多元卫生投入机制，明确政府、社会与个人的卫生投入责任，确立政府在提供公共卫生和基本医疗服务中的主导地位。公共卫生服务主要通过政府筹资，向城乡居民均等化提供。基本医疗服务由政府、社会和个人三方合理

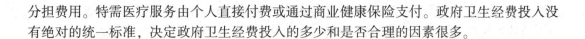

分担费用。特需医疗服务由个人直接付费或通过商业健康保险支付。政府卫生经费投入没有绝对的统一标准，决定政府卫生经费投入的多少和是否合理的因素很多。

导入案例评析

"十四五"卫生健康人才发展规划

1. 我国制定《"十四五"卫生健康人才发展规划》的主要目的有哪些？

卫生人力资源是卫生资源的核心，人才资源是第一资源。促进卫生健康事业高质量发展，推动健康中国建设，人才是关键。我国制定《"十四五"卫生健康人才发展规划》（以下简称《规划》）的主要目的体现在以下三个方面：①解决基层医疗机构人员短缺问题。医疗卫生人才短缺一直是让基层困扰的问题。有统计表明，截至2019年年末，我国每千名常住人口中基层卫生人员数比值为2.97左右，每万名人口中拥有全科医生数为2.61人，远不能满足实际需要。《规划》指出，到2025年，每千名常住人口基层卫生人员数达到3.30人，社区卫生服务机构和乡镇卫生院医护比分别达到1∶1.2和1∶1.0，体现了解决该问题的目标要求。②解决公共卫生人才队伍建设问题。突发性公共卫生事件的发生暴露出我国公共卫生专业技术人员紧缺和力量薄弱等问题。为了解决这一问题，《规划》指出，要配置公共卫生复合型人才，吸纳多学科专业人员融入公共卫生队伍。③解决卫生人力资源结构和类别不合理问题。由于中医药教育发展滞后，导致我国中医药人才短缺，中西医技术人员配比失衡。此外，人口老龄化加剧，进一步提高了对照护人员的需求。为了解决上述问题，《规划》指出，加强中医药人才队伍建设，培训医养结合机构卫生技术人员。

2. 我国在制定《"十四五"卫生健康人才发展规划》中遵循了哪些指导思想和基本原则？

在制定《"十四五"卫生健康人才发展规划》时遵循的指导思想主要包括：①健康需求导向。《规划》指出，要加强应对人口老龄化人才队伍建设，体现了我国人口老龄化趋势下，老年人口对医疗服务需求类型和结构的转变，满足老年人康养和照护需求的人力资源规划。②系统整合和协同推进。《规划》指出，不仅要加强卫生技术人才队伍建设，还要协同推进公共卫生人才队伍、中医人才队伍、基层人才队伍和精神卫生人才队伍建设，体现在卫生资源配置中统筹协调预防、医疗、康复、中医药以及精神卫生等多个领域，遵循协同和整合的系统性思想。③分级分类管理。《规划》按照公共卫生人才、基层卫生人才、中医药人才和精神卫生专业人才等不同类别人员进行分类规划，提出建设目标和要求，体现了分类管理的规划指导思想。

案例分析与讨论

浙江规划：省级医疗资源将这样配置

截至2020年年底，浙江共有省级医院18家，其中，综合医院8家，中医医院（含中西医结合医院）4家，专科医院6家。省级医院共有核定床位31 030张（含重症床位621张），卫生技术人员41 074人。浙江计划到2035年，省级医疗资源配置和布局更为优质均衡，省级医院学科建设总体水平稳居全国前列，公共卫生防控救治水平进一步提高，中医药传承创新能力显著提升，高水平医院、高水平团队、高水平学科向"数一数二"迈进，实现优质医疗服务的高质量发展和全面覆盖。浙江将优化资源配置，激发省级医院内生动力。

引导在杭省级医疗资源内疏外扩

浙江将全面加强杭州城区省级医疗资源的统筹和协同，紧密结合杭州新一轮发展规划和国土空间规划编制，优化杭州城区省级医院布局，推动杭州主城区功能疏解。

老城区以存量调整为主，限制新建、扩建医疗机构，适度疏解浙医一院庆春院区、城站院区，浙医二院解放路院区，浙医妇产科医院学士路院区等的部分床位至老城区外分院区，加快推动省新华医院改造提升，将潮王路院区整体搬迁至申花路院区。

新城区支持省级医院扩展发展空间，建设分院区，加快推进浙医一院余杭院区、浙医二院萧山院区、浙医妇产科医院钱江院区、省中医大一院富阳院区、省人民医院富阳院区和临安院区、省立同德青山湖院区等建设。

大都市区，围绕"四大都市区"建设，统筹建设浙东、浙南、浙中和浙北四大省级区域医疗中心，加强区域内疑难危重症的诊断与治疗能力，推进甬舟、温衢、杭绍、杭嘉等高水平医院组团式帮扶发展，鼓励湖州、嘉兴、温州、衢州、丽水等地区建设成为省际边界医疗服务高地。

产业新区，引导优质省级医疗资源向环杭州湾经济区、甬台温临港产业带和义甬舟开放大通道集聚，重点在杭州钱塘新区、宁波前湾新区、绍兴滨海新区、湖州南太湖新区、金华金义新区、台州湾新区等谋划布局一批省级优质医疗资源。

山区海岛县，分级分类推进优质医疗资源重点向32个山区海岛县下沉，有效支援山区海岛县县级医院服务能力提升。

畅通省级医疗资源下沉合作渠道

浙江将聚焦32个山区海岛县，综合实力较强的省级三甲医院至少负责1个山区海岛县下沉工作。根据当地疾病谱、转外就医较多的病种，结合本地需求、功能定位、发展实际，在每家县级医院共同确定不少于4个托管重点专科。推广医疗专家"按需下沉"，通过开展巡回医疗、教学查房、急救培训及义诊等方式，提高省级医疗人才资源使用效率。

浙江还将支持浙医儿院与德清县共建高水平国家级儿童医疗中心项目，谋划一批长三角一体化示范区（嘉善片区）省级医疗资源布局项目，鼓励湖州、嘉兴等省际边界地区打造卫生健康区域高地，辐射带动周边服务能力提升。同时，深化国际领域医学医疗交流合作，全面融入"一带一路"建设。

（资料来源：浙江发布. 浙江规划：省级医疗资源将这样配置［EB/OL］.（2021-08-09）. https://mp.weixin.qq.com/s?__biz=MzA4ODY3MjkxNA==&mid=2651145111&idx=1&sn=6cd637f3dc45f484d19f6f924b1bc1e5&chksm=8bd77c6abca0f57c08453189f79e339af8213db55fccf77f8b457462873dc6dfe806440010c8）

请思考，并回答以下问题：

1. 浙江省省级医疗资源配置"十四五"规划体现了区域卫生规划的哪些特征？

2. 根据区域卫生资源配置基本原则，谈一谈对浙江省省级医疗资源配置"十四五"规划的认识。

案例评析

问题1：

区域卫生规划是在一定的区域范围内，依据自然生态环境、社会经济发展、人口结构、人群健康状况和卫生服务需求等因素，确定区域内卫生健康事业发展方向、发展模式与发展目标，合理配置卫生资源，使卫生服务总供给与总需求基本平衡，形成区域卫生整体发展。浙江省省级医疗资源配置"十四五"规划体现了以下区域卫生规划的特征：

（1）区域卫生规划从区域和人群出发，以居民主要卫生问题为规划依据，而不是以机构发展为规划依据。浙江省通过引导在杭省级医疗资源内疏外扩，限制新建、扩建医疗机构，支持新城区省级医院扩展发展空间，以满足新城区居民就医需求。此外，要求省级三甲医院至少负责1个山区海岛县下沉工作，提高基层医疗机构服务能力，满足当地居民医疗需求。上述均体现了浙江区域卫生资源配置以居民健康需求为依据制定。

（2）区域卫生规划以优化配置区域内卫生资源为核心。浙江省引导省级医疗资源内疏外扩，分区域规划资源配置，分级分类推进优质医疗资源山区海岛县下沉，有利于促进区域医疗卫生资源合理配置。

（3）区域卫生规划应着眼于提高卫生系统的综合服务能力。浙江省通过统筹老城区、新城区、大都市区、产业新区和山区海岛不同区域卫生资源，分区域给予不同的医疗卫生资源配置规划要求，是浙江省着眼于提高省域综合医疗卫生能力的具体体现。

问题2：

区域卫生资源配置基本原则要求卫生资源总量配置要与规划期内社会经济发展水平和人民健康需求相匹配，着眼于区域内全体居民的健康，同时卫生资源配置的结构和布局要突出卫生发展战略重点，优先发展和保证基本医疗卫生服务，体现基层卫生服务的综合性。浙江省省级医疗资源配置"十四五"规划，一方面，通过统筹和协同省级医疗资源，分块分区域整合配置省级医疗资源，引导优质省级医疗资源下沉，体现了区域卫生规划中以居民健康需求为导向，与社会经济发展相适应的原则。同时在规划中提出，统筹建设浙东、浙南、浙中和浙北四大省级区域医疗中心，加强区域内疑难危重症的诊断与治疗能力，体现了突出卫生发展战略重点的规划原则。但是，另一方面，区域卫生资源配置的结构和布局要突出卫生发展战略重点，优先发展和保证基本医疗卫生服务，体现基层卫生服务的综合性。随着新城区省级医院扩展建设分院区，可能会导致"虹吸效应"的发生，阻碍二级医院和基层医疗机构的发展，不利于卫生系统综合服务能力的提高。

能力和知识拓展

未来五年 医疗机构设置规划要这样做

2022年1月，国家卫生健康委印发了《医疗机构设置规划指导原则（2021—2025年）》（以下简称《指导原则》）。从国家卫生健康委和相关领域专家围绕文件主要内容解读来看，国家卫生健康委本次制定的《指导原则》相比《医疗机构设置规划指导原则（2016—2020年）》有新亮点和新特色。一方面，增加了数学模型、规范公立医院分院区设置、医疗机构设置规划的监测和评估等内容。另一方面，针对建立健全分级分层分流的救治体系、公共卫生重大风险等内容做了进一步的明确和指示。

建构制度环境 从规模扩张转向内涵建设

如何在有限的资源增量前提下应对好各方的资源配置要求，是医疗机构设置规划要解决的关键难题。复旦大学公共卫生学院党委书记罗力认为，《指导原则》回答了这一关键难题。罗力表示，《指导原则》明确了医疗资源进一步有序增加、政府办医和社会办医同步发展的大方向，给出了资源总量配置目标、单体医院床位规模、设置分院区的前提条件、分院区的建设要求等指导性意见，从方向指引到量化标准，建构了一个推动医院从规模扩张转向内涵建设的制度环境，预期可以有效形成康复护理、薄弱地区、基层力量提升的助力，实现多方共赢，化解前述关键难题。这是一个非常巧妙的机制设计。

在鼓励社会办医方面，《指导原则》明确，拓展社会办医空间，社会办医区域总量和空间不做规划限制。鼓励社会力量在康复、护理等短缺专科领域举办非营利性医疗机构，鼓励社会力量举办的医疗机构牵头成立或加入医疗联合体。加强社会办医的规范化管理和质量控制，提高同质化水平。探索社会办医和公立医院开展多种形式的协作。诊所设置不受规划布局限制，实行备案制管理。

围绕高质量发展　以数学模型精细化指导卫生资源配置

在医疗机构高质量发展主题下，如何精细化指导各地配置卫生资源，是医疗卫生领域发展的一大命题。《指导原则》提出医疗机构设置的主要指标和八个方面的总体要求，并设置了多个数学模型。

国家卫生健康委卫生发展研究中心副主任付强认为，《指导原则》开创性地采用了多个数学模型，指导各地精准把握当前现状，测算未来需求。一是提出测算必需床位数的模型，由人口总量和结构、住院率、病床使用率、病床周转次数、流入和流出人口等因素综合评估；二是提出测算必需医师数的模型，由人口总量和结构、诊疗人次、住院人次、流入和流出的诊疗和住院情况，以及调整系数 K 等因素综合评估；三是提出床位需求系数 R，用于评估公立医院当前发展阶段是否应设立分院区，由所在地人口总量和结构、流入人口、入院人数、住院率、服务半径对应的床位权重等综合评估。

罗力则认为，医院建设发展阶段测算模型有助于确定优质公立医院可以举办分院区的标准。另外，《指导原则》也规范了公立医院分院区设置，原则上支持部分综合实力强的公立医院，在严格控制单体规模基础上建设分院区。

健全突发公共卫生事件医疗救治体系，引导优质医疗资源流向薄弱区域

《指导原则》明确，建立健全分级分层分流的重大突发公共卫生事件救治体系。依托综合救治能力较强的医院，在全国分片区建设以国家医学中心、国家级和省级区域医疗中心为龙头，相关医疗机构共同组成的重大突发公共卫生事件医疗救治网络。建立完善不同院区间统筹管理制度，强化防治结合、平急结合，加强重大突发公共卫生事件应急处置能力建设，确保重大公共卫生事件发生时迅速转换功能。

罗力认为，《指导原则》引导优质医疗资源流向薄弱区域、做好突发公共卫生事件应急储备，强调了公立医院分院区要加强突发公共卫生事件应急能力建设。随着越来越多的医院开始探索运用智能化的信息手段提升医疗质量效率，改善医疗服务体验，很大程度上推动了建设智慧医院的进程。《指导原则》中提出，构建优质均衡高效的医疗服务体系。强化信息化的支撑作用，切实落实医院、基层医疗卫生机构信息化建设标准与规范，推动人工智能、大数据、云计算、5G、物联网等新兴信息技术与医疗服务深度融合，推进智慧医院建设和医院信息标准化建设，大力发展并规范远程医疗和互联网医疗。

（资料来源：人民网. 未来五年 医疗机构设置规划要这样做［EB/OL］.（2022-01-30）. http://health.people.com.cn/n1/2022/0130/c14739-32343984.html）

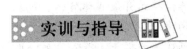

实训与指导

实训项目 区域卫生资源规划制定

一、实训目标

1. 理解和掌握卫生资源配置的基本知识。

2. 通过实训案例培养学生开展区域卫生资源规划的能力。

二、实训内容与形式

杭州市A区卫生健康事业发展现况

杭州市A区地处于杭州市西北部，位于杭嘉湖平原和京杭大运河的南端，从西、北两面拱卫杭州中心城区，A区总面积940平方千米，下辖7个街道、5个镇。2022年年末，常住人口136.4万人，城镇化率74.1%。各类医疗卫生机构达420家，卫生技术人员达7 000多人，千人床位数为3.8张。"十三五"以来，A区卫生健康系统以习近平新时代中国特色社会主义思想为指导，坚持以人民为中心的发展思想，着力优化服务体系，完善服务功能，提升服务能力，创新服务模式，强化服务支撑，改善服务绩效。在杭州市委市政府和区委区政府正确领导下，坚持健康优先发展战略，牢固树立大卫生、大健康理念，以市民共同健康为中心，以重大公共卫生问题与疾病防治为导向，解决制约卫生健康事业改革发展的结构性矛盾，构筑卫生健康综合管理服务体系，各项卫生健康工作进展顺利，卫生健康事业高质量快速发展。

公共卫生安全保障体系不断健全。巩固了以区疾控中心、卫生监督所和妇幼保健院为龙头，社区卫生服务中心为骨干，区级医疗机构和社会办医院为重要组成部分的三级公共卫生服务网络。有效控制2017年登革热暴发。新建成1个分中心和3个急救站，配置13个急救站点的院前急救网络，得到省市相关部门和领导的高度肯定并成为全省标杆。

整合型医疗卫生服务体系初步建立。区政府出台十个方面补助政策，全力推进县域医共体建设，初步建成整合型医疗卫生服务体系。2020年被浙江省政府授予"推进县域医共体建设工作成效明显的县（市、区）"荣誉称号。

三医联动、六医统筹改革持续深化。持续推进公立医院综合改革，推进现代医院管理制度，药占比、医疗服务收入占比等医改指标全省领先。

卫生健康数字化转型走在全省前列。建成"智慧云共享平台"，深化医共体影像、心电、体检等信息一体化建设，开展医疗健康领域"最多跑一次"改革，推进"互联网+医疗健康"服务，实现信息互通共享和业务高效协同，高质量推动卫生健康领域的数字化转型。

高品质医疗资源加快集聚。"十三五"期间，总投资32.9亿元用于优化医疗环境，卫健系统共有19个基建项目，其中竣工并投入使用的项目有6个，2018—2020年共计改建100家社区卫生服务站。

医疗卫生服务能力不断提升。持续创新合作模式，实现区属医院与省市医院的合作全覆盖，全区医院业务数据明显向好。2020年，三四级手术同比增长31.3%。开展"优质服务基层行"创建活动，持续改进基层医疗卫生服务质量。在社区卫生服务站设置"即时检验"工作站，居民在服务站即可完成50项检验项目。2020年全区家庭医生签约498 523人，签约居民社区就诊率74.39%，重点人群覆盖率达85%。

卫生健康各项工作统筹推进。"十三五"期间，以全面二孩新政为契机，加大家庭健康生活与家庭发展能力知识的普及力度。采用多阵地传播矩阵，持续开展媒体宣传，包括云展览、云讲座、云分享、书法会诊、美术会诊等方式。2020年全区居民健康素养水平达到37.95%，较上年度提高2.85个百分点。以国家卫生城镇创建等为抓手，深入开展新时期爱国卫生运动，全区成功创建11个国家卫生镇。

居民健康水平不断提升。全区户籍人口人均期望寿命从2015年的82.61岁提高到2020年的84.95岁，孕产妇平均死亡率持续为零；婴儿死亡率从2015年的2.36‰下降到2020年的1.69‰，呈持续下降趋势。"十三五"A区卫生健康事业主要指标完成情况如表5-1所示。

表5-1 "十三五"A区卫生健康事业主要指标完成情况

一类指标	指标属性	二类指标	2015年	规划指标	2020年完成情况	是否达标
健康水平	预期性	1. 平均期望寿命	82.61岁	≥83岁	84.95岁	是
		2. 孕产妇死亡率	0/10万	≤7/10万	0	是
		3. 婴儿死亡率	2.36‰	≤3‰	1.69‰	是
资源配置	预期性	4. 每千人口执业（助理）医师数	2.31人	3人	3.04人	是
		5. 每千人口注册护士数	2.39人	3.2人	3.2人	是
		6. 每千人口公共卫生人数	1.58人	≥2人	2.1人	是
		7. 每万人口全科医师人数	2.33人	≥2.5人	2.79人	是
		8. 每千人口床位数	3.63张	6张	3.62张	否
		9. 出生人口性别比	107.54	≤110	108.3	是
	预期性	10. 居民20分钟可达医疗机构比例	100%	100%	100%	是
	约束性	11. 二级以上综合医院治疗床位平均住院天数	8.32天	≤7天	6.58天	是
	预期性	12. 责任医生规范签约率	—	40%（指标修正）	43.92%	是
		13. 社区卫生服务机构门急诊人次占比	52%	60%	58.07%	是
		14. 主要慢病社区规范管理率	61%	70%	高血压70.75%，糖尿病71.51%	是
	预期性	15. 居民健康素养水平	35%	≥27%	37.95	是

（资料来源：杭州市A区人民政府.A区"十四五"重点专项规划［EB/OL］.（2022-05-05）.http://www.yuhang.gov.cn/art/2022/5/5/art_1229174982_4034427.html）

根据以上材料，完成以下实训任务：

1. 当前A区卫生资源配置存在哪些问题？

2. 你认为"十四五"期间，A区卫生资源配置规划的目标应该包括哪些？

3. 根据卫生资源规划的基本步骤，为A区卫生资源配置提供简要的规划方案。

三、实训要领

1. 了解实训材料涉及的社会背景和基本事实。

2. 学习和掌握实训材料涉及的主要知识点。

3. 搜索并找出实训材料涉及的主要相关制度和具体规定。

4. 查找文献资料，必要时进行调查研究，根据卫生资源规划的理论知识，探讨卫生资源配置方案。

四、成果要求和评分

1. 分组完成。小组成员应当对实训任务过程实施任务分解，以 1~2 名成员为主，分别承担资料查找、案例分析、归纳总结和书面报告撰写等工作。研究过程应当在充分发挥所有成员主动性、积极性的基础上，实现互助、交流与协作。

2. 提交书面报告。要求：①列出作为案例分析的理论知识依据；②分析部分的字数为 1 500 字左右，要求分析具有一定的合理性，要讲清楚作为理由和依据的基本知识和政策规定，并得出明确的结论。

3. 分组完成的案例分析报告由组长根据小组成员在参与资料查找、小组讨论、案例分析和报告撰写等过程中的贡献度进行初步评分，最后由教师根据评分规则打分。

五、实训书面记录和作业

案例分析报告

1. 案例概述。

_____

_____

_____

_____

_____

_____

_____

2. 案例分析。

（1）当前 A 区卫生资源配置存在哪些问题？

_____

_____

_____

_____

_____

_____

_____

_____

（2）你认为"十四五"期间，A 区卫生资源配置规划的目标应该包括哪些？

_____

_____

_____

_____

_____

_____

_____

（3）根据卫生资源规划的基本步骤，为 A 区卫生资源配置提供简要的规划方案。

_____

_____

_____

_____

_____

_____

_____

_____

学习资料推荐

［1］苏剑楠，王秀峰，王昊. 卫生健康规划的内涵和现状研究［J］. 卫生经济研究，2020，37（03）：7-10.

［2］托里伯·米尔佐夫，毛志遥. 循证决策的城市卫生规划是否可行？——来自三个亚洲城市定性评估的经验教训［J］. 国外社会科学前沿，2020，477（02）：48-58.

［3］徐源，蒋璐伊，何书芬，等. 基于内容分析法的部分典型国家卫生规划政策研究［J］. 中国卫生政策研究，2019，12（09）：41-46.

［4］罗力. 健康服务资源空间规划理论和方法［M］. 上海：复旦大学出版社，2020.

［5］省发展改革委，省卫生健康委. 浙江省医疗卫生服务体系暨医疗机构设置"十四五"规划［EB/OL］.（2021-06-29）. https://fzggw.zj.gov.cn/art/2021/6/29/art_1229123366_2306677.html.

第六章 卫生组织体系

学习目标

通过本章案例分析与实训练习：

巩固 卫生组织、卫生组织体系的概念、类型与特点；卫生行政组织、卫生服务组织的概念、变革等知识；社会卫生组织的形式、功能等知识。

培养 运用本章知识点理解卫生组织体系功能、变革逻辑的素养。

扩展 认识与理解国内外相关地区有关卫生组织体系的改革与政策动态。

导入案例

专家解读新设国家卫生健康委员会：迈向大健康、大部制的重要进展（节选）

3月13日，国务院机构改革方案提请十三届全国人大一次会议审议。根据方案，全新的国家卫生健康委员会正式浮出水面。

方案提出，组建国家卫生健康委员会，将国家卫生和计划生育委员会、国务院深化医药卫生体制改革领导小组办公室、全国老龄工作委员会办公室的职责，工业和信息化部的牵头《烟草控制框架公约》履约工作职责，国家安全生产监督管理总局的职业安全健康监督管理职责整合，组建国家卫生健康委员会，作为国务院组成部门。

北京协和医学院公共卫生学院院长刘远立说："我的理解，这次国务院机构改革的核心目标有二：一是破除阻碍，让市场在资源配置中发挥决定性作用，更好发挥政府作用；二是提高政府的执行力和效率。改革的核心手段是相关责任和权力的整合，因此改革的重要方向是大部制。"刘远立认为，这是一次迈向大健康、大部制的重要进展。

国家卫生健康委员会主要职责

具体到卫生健康领域，他认为"国家卫生健康委员会"首先从称谓上和架构上更加突出了健康这一核心目标导向，即更加明确了卫生工作是手段，国民健康是目的，更加强调了这个行政主管部门在预防控制疾病、保护维护促进国民健康中的应用，从组织架构上改变了过去重治疗、轻预防的功能定位。

其次，更加强调了全人群、全生命周期的卫生健康事业和产业的高质量发展和高效率监管。具体而言，新组建的"健康委"将原来分别由民政部、老龄委办公室主管的医养结合、老龄健康事业产业发展以及中医药管理等职能整合进来，统一协调大卫生、大健康的格局初步形成。再次，这次机构改革中的"破与立"标志着我国深化医药卫生体制改革的重点工作已经从战略层面的"顶层设计"转变为战术层面的执行落实。负责医改顶层设计的国务院深化医改领导小组及其办公室，结束了为期10年的历史使命。今后，国民健康政策的研究制订将成为"健康委"的重要日常工作。

经济观察网记者了解到，新设的国家卫生健康委员会主要职责将包括拟定国民健康政策，协调推进深化医药卫生体制改革，组织制定国家基本药物制度，监督管理公共卫生、医疗服务、卫生应急，负责计划生育管理和服务工作，拟定应对人口老龄化、医养结合政策措施等。

同时，保留全国老龄工作委员会，日常工作由国家卫生健康委员会承担。民政部代管的中国老龄协会改由国家卫生健康委员会代管。国家中医药管理局由国家卫生健康委员会管理。不再保留国家卫生和计划生育委员会。不再设立国务院深化医药卫生体制改革领导小组办公室。

对于设立这一机构的初衷，方案表示，人民健康是民族昌盛和国家富强的重要标志。为推动实施健康中国战略，树立大卫生、大健康理念，把以治病为中心转变到以人民健康为中心，预防控制重大疾病，积极应对人口老龄化，加快老龄事业和产业发展，为人民群众提供全方位全周期健康服务。

（资料来源：经济观察网. 专家解读新设国家卫生健康委员会：迈向大健康、大部制的重要进展［EB/OL］.（2018-03-13）.https://www.eeo.com.cn/2018/0313/324425.shtml）

请思考，并回答以下问题：

1. 上述案例涉及卫生组织体系的哪些主要知识点？请列举并结合案例展开分析。

2. 根据案例材料，论述卫生组织体系之间的关系。

3. 结合案例与本章知识，探讨案例中的卫生行政组织改革及其方式。

主要知识点

一、概述

（一）卫生组织

卫生组织（Health Organization）是指以恢复、维护和促进人群健康为基本目的的机构或团体。卫生组织具有专业性、协同性、开放性、公益性等特征。

（二）卫生组织体系

1. 概念

卫生组织体系（Health Organization System）是指各级各类卫生组织，按照一定的体系架构，通过功能的衔接、整合等，所形成的系统性的为维护和促进人群健康提供各种服务的组织集合。

2. 类型

（1）卫生行政组织体系。卫生行政组织体系是由卫生行政组织构成的集合，是对国家公共卫生事务实施管理的组织。卫生行政组织体系是国家行政组织体系的重要组成部分，是依据宪法和法律组建的国家行政机关体系，在卫生管理活动中起主导作用，承担制定政策、统筹规划、组织协调、准入管理、评估监督等职能。

广义的卫生行政组织是指一切具有计划、组织、指挥、协调、监督和控制等管理功能的卫生组织，既包括政府卫生健康行政部门，也包括卫生立法、司法机关中管理卫生行政事务的机构，还包括企业、事业以及社会团体中管理卫生行政事务的机构。狭义的卫生行政组织是指行政管理机构中的政府卫生部门。

（2）卫生服务组织体系。卫生服务组织体系是指以保障居民健康为主要目标，直接或者间接地向全人群提供预防、保健、治疗、护理、康复、安宁疗护等卫生服务组织的集合，主要包括各级医院、基层医疗卫生机构和专业公共卫生机构。

（3）社会卫生组织体系。社会卫生组织体系主要由利益集团、从业者组织、社区组织、与健康状况有关的社会组织、国际性非政府组织等组成，主要在卫生健康领域开展服务提供、社会沟通、政策建议和社会公益等方面的活动。

3. 卫生组织体系之间的关系

卫生服务组织在接受卫生行政组织监管的同时，接受上级卫生服务组织的业务指导，并指导下级卫生服务组织。不同级别的卫生服务组织在功能上互为补充、各有侧重。社会卫生组织弥补卫生行政组织和卫生服务组织的不足及促进两者的沟通、协作。卫生组织不同体系之间分工互补组成了一个完整的体系。

4. 卫生组织体系的特点

卫生组织体系的特点有两个：内部复杂性与协调性；外部适应性。

5. 卫生组织体系的管理原则

①以健康为中心原则；②落实政府责任原则；③组织规模适度原则；④协同与整合原则。

二、卫生行政组织

（一）卫生行政组织的概念、特征及其构建原则

1. 概念

卫生行政组织是贯彻实施党和政府的卫生工作方针政策，主管全国和地方卫生工作，编织卫生发展规划，制定医药卫生法规并对卫生法律法规的实施进行监督检查的组织。

2. 特征

卫生行政组织在内部结构上体现统一性、系统性和层级性等特征。

3. 构建原则

卫生行政组织的构建原则为：①依法设置；②权责一致；③完整统一；④精简高效。

（二）卫生行政组织的职能

卫生行政组织的职能有五个：①制定政策；②统筹规划；③组织协调；④准入管理；

⑤评估监督。

（三）卫生行政组织体系的设置

1. 卫生行政组织的职能部门

在我国，国家层面具体承担卫生行政管理职能的部门有三类：一类是国务院组成部门，包括国家卫生健康委员会等，在卫生行政体系中承担卫生健康管理、规划、筹资、保险管理等职责；第二类是国务院直属机构，包括国家医疗保障局、国家统计局等；第三类是国务院部委管理的国家局，包括国家中医药管理局、国家疾病预防控制局、国家药品监督管理局等。

2. 卫生行政组织的层级结构

卫生行政组织层级结构是上下级卫生行政部门之间形成的纵向关系形式，在这种结构中，职位、职权、职责在合法基础上，从组织最高层向最底层垂直分配，形成不同的等级系列，每个层级拥有管辖范围的决策、指挥权。

从纵向来看，世界各国的卫生行政组织体系基本都可以分为国家卫生行政组织和地方卫生行政组织。我国卫生行政组织体系分为四级，从中央到地方主要为国家级、省（自治区、直辖市）级、地市级和区县级，乡（镇）一般不单独设立。

（四）卫生行政组织的改革

1. 概念

卫生行政组织改革是指政府为使行政职能、行政体制和行政方法适应社会经济发展的需要，不断提高行政效率而进行的自我调整与变革，包括政府职能的转变、机构的调整和管理方式的变革，也包括政府领导制度、公务员制度、机关管理制度的变革和行政办公手段的改进等。

2. 卫生行政组织改革的方式

（1）以组织结构为重点的变革，即通过改革组织结构来实现组织的变革。
（2）以任务和技术为重点的变革。
（3）以人为重点的变革，这是实现所有变革的基础。

三、卫生服务组织

（一）卫生服务组织的概念及其特征

1. 概念

卫生服务组织是指以保障居民健康为主要目标，直接或者间接地向全人群提供预防、保健、治疗、护理、康复、安宁疗护等卫生服务的组织，主要包括各级医院和基层医疗卫生服务机构、公共卫生服务机构等。

2. 特征

第一，组织产出的界定和衡量较困难；
第二，组织工作内容复杂，变异性大；
第三，工作连续性；

第四，由技术垄断性导致的高度专业化。

（二）卫生服务组织体系的设置

1. 卫生服务组织体系

（1）医疗服务组织体系。

①概念。

医疗服务组织体系是由各级各类医疗机构和公共卫生服务机构组成的组织体系，主要承担医疗服务的供给任务。

②医疗机构分类。

根据医疗机构所得收益的分配情况，可将医疗机构分为非营利性医疗机构和营利性医疗机构。按照举办主体划分，医疗机构可分为政府办医疗机构、社会办医疗机构和个人办医疗机构。按规模与形式划分，医疗机构可以分为医院与基层医疗卫生机构。

③医疗机构分级。

医院是医疗机构的核心组成部分。按照医院的规模及区域功能定位，我国将医院划分成三级十等：一级医院是承担一定区域的预防、医疗、保健、康复服务的基层医院、卫生院；二级医院是向多个社区（乡、镇）提供综合医疗卫生服务和承担一定教学、科研任务的地区性医院；三级医院是提供高水平专科性医疗卫生服务和执行高等教育教学、科研任务的医院。各级医院经过评审，按照医院分级管理标准确定为甲、乙、丙三等，三级医院增设特等。

（2）公共卫生服务组织体系。

公共卫生服务组织体系主要由专业公共卫生机构、医院和基层卫生机构组成。公共卫生服务组织体系根据服务内容又可划分成诸多子体系，如疾病预防与控制组织体系、妇幼保健组织体系等。国家、省、市、县各级都设有疾病预防控制机构，共同构成疾病预防与控制组织体系，该组织体系中既有综合性的疾病预防控制中心，也有专门性的专科疾病防治机构。

（3）突发公共卫生事件应急组织体系。

突发公共卫生事件应急组织体系主要由应对突发公共卫生事件所需的组织机构组成，包括日常管理机构（如卫生应急办公室）、应急指挥机构（如根据需要成立的应急指挥部）、专家咨询委员会以及卫生应急专业技术机构（如医疗机构、疾病预防控制机构、卫生监督机构）等。

2. 卫生服务组织体系的地域分类

（1）城市卫生服务组织体系，由社区卫生服务组织与区域医院构成。

（2）农村卫生服务组织体系，主要指由县级及以下的医疗机构组成的组织体系。该体系以县级医疗机构为龙头，乡镇卫生院为主体，村卫生室为基础，为农村居民提供基本卫生服务和公共卫生服务。

3. 卫生服务组织体系的变革

（1）变革原因：政治环境的变化；经济环境的变化；技术的进步；健康需求的变化；组织内部的变化。

（2）变革程序：认识到变革的必要性；制订变革计划；实施变革计划；评估变革计划。

四、社会卫生组织

（一）社会卫生组织主要形式及功能

1. 主要形式

社会卫生组织的主要形式有利益集团、从业者组织、社区组织、与健康状况有关的社会组织、国际性非政府组织。

2. 功能

社会卫生组织具有服务提供功能、沟通桥梁功能、政府决策智囊功能、促进社会公益功能。

（二）中国主要的社会卫生组织

1. 学会

学会是由科技工作者自愿组成的科技学术性团体，是科技发展的必然产物。其根本任务是进行科研和学术交流活动，促进学科发展，发现、培养及推荐人才，促进科技成果的转化等。卫生领域的学会包括中华医学会、中华中医药学会、中华预防医学会等。

2. 协会

协会是由个人、单个组织为达到某种目标，通过签署协议，自愿组成的团体或组织。其根本任务是统计行业信息，关注行业运行情况，代表职业群体与政府沟通，反映群体要求，维护群体权益。卫生领域的协会有中国医师协会、中国医院协会等。

3. 基金会

基金会是按照我国法律规定，经民政部核准成立的具有独立法人地位的非营利性社会公益团体。例如，中国初级卫生保健基金会、中国医学基金会、中国医药卫生事业发展基金会、中国红十字会基金会。

（三）国际性卫生组织

其包括世界卫生组织、红十字会与红新月会国际联合会以及国际康复组织等。除这三个专业的、世界性的卫生组织以外，世界贸易组织、世界银行集团、经济合作发展组织等多边合作组织也是全球卫生治理的重要力量。

导入案例评析

专家解读新设国家卫生健康委员会：迈向大健康、大部制的重要进展

1. 上述案例涉及卫生组织体系的哪些主要知识点？请列举并结合案例展开分析。

（1）卫生组织体系及其类型的知识点与分析。①卫生组织体系大体分为卫生行政组织体系、卫生服务组织体系和社会卫生组织体系。本案例涉及了"国家卫生健康委员会"等卫生行政组织。卫生行政组织体系是由卫生行政组织构成的集合。②卫生服务组织。卫生服务组织是指以保障居民健康为主要目标，直接或者间接地向全人群提供预防、保健、治疗、护理、康复、安宁疗护等卫生服务的组织。案例中提到的医疗服务及体系等，则涉及具体的卫生服务组织。

（2）卫生行政组织的职能知识点与分析。①上述案例体现了我国卫生行政组织的相关职能，即在卫生管理活动中起主导作用，承担制定政策、统筹规划、组织协调、准入管理、评估监督等职能。本案例对国家调整卫生健康行政部门相关职能及体系的分析体现了这一点。②我国国家层面具体承担卫生行政管理职能的部门有三类：第一类是国务院组成部门，如国家卫生健康委员会、财政部、教育部、科技部等。第二类是国务院直属机构，如国家医疗保障局等。第三类是国务院部委管理的国家局，如国家中医药管理局等。案例中国家卫生健康委员会属于国家层面具体承担卫生行政管理职能的部门。

（3）卫生组织体系的特点及其管理原则知识点与分析。①卫生组织体系具有内部复杂性与协调性、外部适应性等特点。以卫生健康行政部门内部关系与协调为例，我国卫生健康行政部门内部之间的权责关系比较复杂，长期以来已几经优化和改进。本案例内容进一步体现了国家对卫生行政组织职能和关系进行的优化、协调和改革。②国家对卫生行政组织进行改革，不仅可以使卫生健康行政部门内部关系更为合理，也可以更好地满足当前外部环境对卫生行政组织的要求。

（4）卫生行政组织的层级结构与分析。①卫生行政组织的层级结构是上下级卫生健康行政部门之间形成的纵向关系形式，在这种结构中，职位、职权、职责在合法基础上，从组织最高层向最底层垂直分配，形成不同的等级系列，每个层级拥有管辖范围的决策、指挥权。②卫生行政组织存在职能整合和内部关系的调整。上述案例中国家卫生健康委员会的设立，体现了国家对卫生行政组织职能整合和内部关系的进一步优化。同时，这些优化整合也会在地方卫生行政组织中得以落实。

2. 根据案例材料，论述卫生组织体系之间的关系。

（1）在卫生组织体系之间的关系方面，卫生行政组织具有对卫生服务组织体系进行监管的功能。上述案例体现了卫生服务组织需要接受卫生行政组织的监管。

（2）卫生行政组织可以通过制定相关政策规范、标准等实现其监管职能。比如，案例中新设的国家卫生健康委员会主要职责包括拟定国民健康政策，协调推进深化医药卫生体制改革，组织制定国家基本药物制度，监督管理公共卫生、医疗服务、卫生应急，负责计划生育管理和服务工作等。这体现了卫生行政组织对相关卫生服务组织进行的监管。

3. 结合案例与本章知识，探讨案例中的卫生行政组织改革及其方式。

（1）卫生行政组织的改革是政府为使行政职能、行政体制和行政方法适应社会经济发展的需要，不断提高行政效率而进行的自我调整与变革。改革的内容既包括职能的转变、机构的调整和管理方式的变革，也包括政府领导制度、公务员制度、机关管理制度的变革和行政办公手段的改进等。上述案例中国家卫生健康委员会的设立，对相关职能整合和内部关系的优化调整体现了这一点。

（2）卫生行政组织的变革方式，包括以组织结构为重点的变革、以任务和技术为重点的变革与以人为重点的变革。上述案例中，国家卫生健康委员会的设立及其职能结构的优化调整，体现了以组织结构为重点的变革方式。

案例分析与讨论

浙江省深化医药卫生体制改革2023年重点工作任务（节选）

2023年全省深化医药卫生体制改革坚持以习近平新时代中国特色社会主义思想为指导，全面贯彻党中央、国务院和省委省政府深化医改的决策部署，推动优质医疗资源有序扩容下沉和区域均衡布局，促进医保、医疗、医药协同发展和治理，加快建立维护公益性、调动积极性、保障可持续的运行新机制。

一、加快构建有序就医和诊疗新格局

1. 实施医学高峰攀登行动。推进浙医一院国家医学中心建设，支持浙医二院争创国家医学中心，推进中科院医学所建设二期项目。申报1个专业类别国家区域医疗中心，争取3个建设类国家区域医疗中心项目。完善医学科技成果转化政策。[省卫生健康委、省发展改革委、省科技厅、省人力社保厅负责。以下均需各市、县（市、区）落实，不再列出]

2. 推动建设市域医疗高地。加快宁波、温州、湖州、金华等4个省级区域医疗中心建设，推进湖州、金华、台州等3个国家紧密型城市医疗集团试点。积极争取国家优质高效医疗卫生服务体系试点。加强省级医院与地方合作办医管理。制定专科医院发展指导意见。（省卫生健康委、省发展改革委负责）

3. 加快高水平县级医院建设。全面实施高水平县级医院"七大行动"，新增10家三级县级医院，指导各地实施县级临床重点专科建设项目，新增省级县域龙头学科10个以上，县级医院出院患者手术占比、微创手术占比、三四级手术占比分别达到30%、13%、13%以上。启动实施医务人员万人进修培训提升工程。（省卫生健康委负责）

4. 做实医疗卫生"山海"提升工程。强化山区26县和6个海岛县医疗服务能力，山区海岛县三级医院数量达到12家。以嵊泗县、景宁县为试点示范，推广"牵头省级医院+省市三级医院+基层医疗卫生机构"的"1+X"组团式帮扶机制。启动实施医卫人才山海强基专项工程、"乡镇卫生院帮扶提升"工程。（省卫生健康委、省发展改革委、省财政厅负责）

5. 深化县域医共体改革。巩固医共体"一家人、一盘棋、一本账"管理，推进数字化医共体建设。完善"总额预算、结余留用、超支分担"医保激励约束机制，探索以医保支付为杠杆，推进医共体向健共体转型发展。持续开展紧密型医共体建设评价和监测。建立县域医共体药品联动管理机制，促进上下级医疗机构用药衔接。（省卫生健康委、省医保局负责）

6. 夯实基层卫生健康"网底"。出台《加快推进全省乡村医疗卫生体系高质量发展的实施方案》，把乡村医疗卫生工作摆在乡村振兴的重要位置。扎实开展"优质服务基层行"活动，28%以上乡镇卫生院（社区卫生服务中心）达到国家服务能力推荐标准，新增10家社区医院，新建和改扩建规范化村卫生室（社区卫生服务站）500个，新增基层卫生人才定向培养医学生1 700人以上。（省卫生健康委、省教育厅负责）

二、推动公立医院高质量发展

7. 推进公立医院改革发展试点。推进公立医院高质量发展试点省建设，落实《浙江省推动公立医院高质量发展实施方案》及其配套政策，按国家要求开展监测评价。指导湖

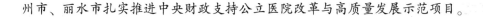

州市、丽水市扎实推进中央财政支持公立医院改革与高质量发展示范项目。

……

四、健全公共卫生安全体系

16. 推进疾控体系改革。稳步落实全省疾控体系改革，推进新组建的省疾控局平稳运行。健全完善传染病风险评估和预警制度。推动省统筹区域传染病监测预警与应急指挥信息平台建设。推进各级疾控机构、国家重大传染病防治基地、国家紧急医学救援基地等建设，依托省疾控中心，争创国家区域公共卫生中心。推动省级预防医学科学院建设，强化疾病预防控制机构科研支撑保障。（省卫生健康委、省疾控局、省发展改革委负责）

17. 促进医防协同、医防融合。实施医疗救治能力提升三年行动，健全分级分层分流的突发公共卫生事件医疗救治体系。建立健全不同级别、不同类别公立医院的公共卫生责任清单并明确考核评价标准，推动二级及以上医疗机构设立公共卫生科，明确工作职能、配备专职人员。加强疾控机构对医疗机构疾病预防控制工作的技术指导和监督考核。推进疾控机构专业人员参与医疗联合体工作，推动县级疾控机构与县域医共体协同发展。（省卫生健康委、省疾控局负责）

（资料来源：浙江省卫生健康委员会．浙江省深化医药卫生体制改革联席会议办公室关于印发浙江省深化医药卫生体制改革 2023 年重点工作任务的通知［EB/OL］．（2023－09－15）．https://wsjkw.zj.gov.cn/art/2023/9/15/art_1229560650_2491208.html）

请思考，并回答以下问题：

1. 上述案例涉及卫生组织体系的哪些主要知识点？请结合案例进行分析。

2. 根据案例材料，简述医疗机构的分级及其现状。

3. 结合案例与知识点，分析我国卫生组织体系的管理原则。

案例评析

问题 1：

（1）卫生组织及其特征等知识点与应用分析。上述案例中，"浙江省深化医药卫生体制改革"这一改革与政策行为体现了卫生组织的专业性、协同性、开放性、公益性特征。卫生组织是指以恢复、维护和促进人群健康为基本目的的机构或团体。卫生组织具有专业性、协同性、开放性、公益性特征。首先，"深化医改的决策部署，推动优质医疗资源有序扩容下沉和区域均衡布局，促进医保、医疗、医药协同发展和治理"表明了不同卫生组织都具有自己领域的专业性技术、知识等壁垒。其次，"协同发展和治理"一词，说明了卫生政策的实施与改革需要不同组织之间的协同开展，任何单一的卫生组织均无法独立地推进和实施。此外，开放性特征是卫生组织的重要特征。卫生组织，特别是各级卫生服务组织应具备深度开放性，深化医联体、医共体建设，这样方能最大限度地实现服务群众、救死扶伤等崇高价值。

（2）卫生组织体系及其类型的知识点与分析。①各级各类卫生组织，按照一定的体系架构，通过功能的衔接、整合等，所形成的系统性的为维护和促进人群健康提供各种服务的组织集合构成了我国的卫生组织体系。上述案例中涉及了不同的卫生组织，如医院等医疗机构等属于卫生服务组织体系，省卫生健康委等属于卫生行政组织体系。②上述案例内容还体现出了卫生组织体系的复杂性特点，即内部复杂性与协调性，以及外部适应性特征。卫生组织体系内部的复杂性与协调性要求"促进医保、医疗、医药协同发展和治理"这一改革应协同各个部门联动进行。因此，上述改革行为是为了更好地适应当前日新月异的外部医疗需求与社会经济环境的变化。

（3）卫生服务组织体系的变革知识点与应用分析。我国卫生服务组织体系变革的原因有：政治环境的变化、经济环境的变化、技术的进步、健康需求的变化、组织内部的变化等。上述案例涉及了卫生服务组织体系多方面的变革，从而推动"促进医保、医疗、医药协同发展和治理"。从卫生服务组织体系变革的原因来看，上述案例内容体现了经济环境的变化、技术的进步、健康需求的变化、组织内部的变化等因素。即当前经济社会环境、医疗技术、人民的健康需求等发生了变化，最终要求卫生服务组织的形式也要随之变革。

（4）卫生服务组织体系的地域分类知识点与应用分析。依据我国城乡区域特点，卫生服务组织体系可划分为城市卫生服务组织体系和农村卫生服务组织体系。我国卫生工作的重点在基层。如案例中，把乡村医疗卫生工作摆在乡村振兴的重要位置。扎实开展"优质服务基层行"活动，更大程度上关注了乡镇卫生院村卫生室等农村基层医疗卫生问题。目前，我国农村医疗卫生领域仍然存在诸多短板。在当前共同富裕建设的目标驱动下，未来的卫生组织体系变革中，农村卫生服务组织体系将是持续的重点关注对象。

（5）卫生服务组织的特征知识点与应用分析。上述案例中"深化医改的决策部署，推动优质医疗资源有序扩容下沉和区域均衡布局，促进医保、医疗、医药协同发展和治理"等政策改革体现了卫生服务组织的工作内容复杂、变异性大、由技术垄断性导致的高度专业化等特征。首先，不仅卫生服务产出难以衡量，同时医疗改革的效果衡量也比较复杂。其次，组织工作内容复杂，变异性大。卫生服务组织工作复杂，涉及多个部门，关乎卫生、财政、教育等多个领域。最后，在医学科技等方面，更加凸显了卫生服务组织由技术垄断性导致的高度专业化的一面。

问题2：

（1）上述案例中关于深化县域医共体改革、促进上下级医疗机构用药衔接、夯实基层卫生健康"网底"的推行与改革，与医疗机构的分级背景相关。按照医院的规模及区域功能定位，我国将医院划分成三级十等：一级医院是承担一定区域的预防、医疗、保健、康复服务的基层医院、卫生院；二级医院是向多个社区（乡、镇）提供综合医疗卫生服务和承担一定教学、科研任务的地区性医院；三级医院是提供高水平专科性医疗卫生服务和执行高等教育教学、科研任务的医院。

（2）上述案例中相关改革的推行也体现了长期以来我国民众对不同级别医院的信任不均等特征，即不管大病小病，民众都愿意到大医院、大医疗机构去就医，其次是去二级医院，最不愿意去基层医疗机构看病。这导致长期以来我国医疗机构负荷的不平衡：大医院严重拥挤不堪，基层医院患者越来越少，医疗资源不能合理、充分地发挥作用。因此，本案例中"医共体改革""夯实基层卫生健康"的协同推进将有助于缓解上述现状。

问题3：

（1）本案例中"浙江省深化医药卫生体制改革"这一政策行为，体现了卫生组织体系的管理原则，即以健康为中心原则、落实政府责任原则、组织规模适度原则、协同与整合原则。

（2）首先，以健康为中心原则。随着经济、社会的变迁，人群流动发生变化，卫生服务组织的形式也要随之调整。其核心原则是以健康为中心，整合卫生服务组织的组织形态和结构体系。比如案例中"医共体改革""夯实基层卫生健康"的改革和推进等。其次，落实责任原则。医疗卫生组织体系的支撑与管理，离不开政府责任的落实。上述案例中，不同的改革领域分别指定了相关的部门责任主体，如做实医疗卫生"山海"提升工程，由省卫生健康委、省发展改革委、省财政厅负责。实施的深化县域医共体改革，由省卫生健康委、省医保局负责。因此，政策改革由政府牵头，整合卫生健康行政部门、医疗保障部门、卫生服务组织等多元部门推进医疗卫生体制改革的实施。最后，夯实基层卫生健康"网底"这一政策目标体现了组织规模适度原则、协同与整合原则。比如合理评估当地人口医疗需求，联合多部门共同推进医疗资源建设，取得显著成效等。

能力和知识拓展

社会组织参与卫生治理的主要形式

一、参与政策活动

参与政策活动意味着参与公共政策的建构、设计、执行和评估全过程。从国际的实际情况看，社会组织的一个重要作用是为公民的政治参与提供平台。因此，部分社会组织的基本目标就是推进国家治理主体的合作和治理途径的多样化。从行为上看，这些政策参与活动可分为以下六种途径。

（1）影响政策。

影响政策是社会组织最擅长的活动。其通过不同活动在政策发展的各个阶段参与和影响政策，不同的社会组织对不同阶段的政策有不同的影响偏好和特长。由此，各类组织通常具有一方面和几方面的特长和感兴趣的政策领域。

（2）证据提供和议程设置。

证据提供和议程设置是指发现和引导对某一社会问题的认知，并对该社会问题"升华"为公共政策问题进行有效的影响和干预，甚至参与讨论并影响政策走向。受到资源的约束和环境的影响，该类活动不一定都严谨和科学。

（3）政策制定。

政策制定是指社会组织通过参与社会信息获取组织、咨询组织和游说组织等正式机构的行动，从决策过程"内部"参与政策。这意味着其对政策制定者的影响更大，甚至能直接参与政策讨论，其在很大程度上扮演着决策者的角色。例如，2006年9月国家正式启动新医改，并在全球范围内征集意见，世界银行、世界卫生组织，包括美国管理咨询公司麦肯锡以及北京大学等国内高校都参与了中国医改方案的制定。

（4）倡导。

与影响政策制定相反，倡导是从决策过程"外部"参与政策，如它通过民意调查、鼓励选民参与投票等形式向公众开展宣教，以产生巨大的社会影响，或者直接向决策者施加压力以影响政策。

（5）建立共识。

当政治决策体系内的利益相关者不愿或不能就某项行动形成共识时，一些社会组织会扮演"掮客"或"润滑剂"的角色，从而促进社会共识的出现。这种活动通常以利益为基础，往往由学术协会与政治团体来完成，具有较强的参与性。

（6）监督。

监督既包括对决策过程及结果的监督，也包括对政策执行者们行为和社会公德的监督。这意味着社会组织会对政策的执行过程进行干预，在此过程中还会提高社会对公共管理绩效的关注程度，从而促进政府效率和公民参与意识的提高。

二、提供服务

提供服务是指直接提供可供消费的物品和服务。与参与政策工作相比，这类活动的服务对象更加明确，往往只向特定人群提供特定产品或服务。如果说政治制度趋向于使利益集团同质化，社会组织的活动则体现了利益集团的分散化。其结果是，提供服务的社会组织特性差异极大，但由于其服务对象相对确定，因此对它们的活动评估也相对容易。

（1）为会员提供服务。

为会员提供服务是最常见的服务提供方式，如为特定社会人群提供宗教服务，为商业协会提供贸易信息，为参保者提供保险服务等。只要加入相应组织，就能够获得其服务，许多社会组织的财务状况取决于提供相关服务的报酬。

（2）为公众提供服务。

向公众提供的服务是指向不构成社会组织或其核心社区的人提供服务。大多数情况下，社会组织往往致力于为政府和市场都无法或不会有效参与的弱势、少数或难以接触的公众提供服务。

三、参与治理

理想的治理是指政府构架一个合理的政治和法律环境，私营部门创造就业和收入机会，社会组织协助他们完成社会互动，并动员各种力量参与经济、社会和政治活动。就公共领域内存在的社会组织而言，其参与治理的活动可归纳为以下四个方面。

（1）参与或主导标准制定。

标准支撑着现代社会的发展。各国都有许多从事标准制定的社会组织开展相应活动，如为道路设计、医疗设备使用和疾病护理设定标准。其中也包括私营标准组织，如制定和"出售"卫生服务相关（如人力资源、设备、技术标准等）认证的组织，其地位和标准制定的认可程度与其行业地位有很大的关系。例如，在新加坡，医生不必到政府机构注册，但必须获得行业公会的准入证，才有资格执业。

（2）行业自我管理和调节。

在许多国家，社会组织负责在一定领域中进行不同程度的自我管理。例如，一些医学专业组织承担着制定、更新和执行相关医学规范的复杂任务。例如，澳大利亚部分地区全科医生服务属于个体行医，职业资格和开业条件由独立的全科医生学会管理，政府通过专项资金购买全科医学服务。此外，他们还可以通过设定工资和工作条件等经济标准来对劳动力市场产生影响。

（3）促进社会伙伴关系发展。

社会伙伴关系是指"由政府、公共机构、私营机构和社会团体组成的战略联盟"。这种联盟通常具有高度的组织性、创新性，能提出解决复杂社会和经济问题的方案，并有助于协作治理。"社会伙伴"的活动几乎涉及所有的社会领域，在诸如工资安排、工作条件和劳动力培训、产业发展、公共服务提供等问题上都具有较大影响。社会组织是社会伙伴关系存在和发展的基础，其规模和活动能力会通过社会伙伴关系对各国经济社会发展起到相应作用。例如，在 2008 年欧洲多国深陷金融、经济、债务、社会等多重危机后，奥地利依然保持了经济增长、社会稳定和非常低的失业率，其中社会组织和社会伙伴关系的作用被广泛认可。

（4）参与危机管理。

危机的出现和爆发通常会破坏社会常态，它要求政府和社会采取特殊的措施加以应对。危机管理是一个系统的过程，需要政府、社会组织、企业和公众的广泛参与和合作。而社会组织可以在危机舒缓、准备、应对和恢复重建阶段采取多样的应对措施。

（资料来源：张维，杨敬宇，化得良．社会组织参与卫生治理的形式与途径探析［J］．医学与哲学（A），2018，39（08）：61-64）

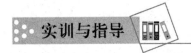
实训与指导

实训项目 不同国家公共卫生组织体系比较

一、实训目标

1. 理解和掌握有关公共卫生组织体系、突发公共卫生事件应急组织体系的知识点。

2. 巩固分析、归纳、比较相关文献与材料的能力。

3. 培养应用理论知识分析实际案例的能力。

二、实训内容与形式

根据以下实训材料进行分析与训练。

发达国家公共卫生体系一览（节选）

美国——3 级机构和 6 项工作

（一）美国的突发公共卫生应对系统

该体系一共分为三个级别。一级：美国联邦疾病预防和控制中心（CDC），隶属于美国卫生部，总部设在亚特兰大，是美国突发公共卫生事件的应急管理系统的核心和协调中心。二级：美国州和地方的卫生资源和服务中心（HRSA），通过医院应急准备系统，提高州和地方医院、门诊中心和其他保健部门的应急救援能力，执行区域应对突发公共卫生事件各项措施。三级：大都市医疗应急指挥系统（MMRS），通过地方执法部门、消防部门、医院和公共卫生机构之间的协作与互动，确保城市在公共卫生事件发生的第一时间启动本市跨部门之间的协调运作。

（二）全国突发公共卫生事件相应的应急保障体系

美国应对全国突发公共卫生事件相应的应急保障体系包括六个方面。

（1）全国公共卫生信息系统，包括疾病监测报告预警系统、大都市症状监测系统、临床公共卫生沟通系统。其作用在于，保障公共卫生事件发生时相关机构进行早期识别和纵向沟通。

（2）覆盖全国的公共卫生实验室快速诊断系统，保障快速动员一切力量开展传染病检测和病因追查工作。

（3）现场流行病学调查控制机制和网络系统，快速识别流行病的病因及传播机制并采取有效措施防止进一步传播。

（4）全国大都市医学应急网络系统，由美国联邦政府出资补贴各大城市的现有传染病医院或综合医院传染科，保障每个签约医院/科都有负压病房等应对措施。这些医院平战结合，传染病暴发时可迅速成为应急医院。

（5）全国医药器械应急救援物资的快速反应机制，有12个专用药品和医疗器械的物资存放基地，物资包括疫苗、抗体、解毒剂、口罩、防护服等，可在12小时内为全美任何受灾区域一次性提供50吨药品和急救物资。

（6）国家突发事件的管理系统，要求各级医院建立医院突发事件指挥系统（HICS），专门用于应对各类突发公共卫生事件的协调和指挥。

英国——EPCU 统筹和 NHS 执行

英国卫生保护局（Health Protection Agency，BHPA）设有传染病监控中心、应急、化学危险品防范、专家和咨询服务以及地方服务等部门，全国设立9个大区机构和42个地方工作组，具有就公共卫生问题向政府提供咨询和建议，制定应对预案，监督、指导等职能。

（一）垂直管理系统

中央到地方垂直管理体系以卫生部和国民医疗服务体系为主导。卫生部是决策者，负责制定战略性指导纲要，为地方提供智力支持，对地方相关部门进行绩效评估。

地方国民医疗服务体系仅接受卫生部的战略性政策指导，是主要的执行者，故保障了突发公共卫生危机响应的敏捷性、快速性。突发事件应急协调组负责制定应急处理方针以及协调其他部门工作；卫生部地方办公室负责协调各地区协作；流动医疗救护局负责突发事件现场的发病评估、预警、鉴定、管理和协调各项活动；紧急事件局负责向事发地派遣卫生专家和流动医疗组。

（二）整合型管理系统

战略层面的应对指挥由卫生部及其下设机构［主要是突发事件计划协作机构（EPCU）］负责。其职责是制定、颁布、修改并维护突发公共卫生事件应对计划，推动突发事件应对准备的培训工作，从突发事件处理中总结经验教训，并与应对系统中的其他部门协调合作。

执行层面的突发事件应对则由国民健康服务系统（NHS）及其委托机构开展，国民健康服务系统（NHS）地区行政机构在整个系统中的职责是确保地方卫生服务机构在突发事件中的快速恰当的反应，通常由地区公共卫生首长执行，日常工作则由地区突发公共卫生事件应对顾问协助完成。

健康防护署（HPA）在执行层面的应对网络中发挥着重要作用，以防范传染性疾病和化学、有毒和放射性危害。

日本——三级政府和两大系统

20世纪90年代以来，日本组建了综合性的应急管理体系，设计了全政府模式的危机管理体制和广域政府危机管理合作体系，从而能充分协调政府、市场、第三部门的能动作用。日本的突发公共卫生事件应急管理体系由主管健康卫生、福利、劳保的厚生劳动省负责建立并以之为核心，同时被纳入整个国家危机管理体系。日本政府危机管理组织体系如

图 6-1 所示。

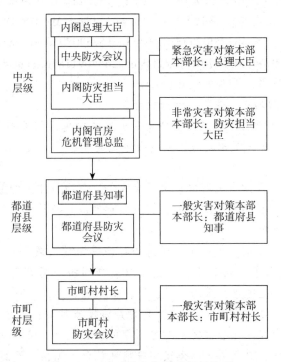

图 6-1 日本政府危机管理组织体系

一方面，日本的厚生劳动省、8 个派驻地区分局、13 家检疫所、47 所国立大学医学院和附属医院、62 家国立医院、125 家国立疗养院、5 家国立研究所等共同形成了相对独立的国家突发公共卫生事件应急管理系统。另一方面，都道府县卫生健康局、卫生试验所、保健所、县立医院、市町村及保健中心组成地方管理系统。这三级政府两大系统通过纵向行业系统管理和分地区管理的协作共同构成日本的突发公共卫生事件应急管理网络。厚生劳动省负责建立该突发公共卫生事件应急管理体系并纳入整个国家危机管理体系。日本卫生应急管理组织体系如图 6-2 所示。

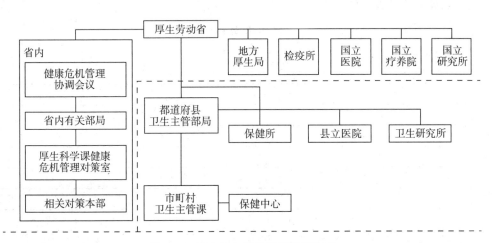

图 6-2 日本卫生应急管理组织体系

（资料来源：深圳市医院管理者协会．科普｜发达国家公共卫生体系一览［EB/OL］．（2020 – 03 – 03）．https：//mp. weixin. qq. com/s?__biz = MzU0MDY4MTgxMg = = &mid = 2247485394&idx = 6&sn = 924b325f02f6001019443a6167a90895&chksm = fb3434e9cc43bdffb99eafcbe7f7a34fbca06c4d697e4d3f50e7f094d8c2b0eeda2d44691181&scene = 27）

根据以上材料，完成以下实训任务：

1. 采用角色扮演的形式，模拟召开研讨会。

2. 通过研讨会，分析上述国家突发公共卫生事件应急组织体系的组成、特点和优势，在国别之间进行比较并尝试提出对方国家的改进之处。

三、实训要领

1. 掌握上述材料涉及的有关突发公共卫生事件应急组织体系的基本知识点。

2. 根据所学知识辨析相关国家突发公共卫生事件应急组织体系的特点与效能。

四、实训要求与考核

1. 分小组开展角色扮演，模拟组织研讨会。根据课堂人数分组，小组成员分工协作。可由2~3名成员分段承担资料收集、案例汇报、书面报告撰写等工作。开展情景扮演：扮演的角色为各国的卫生健康行政部门及其职能部门人员。

2. 提交书面报告。具体要求：角色扮演的具体操作计划；对本国突发公共卫生事件应急组织体系的介绍内容，并尝试提出对方国家的改进之处。介绍内容1 000字左右，要求条理清晰、内容明确、观点得当；提供相关附件材料，包括执行计划、文献资料、汇报文字材料等。

3. 评分依据。书面报告和角色扮演各占50%。书面报告评分由本人和他人评价组成。本人评价为根据自我参与度和贡献，给自己打分。他人评价主要由组长和教师完成。组长根据成员在文献收集、分析、报告撰写等方面的表现评分。最后，由教师依据评分规则，根据提交的书面报告和相关附件材料进行打分。小组案例分析书面报告中自我评价、组长评价和教师评价三者打分权重分别为25%、25%和50%。角色扮演评分，由教师和其他非角色扮演的学生完成。根据小组成员的角色扮演情况依据评分标准进行打分，去掉最高分与最低分，取平均值作为各个小组成员的角色扮演得分。

五、实训书面记录和作业

实训书面记录

1. 角色扮演计划。

_____

_____

_____

_____

_____

_____

_____

_____

_____

2. 美国、英国、日本突发公共卫生事件应急组织体系的组成、特点和优势。

学习资料推荐

[1] 甘戈，王秀峰，王昊，等. 常态化分级分层分流医疗卫生体系的内涵、特征与实践路径 [J]. 中国医院管理. 2023，43（07）：1-4.

[2] 张玲玉. 推动全球公共卫生治理体系改革的中国方案——以世界卫生组织为视角 [J]. 中南民族大学学报（人文社会科学版），2023，43（2）：99-107，185-186.

[3] 高军，杨洪伟，胡善联. 美国卫生组织体系 20 年的变革和经验 [J]. 中国循证医学杂志，2010，10（5）：545-546.

[4] 徐国平，李东华. 美国卫生体系面临的挑战及对中国的启示 [J]. 中国卫生政策研究，2014（2）：32-37.

第七章 卫生人力资源管理

学习目标

通过本章案例分析与实训练习：

巩固 卫生人力资源管理的概念、功能与特征；卫生人力资源配置的概念与模式等主要知识点。

培养 掌握卫生人力资源配置、使用、调配的原则与方法。

扩展 探索卫生人力资源流动管理的新方法及实践应用能力。

导入案例

基层卫生人力资源建设夯实医疗卫生事业基础

卫生人力资源是指受过职业培训，能够提供专业卫生技术服务的人员总和，包括实际拥有、潜在以及预期卫生人力资源。在医联体运行过程中，如何以人力资源管理为抓手，调动医疗卫生人才积极性，推动卫生健康人才队伍建设，充分发挥医联体人力资源共享下沉优势，同时避免三级医院人力资源紧缺、流动不畅等问题出现，关系到以人为本一体化服务目标能否实现。

在国际上，英国基层卫生人力资源建设最具代表性的亮点是全科医师的培养。英国的全科医师是集诊断者、健康守门人、患者代表、医疗服务协调员于一身的最重要的医疗服务提供者，超过99%的人口登记于全科医师名下。目前大约有6万名全科医师分别在1万家诊所执业，负责登记患者的诊断、管理和护理协调。平均每名全科医师为1 600位患者服务，每年接受的健康咨询人次超过3.7亿次。英国的全科医师培养分为三个主要阶段：一是大学培育阶段（5~6年）；二是预科阶段（医院工作2年）；三是专业培养阶段（专科或全科，3年以上）。较长的培养周期决定了全科医师的高质量和执业的高水平。对于全科医师的能力评价主要以皇家全科医师协会开展的继续教育和在岗培训为主。全科医师的薪酬总体上与专科医师持平，并拥有较高的社会地位。全科医师所具有的转诊审核权，结余归己激励机制能够保证全科医生全心全意做好守门人角色，同时双向选择的签约制也能够保证患者的权益，通过患者自主决定合同签订机构对全科医师产生约束作用。

在我国，各省市采用不同的方式开展基层卫生人力资源的建设工作。

福建省结合世行项目的实施，加强卫生人才队伍与信息化建设。完善医疗卫生人才培养和使用机制，实施全科医生特岗计划和为乡镇卫生院培养"本土化、直通车"人才项目等，充实基层队伍，保障基层有合格医生。全科医生队伍不断扩大，截至2018年年底，福建省共培训1.2万人次，城乡每万名居民拥有2.2名全科医生，较5年前增长1.3倍。在县域由医共体牵头单位统筹成员单位人才招聘和调配使用，县级紧缺急需医学人才可采取直接面试考核等简捷方式公开招聘，医疗机构高级专业技术岗位比例提高至20%。改革基层卫生专业技术职务评聘办法，全省获得基层高级职称人数已达1 208人。

重庆市采取了三个重要举措。一是构建人才发展总体规划。着眼于近期需求和长远需要，建立"1+6+N"人才培养体系，即1个行动计划为统揽，配套6个人才项目管理办法，N个实施方案，确立"建机制、筑高端、强基层"的人才工作思路。二是聚焦实用性人才的培养。全面实施医学"领航人才、枢纽人才、守门人才"三大工程，着力打造一支高端引领强、中端支撑稳、基层网底固的人才队伍。三是稳步推进公立医院编制改革。在1所市级医院、4家区县级医院开展人员总量备案试点工作，明确了"1个增加、2个加大、3个统一"核心要点，即增加人员总量控制标准，加大监管和财政保障力度，统一干部、人事、保障政策，打破公立医院编制限制，调动医务人员工作积极性。通过改革，医疗卫生人才队伍建设得到加强，基层尤其是艰苦偏远地区引进人才2 100余名，选拔培养基层优秀人才100名，轮训基层医务人员3万余名。

山东省的经验是由省人才工作领导小组牵头，省委组织部、省卫生健康委、省编办等7部门共同参与，强化政策间的统筹和协同，完善基础性政策，解决制约基层卫生人才队伍建设问题。一是疏堵点：加强基层人才县级统筹管理，针对大部分地区基层医疗卫生机构多头管理、权责不一等问题，加强统筹管理，在体制上保障基层人才政策和措施的整体性、有效性。二是破难点：完善基层人才培养引进机制，分门别类、有针对性地出台措施逐个突破。三是化痛点：强化基层人才激励机制，进一步细化政策和措施，提升岗位荣誉感和职业发展空间。四是补弱点：稳定优化乡村医生队伍，统筹解决乡村医生管理与养老问题。五是抓重点：强化基层人才保障机制，落实政府办基层机构核定任务、核定收支、绩效考核补助的预算管理办法。各项目措施逐步落地，效果初步显现，营造了政府重视、部门支持的基层人才队伍建设良好环境，优质资源实现精准下沉，人才培养梯队逐步建立，基层发展后劲持续增强。

（资料来源：国家卫生健康委项目监管中心. 基层卫生人力资源建设夯实医疗卫生事业基础［EB/OL］.（2020-03-16）. https://mp.weixin.qq.com/s/-Q5nWpNLZWWV4RbsOmdC1w）

请思考，并回答以下问题：

1. 各地区基层卫生人力资源的建设措施体现了卫生人力资源管理的哪些功能？

2. 根据本案例，谈谈山东省是如何通过管理措施破解基层卫生人力资源流动难题的。

主要知识点

一、卫生人力资源管理概述

（一）卫生人力资源管理概念

1. 卫生人力资源

卫生人力资源（Human Resources for Health）是指受过卫生教育与职业培训，在卫生系统工作，为解决卫生问题，提供卫生服务，保障公众身心健康贡献自己才智的劳动者。它是社会人力资源的组成部分，是反映一个国家、地区卫生服务水平的重要标志。

2. 卫生人力资源管理

卫生人力资源管理（Management of Human Resources for Health）是指为充分发挥人的主观能动性和创造性，服务于卫生健康事业发展，卫生系统中各类组织依据组织人力资源开发和管理的目标，运用科学的制度、法令、方法和程序，对卫生人力资源进行合理的规划、培训、组织、协调、控制与激励和绩效评价的持续动态管理过程。卫生人力资源管理是人力资源管理的重要组成部分，凸显着人力资源在生物性基础上的时效性、再生性，及其在价值创造中的贡献作用，是卫生财力、物力、技术、信息等其他重要资源的整合者和使用者，是卫生系统各组织机构核心能力的根本源泉。

（二）卫生人力资源管理的功能

一定数量和质量的卫生人力资源是卫生系统正常运行的基础。卫生保健系统本身是一个需要不断调整的动态系统，卫生人力资源管理通过获取、整合、奖酬、调控、开发等方式对卫生人力资源配置的结构进行调整。

1. 获取

卫生人力资源获取既指卫生机构通过组织外部和内部渠道招聘员工的活动，即卫生人力的招募、甄选的过程，也涵盖从组织内部发现员工的新价值，通过培训、开发，实现员工人力资本增值效果等推动卫生人力资源在组织机构内部再分配，通常包括卫生人力资源规划、招聘、录用及员工价值发掘几个阶段。当前形势下，中国卫生人力资源获取是指在服务于推进健康中国战略背景下，为人民群众提供全方位全周期健康服务，根据卫生机构的发展目标，科学且有计划地招募、考核、选拔、录用和发掘有价值员工，卓有成效地对之进行管理。

2. 整合

整合是指使卫生机构员工之间和睦相处、协调共事、取得群体认同的过程，是卫生工作人员与组织之间个人认知与组织理念、个人行为与组织规范同化的过程，是人际协调职能与组织同化职能。主要内容有：①组织认同，即个人价值观与组织理念趋同，个人行为服从于组织规范，使员工对组织产生认同感、归属感；②员工关系管理，即协调组织中员工之间的工作关系、利益冲突、社会关系、人际情感，使之和睦共事、互相协作；③员工保护与帮助，即帮助员工克服困难，调节与化解员工间的矛盾冲突，解决工作与生活压力所造成的身体和心理不健康问题，提升员工心理上的安全感、幸福感。

3. 奖酬

奖酬是指为卫生员工对组织所做出的贡献而给予奖励和报酬的过程，既包括工资、奖金等货币补偿，或以实物形式支付的福利及假期等经济性报酬，也包括个人对工作机构及工作本身在心理上感受到的满足感，即非经济性报酬。奖酬在人力资源管理的激励与凝聚方面的功能目标包括三个方面：①实现员工满意及相关利益者之间的价值平衡；②吸引、激励并保留机构所需核心人才；③达成机构目标，并支撑卫生系统、国家健康战略目标的实现。

4. 调控

合理、公平地动态管理卫生员工的过程，是人力资源管理中的控制与调整功能。包括：①科学、合理的绩效考核与素质评估，准确评估业绩，增强员工的工作积极性；②绩效管理是人员招聘、业务培训的出发点，也是选拔干部、制定薪酬奖惩政策的依据，作为管理员工关系的重要手段和依据，对员工进行动态管理，比如晋升、调动、奖惩、离退、解聘等。

5. 开发

最初的人力资源开发活动单指培训，即针对员工当前职务所需要的知识、技能、能力、态度和积极性等所进行的教育。卫生事业具有知识密集的特点，需要持续的教育与培训做支撑。目前开发已经被细分为职业开发、管理开发、组织开发，通过终身性医学教育与培训，实现员工知识、技能、社会角色、自我概念、特质和动机等诸岗位胜任力要素的提升。

二、卫生人力资源的配置

（一）卫生人力资源配置的概念

卫生人力资源配置（Allocation of Human Resources for Health）是指一个国家或者在一定区域内将卫生人力资源投入到卫生系统中各局部单位的工作岗位，对卫生人力资源及其相关资源进行合理分配与安排的过程。主要包括每千人口医生、护士、公共卫生人员等卫生技术人员数与每平方千米卫生人员数、医护比、床护比等内容。

（二）卫生人力资源配置的模式

1. 计划配置方式

以政府指令性计划和行政命令的手段决定卫生人力资源分配与组合，又称宏观配置或二次配置。主要表现为统一安排卫生系统中机构的发展规模、服务项目、收费标准等卫生资源，并统一分配相应的人员。计划性配置的优点是可以从全局和整体利益出发规划、配置卫生资源，更好地体现整体性和公平性。但也具有卫生服务效率低下、卫生事业发展缓慢的弊端。

2. 市场配置方式

即以价格信号为引导，通过市场中的供求关系，利用市场机制分配、组合卫生人力资源。按照市场需求和市场机制来配置卫生人力资源的做法又称微观配置或一级配置。具体来说，就是以卫生人力投资形成的生产成本及用人机构对该资源未来的劳动产出和预期为基础，以供求关系决定的工资水平为条件，通过供求双方的自由选择而完成的。决策分散化、流动市场化、按照卫生人力贡献和市场效益分配是其主要表现。优点是能较好地体现效率原则，缺点是不能有效体现卫生服务的公平性与可及性，可能造成卫生人力资源供需失衡。

3. 复合配置方式

即计划配置和市场配置相结合共同发挥作用的卫生人力资源配置方式。无论是计划配置还是市场配置都有难以规避的弊端。卫生人力资源并不是一般意义上的人力资源，对卫生人力资源的投入、有效利用和管理直接影响到卫生服务产出的结果，即服务对象的健康水平和安全性。

医疗卫生服务属于公共产品，具有非营利性、公益性等特点，这就决定包括卫生人力资源在内的各种卫生资源配置必须由政府承担主要责任，不能单纯依赖市场配置。但是市场经济背景下，一方面单纯的计划配置卫生人员的方式难以实现，另一方面需要主动运用市场机制和手段，充分彰显市场经济规律的效用性，有效发挥宝贵人力资源在特定部门的合理分配，灵活运用竞争的方式发挥卫生人力资源的价值优势。

4. 规划配置方式

卫生人力资源规划（Human Resources for Health Planning）是从卫生系统的战略目标出发，根据内外环境的变化，对卫生行业未来发展所需要的人力资源进行预测，并为满足这一需求所进行的活动过程。经济社会的发展、人口增长和结构改变、疾病谱和卫生服务需求的变化、医疗技术的提高，都对卫生人力资源的需求产生不同程度的影响。而且，卫生人力资源的培养具有周期长、专业性强的特点。卫生人力资源规划的目的是在一定的社会经济发展条件下，识别和达到卫生人力资源的数量、质量、组合以及分布在某一区域卫生系统实现最佳状态，满足本区域卫生服务需求，促进卫生人力资源合理使用。

（三）卫生人力资源配置预测方法

1. 人口比值法

建立在人口统计学上的卫生人力资源预测方法，是将预测的卫生人力与人口的比值乘以目标年的预测人口数得到目标年的卫生人力需求量。此法是常用的几种卫生人力资源、配置预测方法中较为简单易行的方法，曾被许多国家和地区广泛应用，属于扩张性预测。但此方法未考虑到卫生人力资源的内部结构、服务效率及居民实际需求等方面的因素，可能导致预测标准过高造成资源浪费。

2. 卫生服务需要法

卫生服务需要是指人群因疾病或保健而具有客观的需要，如就医住院及预防需要等。但客观需要常因各种原因而不能直接导向卫生需求。此法是从某一区域或国家人群的患病情况和卫生保健需要出发，通过相应的卫生服务调查，获取当地群众两周患病率、人均年患病天数、年住院率等，运用公式计算出当地一定人口所需的卫生人力数。但该方法预测没有考虑患者支付能力、时间等因素的影响，即需要大于需求，预测值可能大于实际需要。故此法仅能估计卫生人力需要量，多用于预防保健资源的配置与规划。

3. 卫生服务需求法

卫生服务需求是指人群对医疗卫生服务主观上的需求，如医疗需求、保健需求及康复需求等。它常受人们对疾病的认识、社会风俗习惯以及个人经济支付能力和支付意愿等因素的制约。该方法是通过对卫生服务利用率来反映人群的卫生需求水平及类型，进而推算卫生人力数。卫生服务利用可分为门诊服务利用、住院服务利用及预防保健服务利用等几方面。其主要指标有两周就诊率、两周就诊人次、预防接种覆盖率、儿童体检率、产前检查率及次数等。居民卫生服务需要常受各种原因影响而不能直接转变为卫生需求。因此，用卫生服务利用率这一指标来反映人群的卫生需求水平及类型，同时还要考虑在规划期内未满足的需求（潜在需求）。需求法使用卫生服务利用指标来计算卫生人力，但居民的潜在需求较难预测，因此得到的卫生人力配置数是居民卫生服务需求量的最低标准。

4. 服务目标法

服务目标法是从服务提供的角度出发，根据现有卫生资源配置量和利用效率求出基年标准数，然后考虑人口增长和医疗服务需求潜在增长因素，对目标年份需要量进行预测的方法。该方法的关键是需要对不同级别不同类型的医疗机构、专业科室、门诊等多部门确定其所能提供的合理的卫生服务量，然后按各专业人员工作量标准计算出相应人员需要量。服务目标法不仅考虑到供方医疗单位所能提供的资源，还考虑到需方居民的需求量与需要量，因此能较为准确地预测卫生人力配置量，但医疗服务潜在需求增长预测较为困难。

三、卫生人力资源的使用

（一）卫生人力资源使用概述

卫生人力资源管理的目的就是合理地使用卫生人力资源，最大限度地提高卫生系统内人力资源使用效益。卫生人力资源使用的根本任务就是用最少的人力投入来实现组织目标。卫生人力资源使用既要注重人力资源的自然属性，更要注重人力资源的社会属性，将所在组织发展与个人发展相结合，增强卫生人员的满意感与工作生命质量，提高员工与员工之间、员工与部门之间、部门与部门之间的合作与协调，强调发挥人力资源的整体优势。既要注重卫生人员在岗位上发挥应有作用，也要注重卫生人员在组织中最适合其发挥潜能的岗位上创造价值，服务中国卫生事业。

（二）卫生人力资源调配

1. 卫生人力资源调配的概念

卫生人力资源调配是指经主管部门决定而改变人员的工作岗位职务、工作单位或隶属关系的人事变动，既包括卫生系统内部不同机构间的人员变动，也包括机构内部人员的变动。无论是系统内不同单位之间还是单位内部不同职位或职务之间的变更，一般都要经过劳动人事部门认定并办理相应的手续。

2. 卫生人力资源调配的作用

人员调配的作用从根本上讲是促进人、事的配合及人与人的协调，充分开发人力资源，实现组织目标。具体可以概括为以下几个方面：①人员调配是实现组织目标的保证。②人员调配是实现人尽其才的重要管理手段。③人员调配是实施人力资源规划的重要途径。④人员调配是激励员工的有效手段。⑤人员调配是改善组织氛围的措施。⑥人员调配是组织发展的必然需要。

3. 卫生人力资源调配的类型

职位是组织的实体要素，通过卫生人员调配，实现组织和任职者共赢是人力资源管理根本的出发点和归宿。对人员进行有计划调配的类型包括：①工作需要。基于地区、部门或卫生事业发展需要对卫生人力资源进行调配，比如建立新的部门，就需要调动一部分技术人员和管理干部去组建新的单位，或者对于正在发展中的组织充实工作骨干、专家，加强技术和管理力量。②调整优化。指对一些使用不当、用非所长或专业不对口的工作人员调整工作岗位，或者因优化组合，对冗余人员、超编人员进行工作调动。③照顾困难。指针对员工或者员工家庭中存在的夫妻两地分居、子女照顾、长期支边等一些具体困难，进行照顾性卫生人员调配。④落实政策。指根据国家政策或者地方政策等对相应人员的隶属关系、工作关系进行改变，抑或是对人才引进、智力流动的政策倾斜，比如军烈属、英雄模范、特定人才、侨眷与民主党派等统战对象等依据特定政策的工作调配。按照调配范围可以将人力资源调配划分为全国调配、地区调配、部门间协商调配、单位间协商调配、单位内部调配。

四、卫生人力资源的流动

（一）卫生人力资源流动概念

卫生人力资源流动（Flow of Human Resource for Health）是卫生人力资源的流出、流入和在卫生系统的组织间流动所发生的人力资源变动，它影响到一个组织人力资源的有效配置。组织以人力资源的流动来维持员工队伍的新陈代谢，能够保持组织的效率与活力。人力资源流动有广义与狭义之分。广义的人力资源流动是指员工与用人单位相互选择而实现职业、就职组织或就职地区的变换。狭义的人力资源流动则是指以岗位为基准，由于员工岗位的变化所形成的人员从一种工作状态到另一种工作状态的变化现象。

（二）卫生人力资源流动管理

1. 卫生人力资源流动的类型

根据不同的标准，卫生人力资源流动可以有多种类型的划分方式。

（1）按人员流动方向划分。

卫生人力资源流动如果按照人员流动方向或人员与系统或者组织关系，大体可以分为流入、流出和内部流动三种形式。

（2）按人员隶属组织关系变动与否划分。

按照人员隶属组织关系变动与否可以将人员流动划分为：①改变隶属关系的流动。这种类型的人员流动需要办理正式的调动手续。②不改变隶属关系的人员流动，可以是不同形式的智力交流（如国内外的访问学习、进修）、借调（以借用的方式临时调到其他单位工作）等，不需要正式的调动手续。这种流动多为临时性的人员流动，也可能以此为契机经过一段时间的工作后转变为正式的流动，届时需要办理正式手续。

（3）按职位变动情况划分。

按照职位变动情况划分，人员流动可以分为四种类型：①职位业务性质和职级不变的流动，属于职系内部的平调。②职位业务性质不变，职级变动的流动，属于职系内部的升调或降调。③职位业务性质改变，职级不变的流动，属于跨职系的平调。④职位业务性质改变，职级也改变的流动，属于跨职系的升调或降调。

（4）按照人员流动的意愿与影响结果划分。

按照人员流动的意愿与流动后给组织与个人可能带来的结果划分，人员流动可以分为四种类型，即员工的主动流动、被动流动、不利流动和有利流动。主动流动是员工因个人或在某一方面与组织存在冲突，是自己选择的离职；而被动流动是尽管员工希望在组织工作，但是因工作能力或者学历等一些因素不符合组织的要求，而解除或放弃该员工入职。不利流动是指人员流动（一般特指某些员工）流出后对组织造成了一定的负面影响，既包括对所在组织整体的负面影响，也包括对其他员工或者部门的负面影响；有利流动是指某些员工的流动给组织的发展带来利好，但是一般来说这种情况极少。从对组织的影响来看，员工的主动流动损失要大于被动流动。因此，对于员工主动提出的离职流动又被称为人才流失。

2. 卫生人力资源流动因素

促成员工主动流动的因素可以分为两个方面：一是流动的意向因素，二是从流动意向到真正流动行为的决策调节因素。

（1）员工流动的意向因素。

①个体因素。个体因素主要包括与个体相关的人口学变量。个体特征对员工流动意向有较大的影响。工作在卫生系统中的员工是医疗卫生事业可持续发展源动力，具有知识型员工的特点，随着文化素养和知识水平的提高，员工更加注重自我价值的实现，更希望获得成就感。如果工作中缺乏激励、工作内容单调又缺乏挑战、才能无法有效发挥、职业期望难以实现，都容易使员工产生离职倾向和流动行为。

②组织因素。薪酬福利、晋升机会、培训、经济效益、工作条件等是影响员工离职流动的因素，组织的管理水平、管理方式、领导风格、组织文化是留住员工的关键因素。第一，薪酬福利水平。薪酬福利水平是吸引和保留员工的关键因素，组织在薪酬管理中的公平性问题，比如薪酬内部公平、薪酬外部公平、薪酬与贡献相符以及福利制度的满意程度均会影响员工流动意向。动态来看，部门间及区域间工资水平的明显差异会促使卫生人力的流动。第二，晋升和培训机会。晋升和培训机会与员工实现职业生涯目标相关。如果员工感觉自己在组织内的晋升机会有限、培训难得、机会不公平或职业前景堪忧，就可能产生离职意向。第三，工作条件与环境。员工的工作时间、工作环境、工作地点，工作与生活之间的"失衡"，都可能是导致员工流动的原因。

③个体与组织匹配性因素，主要是指员工与工作氛围和组织氛围之间的匹配性。当员工认为个人特征与组织特征之间不匹配，就可能选择离职，具体包括组织文化、组织支持、人际关系、外部环境等。组织中独特的宗旨、价值观念、道德准则等因素综合在一起就形成了独特的组织文化，每位员工也都有自己独特的性格和品质，如果员工个人价值观与组织文化不匹配或者难以融合，就很可能引发员工的离职流动情绪。员工在组织中遇到困难时缺乏组织的支持、关爱，组织缺乏凝聚力和合作精神，或者过分强调论资排辈，导致员工没有归属感，都可能导致员工离职流动。

④外部环境因素。外部环境因素主要是指一般社会环境因素，政治、经济、科学、技术、产业结构变化、文化、教育等均会对人力资源流动产生影响。从实践来看，政治稳定、经济高速增长的区域对人力资源的需求量会相对增加，人力资源流入的比率会相对提

高；反之，对人力资源的需求量会相对减少，人力资源流出比率会相对提高。居住条件、基础教育优异和配偶就业便利等社会经济环境更好的地区往往会吸引更多卫生人员。

（2）员工流动的决策调节因素。

员工产生流动意向之后不一定马上转化为真正的流动行为，中间还有许多调节因素。

①个体经济支持性因素。员工产生流动意向后，经济承受能力是影响其最终是否转化为最终决定的重要因素。引起员工产生流动意向的因素是对未来流动受益的预期，但任何流动行为都会有成本，预期收入与现实经济承受能力会因时间差给家庭或个人生活带来一定困难，如果员工承受能力不强，员工真正离开组织的可能性就会降低。

②个体心理与环境支持性因素。员工的自信程度低、心理承受能力差以及惰性都可能影响有流动意向员工的最终决定，并改变流动的决定。因为这些心理因素的存在，员工会寻求外部支持，如果未能得到家人或朋友的支持，员工真正流动的可能性就会大大降低。

③组织支持性因素。员工所在组织所做的努力和改变将会对有离职流动意向的员工最终的去留产生重要影响。组织的大力挽留，尽量满足员工的需求的关键承诺，会成为员工流动的重大"阻力"，甚至超过外部的"拉力"与原有的"推力"，最终阻止员工的真正流动。

导入案例评析

基层卫生人力资源建设夯实医疗卫生事业基础

1. 各地区基层卫生人力资源的建设措施体现了卫生人力资源管理的哪些功能？

一定数量和质量的卫生人力资源是卫生系统正常运行的基础。同时，卫生保健系统本身是一个需要不断调整的动态系统，卫生人力资源管理通过获取、整合、奖酬、调控、开发等方式对卫生人力资源配置的结构和功能进行调整。

福建省在基层卫生人力资源的管理方面，主要通过"整合"功能，以组织认同、员工关系管理和对员工保护与帮助的具体措施，在县域由医共体牵头单位统筹成员单位人才招聘和调配使用，从而增强基层卫生人力资源对医共体的归属感。重庆市在基层卫生人力资源的管理方面，主要通过"开发"功能，以继续教育和培训为支撑，聚焦实用性人才的培养，全面实施医学"领航人才、枢纽人才、守门人才"三大工程，成功打造了一支高端引领强、中端支撑稳、基层网底固的人才队伍，达到不断提升医学实用性人才的质量目标。山东省在基层卫生人力资源管理方面，通过"获取"功能，以招聘体制的创新为抓手，加强基层人才县级统筹管理，针对大部分地区基层医疗卫生机构多头管理、权责不一等问题，实现了在体制上保障基层人才政策和措施的整体性、有效性；通过"奖酬"功能，依托薪酬体制改革等策略，强化基层人才激励机制，进一步细化政策和措施，提升岗位荣誉感和职业发展空间。

2. 根据本案例，谈谈山东省是如何通过管理措施破解基层卫生人力资源流动难题的。

卫生人力资源流动是指卫生人力资源流出、流入和在卫生组织内流动所发生的人力资源变动，它影响到一个组织人力资源的有效配置，能够保持组织的效率与活力。山东省考虑到薪酬福利、晋升机会、培训、经济效益、工作条件等是影响员工离职流动的因素，通过"补弱点，稳定优化乡村医生队伍，统筹解决乡村医生管理与养老问题"和"抓重点，强化基层人才保障机制，落实政府办基层机构核定任务、核定收支、绩效考核补助的预算管理办法"等措施，提升全科医生的薪酬福利和稳定全科医生的生活保障，从而减少全科医生的流动。同时，考虑到组织的管理水平、管理方式、领导风格、组织文化是留住员工的关键因素，山东省通过"化痛点，强化基层人才激励机制，进一步细化政策和措施，提升岗位荣誉感和职业发展空间"，进一步增强了全科医生对于组织的归属感，从而减少了卫生人力资源的流动。在制度设计层面，山东省关注个体与组织匹配性因素，通过"疏堵点，加强基层人才县级统筹管理，针对大部分地区基层医疗卫生机构多头管理、权责不一等问题，加强统筹管理，在体制上保障基层人才政策和措施的整体性、有效性"和"破难点，完善基层人才培养引进机制，分门别类、有针对性地出台措施逐个突破"，确保个体与组织的方向匹配，从而减少全科医生的流动。

案例分析与讨论

医院育人培养中，怎样下好人才招聘这步"先手棋"？

在人才引进的招聘板块，浙江医院和行业大多数机构一样，面临着低效人力筛选、繁杂沟通流程等弊端带来的人才流失风险。为强化数据驱动医院信息化运营管理，充分调动医院人才的积极性，浙江医院引进了"招聘数字化管理平台"，通过打通部门、科室多重信息渠道，实现人才招聘线上全流程，保证高质量人才引进和人才建设。

搭建人才管、用科室双向沟通机制

为确保下一年度招聘工作的顺利开展，每年八九月份，科室与用人部门就会针对人才引进及招聘需求，进行反复确认，并对反馈结果频繁进行信息沟通，传统纸质信息流转等交流方式细碎烦琐，易造成文档丢失。

针对上述问题，浙江医院通过开通科室自助提报入口，支持岗位用人需求在线提报、审批。审批结束后平台自动将结果通知至科室，并且可实现院方和求职方数据共享，自动同步匹配初审合格的应聘者信息在岗位需求中，支持用人科室快速进行对比筛选。

贴合业务需求的用人资源统筹

用人决策是一门科学，医院领导的用人决策直接决定了整个组织的发展走向。传统扁平化、纸质数据输入的人资管理方式很难提供医院全员数据作为顶层决策依据，也容易造成用人需求决策与现实情况有出入。

浙江医院通过人力资源平台整合各科室门诊量、手术量、平均住院天数等数百个业务指标，并结合现有医院人员结构、现有科室人员流动等数据，输出各科室用人需求分析报告，用可量化的数据，实现医院领导用人决策的准确、直观和高效。

多渠道收集应聘信息的全流程自动化

简历收集阶段，很多医院苦于简历数量庞大、格式不统一造成的筛选进度拖沓，这也为筛选符合条件的候选人造成诸多困扰。

为实现应聘筛选流程的清晰、快速、高效，浙江医院通过个性化独立门户，打造了结构化应聘登记表，实现招聘官网、微信招聘、主流招聘平台等多渠道简历信息统一汇入，应聘者简历可自动汇总至简历库储备。人事部门可自主设置筛选条件，快速从简历库中筛选出匹配性高的候选人。

形成应聘与候选通畅沟通桥梁

初步形成候选人名单后，许多医院又在信息沟通环节遇到问题：通过短信、邮件等传统信息沟通方式与候选人进行面试、笔试、体检、录用等沟通，易造成漏通知、漏回复等情况，从而造成优质候选人流失。

为保证面试、笔试、组织考查等每个与应聘者互动环节中信息的交互确认，浙江医院通过系统平台自主设置短信模板触达候选人，并实现候选人反馈结果快速统计，提升闭环管理效率。

（资料来源：浙江医院．医院育人培养中，怎样下好人才招聘这步"先手棋"？［EB/OL］．（2022-06-02）.https://mp.weixin.qq.com/s/9OO_JDMewkSAWXk51XwyOg）

请思考，并回答以下问题：

1. 浙江医院运用数字化实施卫生人力资源管理的应用价值体现在哪里？

2. 根据卫生人力资源管理的理论知识，谈一谈数字化手段是如何实现卫生人力资源管理调配的。

案例评析

问题1：

第一，数字化提升了卫生人力资源管理的获取能力。通过对员工档案数据库里关键数据进行抓取和整合，借助数据驾驶舱，将重要人事信息集成可视化，实现动态监测，实时把控，推动医院各项人才决策制度完善落地。

第二，数字化增加了卫生人力资源管理的调控能力。数字化平台赋能建立和优化相关人事业务管理模块，减轻组织人事科日常工作量，并为人力资源全面管理奠定坚实数据基础；打破信息孤岛，与HIS（医院信息系统）、集成平台互联互通，实现行政、临床、医技等多部门管理者人才治理，助力科室人才梯队建设。

第三，数字化助力体现卫生人力资源管理的自我开发能力，自助学习、自我服务，助力院内职工快速成长。平台公平、公开地为每个员工提供自助学习平台和一站式自我服务门户，使人事业务更敏捷、信息更透明，从而提升员工的参与感和满意度。

问题2：

数字化通过数据与技术的整合促进人、事的配合及人与人的协调，充分开发人力资源，实现组织目标。一是不断提升各类信息的标准化、规范化程度，确保各类数据统计口径的一致性，夯实信息共享基础，实现人员数据一体化；二是在HRP（医院资源规划）系统下建立的绩效模块，建立了与其他模块的对接，最大限度地实现信息系统集成，畅通信息共享渠道，提高工作效率。HRP系统下的绩效考核计算依据性更强，能够最大限度地发挥绩效管理的导向功能，同时也能够激励员工，加强上下级的沟通。

数字化在人力资源调配方面根据不同的角色场景，提供宏观和微观两种分析视角。帮助医院管理者从宏观角度了解医院人力资源综合配置情况、人才队伍建设情况、人力投入产出情况等，协助管理者做好人力资源规划整合，完善用人机制，建立更加符合医院实际情况的绩效管理方案和薪酬管理方案；同时，帮助科室主任分析本科室的人力结构、资源配比及薪酬构成等情况，设置科学合理的岗位，合理配备医护人员数量，为提高医疗质量等奠定基础。

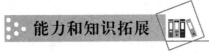

能力和知识拓展

卫生人力资源管理要求卫生系统中各类组织依据组织人力资源开发和管理的目标，运用科学的制度、法令、方法和程序，对卫生人力资源进行合理的规划、培训、组织、协调、控制与激励和绩效评价。医务人员在公共卫生事件中的压力与责任不同于其他人员，建立长效机制以保护关心关爱医务人员是卫生人力资源管理的重要措施。请阅读以下内容，尝试分析该意见体现了卫生人力资源管理的哪些功能。

《国家卫生健康委、人力资源社会保障部、财政部关于建立保护关心关爱
医务人员长效机制的指导意见》解读

为贯彻落实党中央、国务院决策部署，建立保护关心爱护医务人员的长效机制，切实保障医务人员权益，使他们持续健康投入防控救治工作，推动全社会形成尊医重卫的良好氛围，经国务院同意，国家卫生健康委、人力资源社会保障部、财政部近日印发了《关于建立保护关心爱护医务人员长效机制的指导意见》（以下简称《意见》）。

《意见》就建立保护关心爱护医务人员长效机制提出 6 个方面意见。一是保障工作条件。明确要切实为医务人员（含疾控人员，下同）提供良好的工作和休息条件，完善相关设施建设，加强防护物资和设备配备，切实做好医院内部防控。在突发公共卫生事件中，切实保障医务人员防护物资需求，加强生活服务和后勤保障。二是维护身心健康。明确要保障医务人员合理休息休假时间，按规定享受带薪年休假。加强医务人员心理干预和疏导。可根据参与突发公共卫生事件处置的时间长短、危重程度等因素，及时为其安排带薪休假。三是落实待遇职称政策。严格落实"两个允许"要求，合理确定并动态调整医疗卫生机构薪酬水平，落实基层医疗卫生机构绩效工资政策。提高医务人员在突发公共卫生事件期间的薪酬待遇。将医务人员在突发公共卫生事件中的现实表现作为职称评审的重要内容。开辟工伤认定绿色通道，保障医务人员及时依法享受工伤保险待遇。四是加强人文关怀。强调做好参与突发公共卫生事件处置医务人员的家属保障工作，帮助解决实际困难。鼓励支持各地在中国医师节、国际护士节等节日期间，为医务人员提供参观游览优待政策。五是创造安全的执业环境。健全完善各项安全保卫制度，依托建设"平安医院"活动工作小组，巩固多部门联动的分工协作机制，依法严厉打击各类涉医违法行为。六是弘扬职业精神。加强对医务人员职业精神宣传力度，发掘先进典型，及时开展奖励和表彰。做好烈士评定褒扬、抚恤优待等工作。

《意见》强调，各地要认真贯彻落实党中央、国务院部署要求，高度重视医务人员保护关心爱护工作，健全工作体制机制，强化责任担当。各地卫生健康、人力资源社会保障、财政等部门要加强协调配合和工作指导，确保各项保护关心爱护政策措施落实到位。各地医疗卫生机构作为贯彻落实保护关心爱护医务人员政策措施的责任主体，要建立健全规章制度，细化完善工作措施，切实保障落实医务人员权益。

（资料来源：国家卫健委.《国家卫生健康委、人力资源社会保障部、财政部关于建立保护关心关爱医务人员长效机制的指导意见》解读［EB/OL］.（2021－05－12）.http://www.nhc.gov.cn/renshi/s3578/202105/c1fc959 f3c0e4929834579cce1466572.shtml）

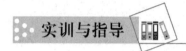

实训与指导

实训项目 如何开展县域医共体人才培养

一、实训目标

1. 理解和掌握本章基本知识点。

2. 训练查找资料，尤其是检索案例分析涉及的卫生人力资源管理功能与内容。

3. 培养应用基本知识分析解决实际案例的能力。

二、实训内容与形式

根据以下实训材料进行分析与训练。

浙江省卫生健康委等关于加强县域医共体人才培养的指导意见

2019年3月11日，浙江省卫健委发布了《关于加强县域医共体人才培养的指导意见》，该文件的主要内容为：为贯彻落实省委办公厅、省政府办公厅《关于全面推进县域医疗卫生服务共同体建设的意见》，加快培养适应县域医共体运行与服务的人才队伍，提升县域医疗卫生服务能力，更好满足人民群众医疗健康需求，结合卫生健康领域人才培养规划，现就加强县域医共体人才培养工作提出以下意见。

（一）合理确定县域医共体定向培养规划

在县域医共体建立人员统筹使用机制后，在原有基层卫生人才定向培养的基础上，合理调整和确定定向培养招生规划，增加培养专业，提高本科比例，到2022年实现医共体招生占总定向培养招生计划的85%以上，保证医共体基层医学人才源头供给。强化定向培养地方责任，健全完善校地共育机制。根据医共体医疗卫生服务特点，实施早临床、多临床、反复临床的教学计划，强化学生的临床思维和实践能力。医共体所在地县级卫生健康行政部门要精准摸清培养需求，合理确定医共体人才培养规划，人力社保、财政、教育等部门要同步落实医共体定向培养学生的人员岗位和待遇，加强毕业医学生履约监管。

（二）改革住院医师规范化培训模式

发挥住院医师规范化培训基地在医共体临床医师培养中的主导作用，扩大招收规模，提升培训质量，为医共体培养合格的临床基础人才队伍。省卫生健康委制定专科宽基底和全科专业特长的培训细则，面向县域医共体牵头单位开展住院医师规范化培训专业宽基底培训，在胜任本专业的基础上，进一步强化通科知识与技术，适应县域内多样化医疗需求；面向基层成员单位在全科规范化培训基础上开展亚专业特长培养，以系统化和实用性的专病培训提高全科医生基层首诊和急诊处理水平，实现全科与专科高效联动和无缝衔接。遵循质量为先原则，探索建立医共体牵头单位住院医师规范化培训基地或协同单位推荐遴选机制。

（三）提升县域内专病诊治水平

结合专科医师规范化培训推进力度，实施县域医共体骨干专科医师培养计划。发挥专科医师规范化培训基地的专科诊治技术和人才培养优势，针对县域专病诊治需求，个性化定制医共体骨干专科医师培养方案。县域医共体牵头单位积极遴选优秀临床医师参加县级骨干专科医师培训，纳入临床进修管理，每个医共体牵头单位重点发展专科至少有1人参加培训。鼓励医共体发展符合县域诊治需求和定位的重点学科专科，打造医共体高水平医

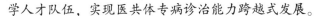

学人才队伍，实现医共体专病诊治能力跨越式发展。

（四）强化医务人员岗位胜任力

主动设计常见多发疾病领域和方向的医共体培训项目，开展常见多发疾病诊治技术、家庭医生团队和基本公共卫生服务培训。重点强化急救、全科、儿科、康复和中医药等医疗服务能力；强化健康管理、疾病防控、慢性病管理等公共卫生服务能力；强化专科与全科联合、基本与特色结合的家庭医生团队服务能力，培养全科、专科、乡村医生、护理、公共卫生、影像、检验等专业技术人员，三年内不少于2万人次。建设数字化继续医学教育平台，通过手机微课和网络慕课，有效解决工学矛盾，到2022年，逐步实现医共体医务人员信息化培训达到1/3以上。实施医共体疾病诊治能力提升项目，以省市医院优质医疗教学资源培训医共体临床专业技术骨干人才，每年培训医共体临床骨干不少于1 000人。

（五）加快急需紧缺专业人才培养

依托省内高校，面向医共体急需紧缺专业方向开展医务人员成人本科学历教育或人才委托培养计划，不断提升专业人才学历水平。加大杭州医学院建设力度，重点加强基层和急需紧缺专业人才培养，为县域医共体建设提供人才支撑。做好医共体全科、儿科等急需紧缺专业人才规范化培训和转岗培训。普遍实施师带徒制度，重点培养紧缺专业和临床骨干。每年为医共体培养全科医生不少于1 000人，儿科、妇产、精神、麻醉、急诊、康复、影像等专业人才不少于800人，不断提升县域急需紧缺专业临床技术尤其是基层的适宜技术服务能力。

（六）分级落实人才培养主体责任

省卫生健康委针对医共体人才数量与结构、质量与能力、管理与效率等特点提出医共体人才培养标准和要求。各市卫生健康行政部门要制定涵盖医院管理、基本医疗、公共卫生和家庭医生服务的总体培训方案，调配市域临床教学资源，协调各医共体人才培养均衡发展。各县（市、区）卫生健康行政部门要根据医共体建设情况，确定至少一家资源充足、管理规范、培训质优的牵头单位作为县域内医共体人员培训基地。医共体要根据县域诊疗服务和人员统筹使用需求，落实各成员单位任务：牵头单位要发挥培训中心作用，面向成员单位各类人员开展以全科为主兼顾专科的模块化、团队式、实操性的专业技术人才培训；成员单位要发挥比较优势，凝练专业特长，开展具有专科特色和基层特点的临床实践教学活动，实现医共体人才一体化培养。

（七）加强统筹协调落实培训保障

建立卫生健康部门牵头，财政、教育、人力社保等部门协同的医共体人才培养统筹协调机制。建立多元化、可持续的医共体医学人才培养经费保障机制和政府投入动态调整机制，切实落实医共体定向培养、住院医师、专科医师、公共卫生医师、专病诊治等培训资金。医共体也应配套投入自有资金，统筹使用人员培训费用。鼓励高等院校设立基层所需医学专业，扩大招生规模，提升培养质量。不断优化医共体医学人才培训环境，保障培训期间收入待遇，落实基层医生职称政策，鼓励人员有序流动，宣传先进典型，提升社会认可。科学制定医共体人才岗位胜任能力评价指标，通过飞行检查、现场评估、随机抽查等形式对人才培养情况开展评价，评价结果纳入医共体建设工作考核、医院等级评审和院长目标责任制考核等重要内容，实行行业通报或社会公告。

（资料来源：浙江省卫健委. 浙江省卫生健康委等关于加强县域医共体人才培养的指导意见［EB/OL］.（2019－04－01）. https://wsjkw.zj.gov.cn/art/2019/4/1/art_1202194_

33410847.html）

根据以上材料，完成以下实训任务：

1. 上述案例中，该文件是如何体现卫生人力资源管理规划与配置的？请举例说明。

2. 你作为某山区县的卫生健康局局长，县内有一所三乙级县人民医院、一所二甲级县中医院和若干基础医疗卫生机构。你将如何进行县域的卫生人力资源管理？

3. 随着"医共体"向"健共体"的转变，你觉得转变过程中卫生人力资源管理会发生哪些变化？

三、实训要领

1. 了解案例涉及的社会背景和基本事实。

2. 学习和掌握案例分析涉及的本章主要知识点。

3. 分析本案例涉及的主要卫生人力资源管理规划与配置的措施。

四、成果要求和评分

1. 以分组形式来开展实训。分别由 1 名学生扮演县卫生健康局局长，其他学生分别扮演县人民医院院长、县中医院院长、基层医疗卫生机构负责人和医生代表。对案例分析过程实行任务分解，选出一名组长，不同成员承担资料查找、案例分析和总结归纳、撰写书面报告等工作。研究过程应当在充分发挥所有成员主动性、积极性的基础上实现互助、交流和协作。

2. 提交书面报告。要求：①列出作为案例分析依据的主要理论与概念；②分析部分的字数为 800 字左右，要求观点明确、条理清楚，既要讲清楚作为理由和依据的基本知识，又要针对案例进行分析并得出明确的结论。

3. 分组完成的案例分析报告由组长根据小组成员在参与资料查找、小组讨论、案例分析、报告撰写等过程中的贡献度进行初步评分，最后由教师根据评分规则打分。独立完成的案例分析报告由教师根据评分规则打分。

五、实训书面记录和作业

实训书面记录

1. 案例基本情况和社会背景。

_____

_____

_____

_____

_____

2. 理论基础与管理方法。

_____

_____

_____

_____

_____

3. 分析。

（1）上述案例中，该文件是如何体现卫生人力资源管理规划与配置的？请举例说明。

_____

_____

_____

_____

（2）你作为某山区县的卫生健康局局长，县内有一所三乙级县人民医院、一所二甲级县中医院和若干基础医疗卫生机构。你将如何进行县域的卫生人力资源管理？

_____

_____

_____

_____

（3）随着"医共体"向"健共体"的转变，你觉得转变过程中卫生人力资源管理会发生哪些变化？

_____

_____

_____

_____

_____

学习资料推荐

［1］人力资源社会保障部，国家卫生健康委．国家中医药局关于深化卫生专业技术人员职称制度改革的指导意见［EB/OL］.（2021-06-30）http://www.mohrss.gov.cn/SYrlzyhshbzb/ztzl/zyhzyzggg/zcwj_zc/zc/202108/t20210804_420042.html.

［2］健康报.疾控人员激励 要用好政策组合效应［EB/OL］.（2023-08-02）.https://www.jkb.com.cn/news/commentary/2023/0802/490174.html.

［3］浙江省基层卫生人才定向培养管理办法（试行）（征求意见稿）［EB/OL］.（2023-05-11）.https://wsjkw.zj.gov.cn/art/2023/5/11/art_1229123474_5110848.html.

第八章 卫生资金管理

🖊 **学习目标**

通过本章案例分析与实训练习：

巩固 卫生资金管理的概念、目标、主要筹资方式及优缺点；卫生资金支付与使用、财政支出预算管理制度等基本知识。

培养 筹集卫生资金并有效分配卫生资金的基本能力。

扩展 有效评估、监督卫生资金的筹集、分配和使用的能力。

🔷 **导入案例**

医改十年：政府累计投入近 10 万亿元

10 年前，一场"新医改"全面启动。这场直指"看病难、看病贵"的改革，政府累计投入近 10 万亿元，年均增长近 15%，投入巨大，涉及面广，关系着千家万户。专家指出，改革提高了健康覆盖的公平性、可及性，但面临的挑战依然严峻，仍需探索中国特色的健康保障模式。

数据显示，新农合人均财政补助从 2003 年 20 元起步增加到 520 元，增长了 25 倍。全国政府医疗卫生资金从 2009 年 4 510 亿元增加至 2018 年 1.57 万亿元，累计支出将近 10 万亿元，年均增长 14.9%，比同期全国财政支出增幅高出 2.4 个百分点。

取消了实行 60 多年的药品加成政策，在较短的时间内编织起全世界最大的医疗保障网，基本医保参保人数达到 13.4 亿人，覆盖 95% 以上的居民。超过 84% 的城乡居民 15 分钟就能够到达最近的医疗机构，人均预期寿命增长了 2 岁。

尽管医改取得了很大的成效，但是也存在一些不足，比如公益性的核心体制机制尚未建立。2008 年，三级医院诊疗人次数占总人次数的 38.7%，2017 年，这一数字上升到 53.7%，三级医院诊疗人次数 10 年间增长了 1.78 倍。患者集中到大医院看病，导致医疗费用增长速度居高不下，卫生总费用增长了 2.62 倍，增速远远超过 GDP。公立医院自我创收的逐利机制仍然在运行。比如全国医院单价 100 万元以上的设备增加了 3.19 倍，直接导致卫生费用快速上升。这也是老百姓不满意的重要原因之一。

当前，医改面临的挑战严峻，人口老龄化程度不断加快，全国有近50%地区的城镇职工参保人员退休率达到30%；医疗费用增长太快，疾病谱已转换为心脑血管、癌症等慢性病，耗费的医疗费用会不断增加。

应对这些挑战，国家提出健康中国战略，为人民群众提供全方位全周期的卫生健康服务，让人们少得病、少得大病，实现全民健康。作为新的健康理念之一，生命全周期健康维护意味着人人都是健康的维护者、是维护健康的责任人，人人都应公平享有健康的权利和机会。

聚焦新时代人民群众医疗服务新需求，要重点支持预防服务，还有基层医疗卫生能力建设和贫困人群的医疗保障等方面。同时，要有效应对老龄化不断加重和慢性病发病率持续上升带来的医疗费用增长问题。强化政府的基本医疗卫生保障责任，基本医疗服务由政府、社会、个人三方合理分担费用，特别是个人的健康责任，个人是健康的第一责任人，要做好卫生健康事业的共建共享，三方力量充分发挥。

（资料来源：全国党媒信息公共平台. 医改十年：政府累计投入近10万亿元［EB/OL］.（2019-04-02）. https://www.163.com/dy/article/EBOP7K0E0530MKMJ.html）

请思考，并回答以下问题：

1. 结合材料，谈一谈政府对"新医改"的投入体现了卫生资金管理的哪些理论知识。

2. 根据上述材料，你认为在今后我国卫生资金的分配和使用方面需要重点解决哪些问题？

主要知识点

一、卫生资金管理的概念与目标

（一）卫生资金管理的概念

卫生资金（Health Funds）是指全社会为提供医疗卫生服务所消耗的资金。

卫生资金管理（Health Funds Management）是指一个国家或地区围绕既定的政策目标，遵循卫生资金运动规律，针对卫生资金的筹集、分配、支付、使用和监管等环节所开展的一系列具体管理活动。

（二）卫生资金管理的目标

卫生资金管理的最终目标也是卫生事业管理的总目标，主要包括全民健康状况的改善、筹资风险的保护和患者满意度的提高。卫生资金管理的中间目标是实现最终目标的前提条件，主要包括为卫生系统筹集足够的资金，改善卫生领域公平性，确保医疗卫生服务质量，满足人群的服务需求并提供经济风险保护，实现资金的最佳使用效率，同时控制医疗卫生费用的过快上涨。

1. 卫生筹资的可持续性

卫生筹资的可持续性包括以下要素：①筹资本身的可持续性：筹资的可持续性与不断上升的卫生服务成本以及低收入人群的可负担水平密切相关。②政策的可持续性：筹资的稳定性依赖于政策的可持续性，因为政治因素决定了政府财政支出中卫生经费所占的比例，以及这些经费如何投入卫生领域。③组织和管理的可持续性：组织和管理的可持续性有赖于政治与市场两方面力量的变化，同时受管理与技术能力和卫生专业人员等因素的影响。④立法的可持续性：只有通过立法，在法律上明确各方的筹资责任与义务，才能确保卫生筹资的可持续性。

2. 风险分担

疾病风险是危害严重、涉及面广，直接关系每个人基本生存利益的特殊风险。疾病会给个人和家庭带来经济和健康双重风险，它不仅仅是经济上的损失，更重要的是生命和健康的损失。为了保护人们免遭疾病风险，就必须建立起有效的疾病风险分担机制，让不同疾病风险、不同支付能力的人们共同分担疾病风险。

3. 公平

（1）卫生筹资公平。卫生筹资公平是指居民收入水平和支付能力不同，对卫生服务也应有不同的支付额，收入水平高的居民比收入水平低的居民对卫生服务的支付额高。

（2）财政补助分配公平。政府的卫生补助应具有较高的目标针对性，在保证效率的同时要考虑补助分配公平性，应该向低收入人群倾斜。受益归属分析是评价政府补助公平性和目标效率的一种常用方法。

4. 效率

由于可用于卫生领域的资金是有限的，所以必须尽可能做到有效地利用卫生资金，使投入最小化，产出最大化。卫生资金使用效率是指利用有限的卫生资金获得最大的卫生产出（即符合人们需要的、有利于改善居民健康水平的卫生服务）。

5. 费用控制

随人口老龄化的发展、疾病谱的改变、先进技术在卫生领域中的应用以及人们对卫生服务需求水平和对健康需求的不断增加，卫生费用不断上涨的问题日益突出。由于卫生领域能筹集到的资金是有限的，它与不断上涨的卫生费用形成一对鲜明的矛盾。因此，控制卫生费用尤其是不合理卫生费用的过快上涨，是政府相关部门需要实现的一个重要目标。

6. 质量

质量是指卫生服务提供者所提供的服务与卫生服务利用者的需要和需求的符合程度，可以分为技术质量和服务质量。技术质量更注重健康结果，服务质量更注重服务过程。

二、卫生资金筹集

卫生资金筹集（Health Financing），简称卫生筹资，概念有狭义和广义之分。狭义的卫生筹资只包括卫生资金的筹集，主要内容是卫生资金筹集的规模和方式。广义的卫生筹资不仅包括卫生资金的筹集，还包括卫生资金的分配和使用。

从全世界范围看，卫生资金筹集方式主要有以下几种：政府筹资、社会医疗保险、商业健康保险、自费支付和社区卫生筹资等。

（一）政府筹资

政府筹资可通过普通税收、专项税等方式筹集卫生资金。

1. 普通税收

世界各国将普通税收的一部分用在卫生服务的一些项目上已有很长的历史，是卫生筹资的重要渠道。在低收入国家，政府对卫生服务的筹资具有同样的重要性，但是低税率往往使政府能力有限和对卫生筹资不足。政府在制定支出预算时往往从政治重要性上考虑，卫生很难被放在重要位置，因此普通税收可能并不是一条稳定的卫生筹资渠道。

2. 专项税

一些国家建立了专门用于卫生的税收，比如从酒类、烟草、消遣娱乐等方面征收用于卫生领域的专项税。专项税的优点是可通过建立新税种为某些重要项目筹资。然而，专项税也存在一些消极影响，按比例征收导致低收入家庭往往承担更多的税收，筹资公平性较差。

3. 政府筹资的优缺点

（1）优点：①由国家财力做后盾，卫生资金有较强保障；②政府统筹分配和使用卫生资金，能有效控制医疗卫生费用的上涨；③人群覆盖面广，能较好地体现公平性；④政府筹资治理模式简单，筹资效率较高，交易成本较低。

（2）缺点：①政府卫生筹资易受政治压力和外部冲击的影响，筹资具有不稳定性；②以计划手段配置医疗资源，市场起不到调节作用，医疗机构微观运行缺少活力，医疗服务效率低下，难以满足居民不断增长的卫生服务需求；③供需双方缺乏费用意识，筹资渠道单一，财政可能不堪重负。

（二）社会医疗保险

社会医疗保险是由国家通过立法形式强制实施，由雇主和雇员按一定比例缴纳医疗保险费，建立社会医疗保险基金，支付雇员（有时也可包括其家属）医疗费用的一种医疗保险制度。

1. 社会医疗保险的特点

（1）立法强制公民参保和筹集医疗保险基金。符合社会医疗保险条件的群体必须加入，而且必须缴纳保险费。公民缴纳的保险费和其收入水平有关，和其健康状况无关。公民一旦缴纳了相应的保险费，将会按规定享受相关权益。

（2）基金由社会医疗保险管理机构统一筹集、管理、核算和支付，不以营利为目的。

（3）以支定筹，以收定付，现收现付，力求当年收支平衡。

（4）合同医院提供约定范围的免费医疗或低收费服务，社会医疗保险机构分别向合同医院结算付费或给患者偿付垫支的医疗费用。

2. 社会医疗保险的优缺点

（1）优点：①筹资渠道法制化、多元化，卫生资金有稳定来源；②可以实现高收入和低收入人群、高风险和低风险人群之间的风险分担，体现了公平性原则；③同合同医院建立契约关系，对控制供方的垄断行为较为有效。

（2）缺点：①将不符合社会医疗保险的人群排除在筹资范围之外，如非正式部门雇员、老年人和儿童，可能产生一定的不公平问题；②容易出现供需双方的道德风险，医疗费用难以控制；③医疗保险费用负担的代际转移问题较为突出；④对慢性疾病和预防服务的覆盖范围和力度不足。

（三）商业健康保险

商业健康保险是由非营利或营利保险公司提供，消费者自愿选择最适合自己偏好的保险项目。

1. 商业健康保险的特点

（1）自愿购买。保险公司根据个人健康风险评估设定保费。保费高低与个人收入无关，只与健康状况和年龄等健康风险因素有关。征收的保险费应该接近于可能发生的偿付费用加上管理费用和剩余利润。

（2）有各种不同的商业健康保险计划可供选择，其供求关系由市场调节。

（3）商业健康保险的运营机制是现收现付。

（4）医疗服务费用由保险公司和参保人共同支付。

2. 商业健康保险的优缺点

（1）优点：①能适应居民多层次的不同医疗卫生服务需求；②卫生服务提供效率较高；③卫生服务质量较高，更好地促进医学科技迅速发展。

（2）缺点：①较难实现高收入人群与低收入人群之间的风险分担，不公平性现象较为突出；②医疗费用增长较难控制。

（四）自费支付

自费支付是指患者直接向医疗卫生服务提供者支付所接受服务和产品的费用，并且这些费用不会由第三方给予报销。

自费支付的优点为：①在政府财力不足时，自费支付可为卫生系统筹集更多的资金；②可提升卫生服务使用者的费用节约意识，减少不必要的卫生资源浪费。

自费支付的缺点为：①风险分担功能丧失，公平性差；②低收入人群因无法支付医疗卫生费用而放弃治疗，或因支付医疗卫生费用而造成因病致贫、灾难性卫生支出等问题。

（五）其他卫生筹资方式

除了上述卫生筹资方式外，常见的筹资方式还包括强制医疗储蓄账户、非营利机构筹资方案（如慈善捐款）、企业筹资方案、国外卫生筹资方案和社区卫生筹资等。

三、卫生资金分配

卫生资金分配（Health Funds Allocation），是通过政府的宏观调控和市场调节，科学合理地对所筹集到的卫生资金进行优化配置，分配到卫生服务系统的各个领域，以提高卫生资金的使用效率和公平性。

（一）卫生资金分配原则

卫生资金分配原则包括：①需求导向原则；②效率原则；③公平原则。

（二）卫生资金分配方式

1. 计划方式

计划方式是指以政府的指令性计划和行政手段为主的卫生资金分配方式，其主要表现是政府统一分配卫生资金。

2. 市场方式

市场方式是指按照市场需求和市场机制来分配卫生资金的方式。

3. 计划和市场相结合的方式

单一的计划方式和市场方式都不利于卫生资金的合理有效分配，不利于卫生事业的发展。只有计划方式和市场方式有机结合的分配方式，才是卫生资金合理分配的有效手段。

(三) 财政卫生资金分配

1. 政府卫生资金的种类

我国财政卫生资金主要包括政府医疗卫生服务支出、政府医疗保障支出、卫生和医疗保险行政管理事务支出、人口与计划生育事务支出。

2. 财政卫生资金的投入方式

(1) "补供方"方式：指政府将财政资金直接投入卫生服务机构，用以补贴提供卫生服务的全部或部分成本。可以根据要素类型（如人员、床位、设备）或支出类型（如人员支出、公用支出、设备费、业务费）进行补贴，也可以对机构的全部成本进行补贴。

"补供方"方式对卫生机构行为的影响主要取决于政府资金的投入水平和投入方式。政府资金投入量占卫生机构收入的比重越大，政府对卫生服务机构行为的影响也越大。在政府资金量一定的情况下，政府资金对卫生机构行为的影响主要取决于补贴成本的类型（人力、设施、药品等）、补贴依据（是否根据绩效考核结果支付资金以及绩效考核的内容等）和标准。

(2) "补需方"方式：政府面向医疗服务需求方（居民）的财政投入，主要包括政府补贴居民参加社会医疗保险和政府购买医疗卫生服务两种形式。①政府补贴居民参加社会医疗保险，是指政府将资金投入医疗保险，即政府为居民缴纳（部分）医疗保险费，被保险人在需要时可以获得免费或减免费用的医疗服务，医疗保险管理机构选择适宜的支付方式补偿卫生机构提供服务的成本。②政府购买医疗卫生服务，是指政府作为居民的代表，向卫生机构购买医疗卫生服务。常见于购买基层医疗卫生机构提供的基本公共卫生服务，可采用的购买方式主要有三种：按服务单元购买、按合同方式购买和卫生服务（代金）券。

四、卫生资金支付与使用

(一) 卫生资金支付和卫生资金支付方式的概念

卫生资金支付，是指卫生资金从所有者或具有配置权力的主体（服务对象或第三方）转移到卫生服务提供者的过程。

卫生资金支付方式，是指卫生服务支付方对卫生服务提供方提供规定服务所产生的消耗进行补偿的途径和方法，既包括对卫生服务提供方的补偿，也包括对覆盖人群的补偿。

(二) 卫生资金支付方式的类型和要素

常见的卫生资金支付方式主要包括分项预算、按项目付费、按人头付费、按门诊诊次付费、按床日付费、按疾病诊断相关分组（Diagnosis Related Groups, DRG 或 DRGs）付费、按区域点数法总额预算和按分值（Big Data Diagnosis-Intervention Packet，DIP）付费、总额预算、按绩效付费等。

卫生资金支付方式的核心要素包括支付单元、支付标准和结算的时间点。不同支付方式的核心要素如表 8-1 所示。

表 8-1　常见卫生资金支付方式的核心要素

支付方式	支付单元	支付标准的测算依据	支付标准的确定时间	与供方的结算时间
分项预算	每条预算线	投入	事前	事前
按项目付费	每项服务	投入或产出	事后	事后
按人头付费	注册的每个人	产出	事前	事前
按床日付费	每床日	产出	事前	事后
按 DRG 付费	每个住院病人	产出	事前	事后
按 DIP 付费	每个住院病人	产出	事后	事后
总额预算	每个机构	投入或产出	事前	事前
按绩效付费	每个/组绩效	结果	事前	事后

（三）卫生资金支付方式对卫生机构行为的影响

由于支付方式可以造成卫生服务成本的经济风险在支付方和服务提供方之间发生转移，不同支付方式对服务提供方造成的经济风险不同，从而产生不同的激励机制。支付方式产生的激励将会影响卫生服务机构改变服务对象的类型和数量，调整机构内部资源配置，通过改变中间产出而影响卫生服务的费用、效率和质量，具体如表 8-2 所示。

表 8-2　不同卫生资金支付方式对卫生服务机构行为的影响

支付方式	对卫生服务机构行为的影响
分项预算	控制工作时间内个人成本（选择低危病人，转诊，减少服务量）；无动力控制财务成本、吸引病人和提高满意度；工作效率和士气低；要求增加预算投入，并在财政年度末期会花光所有资金
按项目付费	控制每项服务成本（个人和财务成本）；提高服务量（增加患者数量，提供不必要服务，延长工作时间）；优先提供高利润服务
按人头付费	控制每个病人的成本（选择低危病人，向其他供方转诊，选择便宜的治疗方案，注重预防保健项目）；吸引和留住病人（价格竞争，提高声誉、服务质量和可及性等非价格竞争）
按床日付费	增加床日数（增加入院人数，延长住院时间）；增加床位数；减少每天的投入
按 DRG 付费	增加病人数（诱导住院，分解住院）；选择轻病人，推诿重病人；提高诊断级别；控制每个病人的成本（减少服务量，改善投入组合效率，减少住院时间，将需要康复类服务转到门诊或其他部门）；同病同操作导向
按 DIP 付费	增加病人数（诱导住院，分解住院）；高套分值；控制每个病人的成本（减少服务量；改善投入组合效率，降低药占比和耗占比；减少住院时间，康复类服务转到门诊或其他部门）；采用复杂技术、高分值治疗方式的导向

续表

支付方式	对卫生服务机构行为的影响
总额预算	资源利用具有灵活性；如果预算减少，会减少提供量，向其他方转诊；改善投入组合的效率
按绩效付费	更关注质量、安全等结果，但仅关注绩效考核中要求的结果，只提供目标水平的服务，如达不到目标则不提供任何服务

（四）卫生资金使用

卫生资金使用环节重点关注卫生系统的资金用于提供哪些类型的卫生服务。卫生资金的服务结构直接影响卫生服务的效率、质量、费用控制等目标的实现。

卫生资金使用环节还应关注卫生资金主要为哪些人群提供卫生服务，即哪些人群利用了卫生服务。为保障全人群健康，确保健康公平目标的实现，往往需要强调政府筹资责任的重要性，让所有人群平等享受卫生服务，分享经济发展带来的成果。

五、卫生资金监管与绩效管理

（一）财政卫生资金监管与绩效管理

1. 财政卫生资金监管概念

财政卫生资金监管，是指政府及相关部门对卫生资金的运行进行事前、事中、事后全过程的监督、管理活动。部门预算制度、政府采购制度、国库集中支付制度、财政支出监督制度等已逐渐成为财政支出预算管理制度的核心元素，发挥着关键性作用，也成了国家管理卫生财政支出不可或缺的制度工作。

2. 财政卫生资金绩效管理

财政卫生资金绩效管理是一种创新的以财政支出绩效为中心的现代预算管理模式。它是将市场机制引入预算管理，使部门和项目支出从定计划、定任务到预算的编制执行、结果考核都紧紧围绕绩效展开，注重成本和质量，突出责任和效率，关注支出结果和政策目标实现，从而达到降低投入成本、提高公共服务质量的目的。

完善财政卫生资金绩效管理的思路与措施：①构建全方位的预算绩效管理体系；②绩效管理深度融入预算管理全过程；③绩效管理覆盖各级政府和所有财政资金；④加强预算绩效管理制度建设；⑤硬化预算责任约束。

（二）社会医疗保险基金监管

1. 社会医疗保险基金监督管理的概念

社会医疗保险基金监督管理，是指医疗保险基金管理部门对医疗保险基金经办、管理、服务、运营等机构征收、支付、管理和投资运营医疗保险基金的安全性、合规性、收益性、流动性，以及内部控制体系、机制建设等实施监控、审核、分析和评价的活动。

2. 社会医疗保险基金监督管理的原则

社会医疗保险基金监督管理的原则包括：①科学性原则；②法制性原则；③安全性原则；④公正性原则；⑤独立性原则；⑥审慎性原则。

导入案例评析

医改十年：政府累计投入近10万亿元

1. 结合材料，谈一谈政府对"新医改"的投入体现了卫生资金管理的哪些理论知识。

（1）卫生资金管理的目标是保证卫生领域筹集到足够的资金，促进卫生服务的公平性，确保卫生服务质量，满足人们的医疗卫生需求并提供疾病风险保护，实现卫生资金的最佳使用效率。"新医改"十年，政府累计投入近10万亿元用于医疗卫生领域，建立了全世界最大的医疗保障网，让广大人民群众公平地享有基本医疗保障，对于减轻参保患者的疾病负担，防止因病致贫和因病返贫起到重要作用。因此，体现了卫生资金管理公平和风险分担的重要目标。

（2）卫生资金分配是通过政府的宏观调控和市场调节，科学合理地对所筹集到的卫生资金进行优化配置，分配到卫生服务系统的各个领域。材料中，我国政府累计投入近10万亿元用于医改，一方面通过对新农合参保人员进行补贴，另一方面在取消药品加成的同时，增加对医院药品的财政补贴，则体现了我国财政卫生资金的投入方式既有"补供方"，也有"补需方"。

（3）卫生资金筹集方式主要包括政府筹资、社会医疗保险、商业健康保险、自费支付和社区卫生筹资等。材料中强调在新时代背景下，强化政府的基本医疗卫生保障责任；基本医疗服务由政府、社会、个人三方合理分担费用，则体现了我国卫生筹资的渠道多元化，不仅有政府筹资，也包括个人和社会筹资。

2. 根据上述材料，你认为在今后我国卫生资金的分配和使用方面需要重点解决哪些问题？

（1）在卫生资金分配方面，需要遵循以需求为导向的原则。随着我国人口老龄化程度不断加快、疾病谱的转变、居民对于慢病管理服务和康养服务的需求日益增加，现阶段卫生资金对于该领域的投入存在总量不足和结构不合理等问题。因此，卫生资金的分配需要满足老年人和慢病患者的健康需求。

（2）卫生资金的使用需要更加重视费用控制。目前公立医院公益性核心机制尚未建立，财政投入虽大幅增加，但医疗费用与医院收入挂钩，进一步刺激了医院的过度诊疗行为，粗放扩张的趋势仍比较明显，医疗卫生费用依旧快速增长。下一步在卫生资金使用上，需要注重多种卫生资金支付方式的使用，建立起对医疗机构行为有效的激励约束机制，控制医疗卫生费用不合理增长。

（3）卫生资金的分配和使用上需要重视效率和公平的原则。由于分级诊疗制度尚未建立，基层医疗卫生能力不足，居民超支就医突出。此外，在健康中国战略背景下，提供全方位全周期的卫生健康服务被广泛提倡。因此，要在卫生资金分配和使用上更加注重对基层卫生机构和疾病预防领域的投入，关注贫困人群医疗保障问题，从而提高卫生资金使用的效率和公平。

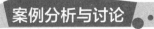

案例分析与讨论

门诊APG助力医保支付改革闭环落地

2022年3月，浙江省医疗保障局发布《浙江省全面推进医保支付方式改革三年行动计划》，开启了医保支付方式改革的新阶段，率先全面推进门诊按人头包干结合门诊病例分组（Ambulatory Patient Groups，APG）支付方式改革，计划在全省范围内打造门诊、住院费用支付方式改革的闭环。

与其他省份不同，浙江首次提出迭代升级住院DRG支付方式改革的同时，分期推进门诊APG支付方式改革。众所周知，DRG可以有效遏制住院费用的快速增长，但会带来一个副作用：为规避对住院费用的控制，医院可能会让病人提早出院，或是将住院费用转移到门诊，带来门诊费用的急剧增加。目前，我国正在建立健全职工医保门诊共济保障机制，不断扩大门诊保障范围、提升报销比例，各地门诊医疗费用支出增速明显。可以预见，未来随着DRG的全面铺开，门诊医疗费用的增长将更为迅猛。在此情况下，有没有一种支付方式能像DRG/DIP一样堵住门诊端，促进门诊医疗行为改革，控制门诊医疗费用的不合理增长？门诊APG支付方式由此应运而生。

与DRG逻辑类似，APG通过将门诊患者划分为具有临床资源使用同质性、可管理的病组，将患者就医需求与医院诊疗成本相关联，促使医院更加主动地进行成本管理，减少浪费。这一支付方式已在美国、欧洲等多个国家和地区实施，控费效果明显。

早在2020年，金华市医保局、财政局和卫生健康委联合印发《金华市基本医疗保险门诊付费办法（试行）》，开始实施在总额预算下按人头包干结合APG点数法支付改革。过去几年中，浙江省金华市率先以实践数据阐明了APG的价值。实施改革后，2020年金华市门诊医疗费用医保基金支出增长率从改革前的25%左右下降至省定目标的10%以内，市本级门诊基金可节省8 881万元。APG与住院"病组点数法"付费形成总额预算闭环管理，进一步完善了医保基金长效平衡机制，提高了医保基金使用效率。

在住院医保基金和医疗机构运行绩效优良的基础上，沿着医疗服务质量这条价值取向的改革主线，金华市又率先迈出门诊APG付费改革的探索创新步伐。作为医保支付改革系统工程的一个组成部分，门诊APG改革在住院基础上进行测算，与住院支付方式改革形成互补，整体推进。可以预见，当全国各区域完成DRG/DIP建设落地后，选择APG作为下一步的改革方向，将可能成为行业健康发展的另一种趋势。

（资料来源：新浪网．门诊APG，国新健康助力医保支付改革闭环落地[EB/OL]．(2022-11-11)．https://k.sina.com.cn/article_5334569296_13df7115000101i5c7.html）

请思考，并回答以下问题：

1. 浙江省推进门诊APG改革会对医疗机构、医生和患者产生哪些积极影响。

2. 根据卫生资金支付与使用的理论知识，谈一谈门诊APG付费后需要防范哪些问题。

案例评析

问题1：

门诊与住院的医保支付方式改革，都是从数量付费走向质量付费，从后付制转向预付制。浙江省在住院"病组点数法"付费基础上，开展门诊APG付费，逐步推进"住院"转向"住院—门诊"的闭环医保支付改革，最终达到医保基金可持续增长的目的，从而产生同时作用于医疗机构、医生、患者的正向激励。

对于医疗机构来讲，APG 支付方式有效激发了医疗机构主动控制门诊成本和诊疗费用的内生动力，规避了单一住院费用支付下的"鼹鼠问题"（DRG/DIP 付费下住院费用向门诊转移），在全院维度实现了有效可控的医保费用预算管理。

对于医生来讲，APG 分组设计参考一定区域内所有医疗机构的门诊病例诊断和操作数据，因此疾病入组情况与临床实际基本吻合，降低了医生临床操作难度。同时，各组权重经专家合理论证，有助于体现医疗服务真实价值，对医生医疗行为形成正向激励。

对于患者来讲，APG 采取规范统一的医疗诊断与操作标准，并由质控部门监管病案书写的规范性、信息的完整性、治疗方案的准确性和医院感染的发生情况，有效降低患者的医疗费用负担，使患者均能以相对稳定且较低的价格享受标准化的临床诊断和操作服务，提升患者接受医疗服务的性价比。

问题 2：

卫生资金的支付和使用直接影响卫生服务的效率、质量、费用控制等目标的实现，门诊 APG 付费后，虽然可以有效遏制门诊费用不合理增长，提高医疗服务效率，但是还需要关注和防范以下三个方面的问题：

第一，医疗服务质量和安全问题。在 APG 付费后，医疗机构治疗患者后获得的医保补偿额度来自病种的点数和点值，取消了过去按服务项目服务。因此，医疗机构为了获取最大利润，可能会出现服务不足、降低服务标准以及分解就诊次数等一系列道德风险问题，继而可能会对门诊服务质量和安全带来不利影响，损害患者利益。

第二，医疗服务公平和可及性问题。在 APG 付费后，医疗机构为了不发生亏损情况，一方面可能会诱导患者选择医保报销目录外的服务，增加了患者自付费用和疾病经济负担，对于经济水平较低的人群会产生不利影响，影响医疗服务的公平性。另一方面，医疗机构还可能遴选患者，推诿重症患者，继而对医疗服务的可及性产生不利影响。APG 支付中，临床医生选择的操作与诊断，直接决定了患者发生的医疗费用，一些医疗机构可能会出现高套编码及转移费用现象，导致医保基金流失。

第三，医疗机构间的竞争问题。由于在 APG 付费中，点值不固定，医院与医生在结算前无法计算应得费率，在这种情况下，医生往往会加大服务量获取更多点数，在这种情况下，由于大医院扩张门诊更有优势，所以会带动大医院持续扩张，对小医院会产生较大挤压。医院间门诊竞争加大，对于竞争力不强的小医院，医务人员收入可能会受影响。与此同时，随着总服务量与总点数的增加，往往会带来点数贬值，医院虽然提供了更多服务，却不能获取更多支付，甚至收入还可能降低，积极性受到打击，不利于改革进一步推进。

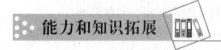
能力和知识拓展

关于修订基本公共卫生服务等 5 项补助资金管理办法的通知
（财社〔2022〕31 号）（节选）

第四条　转移支付资金按照以下原则分配和管理：

（1）分级负担，分级管理。转移支付资金由各级财政按照《改革方案》分级负担，具体任务由各级卫生健康、中医药、疾控等部门分级负责落实。

（2）统筹安排，保障基本。地方各级财政部门结合地方实际工作需要，统筹安排上级转移支付资金和本级经费，支持落实基本公共卫生服务任务。

（3）讲求绩效，量效挂钩。转移支付资金实施全过程预算绩效管理，建立绩效评价结果与资金分配挂钩机制，提高转移支付资金使用效益。

第六条 转移支付资金采用因素法分配。

转移支付资金分配时主要考虑各地实施基本公共卫生服务常住人口数量、国家基础标准、中央与地方分担比例以及绩效等因素。某省（区、市，含兵团）应拨付资金=常住人口数量×国家基础标准×中央与地方分担比例×绩效因素。其中，常住人口数量为国家统计局公布的第 $N-2$ 年常住人口数量（N 为资金下达年度）。因绩效因素导致转移支付资金额度扣减的，地方财政应予以补齐，确保达到国家基础标准。

中央制定基本公共卫生服务国家基础标准，并根据经济社会发展水平适时调整。

基本公共卫生服务支出责任实行中央分档分担办法：

第一档包括内蒙古、广西、重庆、四川、贵州、云南、西藏、陕西、甘肃、青海、宁夏、新疆 12 个省（自治区、直辖市），中央分担 80%；

第二档包括河北、山西、吉林、黑龙江、安徽、江西、河南、湖北、湖南、海南 10 个省，中央分担 60%；

第三档包括辽宁、福建、山东 3 个省，中央分担 50%；

第四档包括天津、江苏、浙江、广东 4 个省（直辖市）和大连、宁波、厦门、青岛、深圳 5 个计划单列市，中央分担 30%；

第五档包括北京、上海 2 个直辖市，中央分担 10%。新疆生产建设兵团相关经费，中央按 80% 比例分担。

党中央、国务院明确规定比照享受相关区域政策的地区继续按相关规定执行。党中央、国务院另有补助比例规定的，按相关规定执行。

省级财政部门要会同卫生健康、中医药、疾控等部门，根据国家确定的基本公共卫生服务项目、任务和国家基础标准，结合本地区疾病谱、防治工作需要、经济社会发展水平和财政承受能力，合理确定本地区基本公共卫生服务项目内容及各项服务的数量和地区标准，地区标准高出国家标准时，需事先按程序报上级备案后执行，高出国家基础标准部分所需资金由地方自行负担。

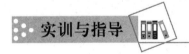

实训与指导

实训项目　种植牙是否应该纳入医保

一、实训目标

1. 理解和掌握卫生资金管理的基本知识点。

2. 加强文献检索、归纳总结的能力。

3. 培养应用文献、相关法规分析卫生资金分配、使用和支付案例及解决实际问题的能力。

二、实训内容与形式

根据以下实训材料进行分析与训练。

"种植牙入医保"研讨会

"天下苦种植牙久矣。"口腔疾病已经成为世界上继癌症和心脑血管疾病之后的第三大疾病。随着人口老龄化程度加重，患口腔疾病，特别是牙周炎等疾病的人越来越多，但是高价牙齿种植费却成了挡住人们口腔健康的一只"拦路虎"，使人们陷入望"牙"兴叹和"不看，牙疼；看完，心疼"的两难境地。

2021—2022年全国两会期间，先后有多名代表、委员建议启动种植牙耗材全国集采并纳入医保，相关话题也多次登上社交媒体热搜。这一话题之所以广受关注，不仅仅是由于医疗需求旺盛，还因种植牙价格高昂，不少患者难以接受。种植牙的费用大致分为种植体、牙冠和医疗服务三个部分，其中种植体和医疗服务部分费用居高不下，成为种植牙贵的主要原因。2022年9月，国家医保局在解读有关口腔种植治理的政策时披露，公立医疗机构采购高端品牌种植体4 000~6 000元每套，其他种植体2 000~3 500元每套，流通过程存在价格虚高空间；公立医疗机构从第三方加工厂采购的牙冠大多在1 000多元，自制牙冠价格更高；医疗服务部分的平均费用超过6 000元，一些省市费用超过9 000元。

事实上，将种植牙纳入医保的问题一直受到行业关注。此前，浙江省宁波市医保局、安徽省蚌埠市医保局曾先后对种植牙医保限价进行试点工作。例如，根据《宁波市医疗保障局关于明确种植牙医保限价支付政策有关事项的通知》和《种植牙医保限价支付政策协议书》，对开展目录内品牌的口腔种植继续按照国产每颗3 000元、进口每颗3 500元的标准执行，实现"一价全包"，保障群众基本的种植需求。

但是，也有人认为随着我国人口老龄化程度加深，医保基金吃紧的压力越发突出。我国当前基本医疗保险制度主要还是立足于"保基本"的功能定位，保障参保群众的基本医疗需求。相较于固定义齿、活动义齿等，种植牙属于更高层次的医疗需求，将其纳入医保报销既不符合"保基本"定位，也不符合公平性、合理性原则和待遇清单相关要求。

为了切实解决老百姓"看牙贵"的问题，浙江省医保局拟于近期组织开展研讨会，商讨如何有效减轻牙齿种植费用高和医保支付等政策问题。

（资料来源：中国经济周刊. 天价种植牙将成为历史，有患者为此苦等近一年[EB/OL].（2023-01-14）. https://new.qq.com/rain/a/20230114A029JR00.）

根据以上材料，完成以下实训任务：

1. 采用角色扮演的形式，模拟开展本次研讨会。
2. 通过本次研讨会，谈一谈我国基本医疗保险基金管理存在的难点。

三、实训要领

1. 掌握上述材料涉及的卫生资金管理基本知识点。
2. 了解我国基本医疗保险基金管理的基本制度。
3. 检索并找出上述材料涉及的主要基本医疗保险基金的政策与法规、运作流程，并进行角色扮演。
4. 查找文献资料，结合必要的调查，根据卫生资金管理的理论知识及有关政策规定，探讨我国基本医疗保险基金管理的难点、成因和对策。

四、成果要求与评分

1. 分组开展角色扮演，模拟组织研讨会。班级学生分成若干小组，小组成员适当分工与协作。可由 2~3 名成员分段承担资料查找、案例分析、书面报告撰写等工作。开展情景扮演：扮演的角色有财政部门人员、卫生健康行政部门人员、医保经办机构人员、医疗机构人员（管理者、财务人员、医保办人员及医务人员）、参保人员。结合案例情景要求和查阅检索的资料，研讨会各方代表需提出观点和相应的证据，应包括支持和反对意见。

2. 提交书面报告。具体要求：角色扮演的具体实施计划以及案例分析；列出作为案例分析和角色扮演依据的主要法律法规的规定；案例分析部分字数为 1 000 字左右，要求层次分明、观点明确、条理清晰；提供相关附件材料，包括实施计划、文献材料、调查资料与结果等。

3. 评分依据。书面报告和角色扮演各占 50%。书面报告评价，由自我评价和他人评价组成。自我评价是成员根据自己的参与度和贡献度，给自己打分。他人评价主要由组长和教师完成。组长根据小组成员在资料收集、研讨、报告撰写等过程中的表现评分。最后，由教师依据评分规则，根据提交的书面报告和相关附件材料进行打分。小组案例分析书面报告中自我评价、组长评价和教师评价三者得分权重分别为 20%、30% 和 50%。角色扮演评分，由教师和其他非角色扮演的学生完成。根据小组成员的角色扮演情况依据评分标准进行打分，去掉最高分与最低分，取平均值作为各个小组成员的角色扮演得分。同时选出角色扮演特别突出的成员，适当加分，分值由评分团共同决定。

五、实训书面记录和作业

实训书面记录

1. 角色扮演计划。

_____
_____
_____
_____
_____
_____
_____
_____
_____
_____

2. 我国基本医疗保险基金管理的难点分析。

_____
_____
_____
_____
_____
_____

_____

_____

_____

_____

_____

_____

学习资料推荐

［1］征程——改革的温度. https://news.cctv.com/2022/10/04/ARTIE4VzKLtGoD5uh0n HRMun221003.shtml.

［2］国家医疗保障局. 关于印发 DRG/DIP 支付方式改革三年行动计划的通知［EB/ OL］.（2021-11-19）. https://www.gov.cn/zhengce/zhengceku/2021-11/28/content_5653858. htm.

［3］国务院办公厅. 关于推动药品集中带量采购工作常态化制度化开展的意见［EB/ OL］.（2022-01-28）. https://www.gov.cn/zhengce/content/2021-01/28/content_5583305. htm?ivk_sa=1024320u.

［4］WHO. Health financing：a basic guide［M］. Switzerland：WHO Library Cataloguing, 2006.

第九章　卫生物力资源管理

学习目标

通过本章案例分析和实训练习：

巩固　卫生物力资源与卫生物力资源管理的基本概念，卫生物力资源管理的任务、内容与方法的基本知识。

培养　在卫生管理实践中，依据卫生设备和卫生耗材管理的要求和原则，进行卫生设备管理和卫生耗材管理的基本能力。

扩展　熟悉卫生物力资源管理相关的政策和法律法规，探究卫生设备配置的新标准和新方法。

导入案例

2016—2020 年我国大型医用设备配置规划执行情况案例研究

以 2016—2020 年为研究期间，分别选取我国东、中、西部有代表性的 6 个样本省份，其中 A 和 B 代表东部 2 省，C 和 D 代表中部 2 省，E 和 F 代表西部 2 省，对我国大型医用设备配置规划情况进行全面分析。结果如下：

从规划和配置数量上看，2016—2020 年在 6 个样本省份共配置大型医用设备 7 128 台，配置规划总体完成率 91.4%。配置数量总体呈现出东、中、西部逐步递减的趋势，规划与配置的执行效率也存在明显的差异，东部、中部较好，西部配置规划完成率不足 85%。甲类大型医用设备代表省份的规划完成率较好，大多全部完成，其中正电子发射型磁共振成像系统和高端放射治疗设备配置完成率较高，但各类设备配置规划差异较大。乙类设备配置规划完成情况不同省份、不同类别设备存在明显差异。具体数据如表 9-1 所示。

表 9-1　样本省大型医用设备配置许可情况（单位：台）

省份	规划量			配置量		
	甲类	乙类	总计	甲类	乙类	总计
A 省	—	1 716	1 716	19	1 506	1 525
B 省	16	1 777	1 793	10	1 666	1 676
C 省	10	1 447	1 457	9	1 440	1 449
D 省	0	1 238	1 238	3	1 231	1 234
E 省	4	351	355	4	224	228
F 省	18	1 216	1 234	9	1 007	1 016

2016—2020 年所调查省份公立医院共配置大型医用设备 6 036 台，占比 84.7%，其中甲类设备 51 台，乙类设备 5 985 台；民营医院配置 1 092 台，占比 15.3%，其中甲类设备 3 台，乙类设备 1 089 台。从配置总量上看，公立医院比民营医院配置更多，在规划以及实际配置量上都具备绝对优势，这与公立医疗机构和民营医疗机构数量占比大致相当。

2016—2020 年三级医疗机构大型医用设备配置共计 3 957 台，占比 55.5%，其中甲类设备 54 台，乙类设备 3 903 台；二级医疗机构共配置 2 541 台，占比 35.6%，其中乙类设备 2 541 台，无甲类设备；其他类别机构大型医用设备共计配置 630 台，占比 8.8%（见表 9-2）。同时，在乙类大型医用设备使用上，城市医疗机构大型医用设备超负荷使用与部分基层医疗机构利用率不高现象并存。

表 9-2　各样本省份不同等级医疗机构设备配置数量分布（单位：台）

类别	A 省			B 省			C 省		
	三级	二级	其他	三级	二级	其他	三级	二级	其他
甲类	19	0	0	10	0	0	9	0	0
乙类	869	287	350	1 061	477	128	594	792	54
总计	888	287	350	1 071	477	128	603	792	54

类别	D 省			E 省			F 省		
	三级	二级	其他	三级	二级	其他	三级	二级	其他
甲类	3	0	0	4	0	0	9	0	0
乙类	464	727	40	164	48	12	751	210	46
总计	464	727	40	168	48	12	760	210	46

（资料来源：赵要军. 2016—2020 年我国大型医用设备配置规划执行情况探析 [J]. 医学与社会，2022，35（07）：62-67）

请思考，并回答以下问题：

1. 我国大型医用设备具体包括哪些？

2. 申请甲类和乙类大型医用设备配置许可的医疗机构需要具备什么条件？

3. 我国大型医用设备的配置标准是什么？

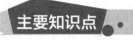

主要知识点

一、卫生物力资源管理的概念

卫生物力资源（Health Material Resources）是指医疗卫生机构开展服务过程中所需要的物质资料的总和，包括用于防病治病的房屋建筑、医疗设备、卫生耗材等物力资源。

卫生物力资源管理（Health Material Resource Management）是指政府及卫生健康行政部门对卫生系统物力资源进行管理和控制等各种活动的总称，具体内容包括对自然资源的开发、利用和物质资料的分配、流通、供应、回收等各个环节进行管理。卫生物力资源管理的目的是在遵循自然和经济规律的基础上，以谋求卫生服务发展为出发点，研究卫生物力资源的使用规律，合理开发和利用物力资源，加快物资使用周转率，从而盘活资源存量，减少卫生物力资源积压，降低卫生服务成本，提高卫生服务质量，在满足人们的医疗卫生服务需求的同时减轻医疗费用负担。

二、卫生物力资源管理的内容及作用

卫生物力资源管理主要是针对卫生服务机构的物资，如卫生设施特别是卫生建筑、卫生设备、卫生耗材等物力资源进行管理，以达到降低物资损耗和合理配置卫生物力资源等目的。

（一）卫生物力资源管理的内容

1. 卫生设施管理（Health Facilities Management）

卫生设施（Health Facilities）是指针对人的生理需求中的卫生需求设置的，为当地居民提供适当的预防、保健和医疗服务的设施总称。卫生设施合理布局规划是保障区域内全体居民的基本卫生服务需求、有效利用医疗卫生资源的前提。卫生设施管理是指卫生健康行政部门按照卫生设施管理制度进行卫生设施的监督检查工作以及委托卫生专业产权单位或者经营单位管理和维护卫生设施的保洁、保养、维修和更新等工作，以及由此过程中产生的各种组织工作。

2. 卫生设备管理（Health Equipment Management）

卫生设备（Health Equipment）是指用于医疗卫生领域，并具有显著专业特征的物质和装置的统称，主要包括医疗器械、仪器、设备、实验装置、器具、材料等物质以及相应的软件资料等。卫生设备管理是指卫生组织管理者根据一定的程序、方法、原则，对卫生设备与物资在整个生命周期加以规划配置、指导协调、控制和监督，同时采用各种技术手段保证设备与物质安全，从而能够有效地为群众服务，达到良好的社会经济效益的目标。

3. 卫生耗材管理（Health Consumables Management）

卫生耗材（Health Consumables）包括低值易耗品和高值医用耗材两类。低值易耗品主要是指医用耗材，即医院为病人诊疗、检查、治疗过程中使用而消失或改变实物形态的物品。高值医用耗材是指直接作用于人体、对安全性有严格要求、临床使用量大、价格相对较高、群众费用负担重的医用耗材。卫生耗材管理是指对医疗卫生机构所需要的物资进行采购、供应、保管、分配、维修等各项活动而进行的各项组织工作。

（二）卫生物力资源管理的作用

有效提高卫生服务质量，更好地增加人们的幸福感。在影响卫生服务质量的各个因素中，卫生物力资源是决定卫生服务质量高低的因素之一。随着社会的变化，人们的卫生服务需求方向也相应地发生改变，转向对卫生服务质量的需求。卫生物力资源恰恰是调整卫生服务质量的重要环节，对其有效管理，可以提升人们的幸福感。

有效利用现有物力资源，提高设备利用率。合理科学的卫生物力资源管理能够在资源消耗量一定的条件下提高卫生服务的满意度，更能使卫生物力资源的消耗量达到最低。因此，对卫生物力资源进行科学合理的管理与控制对于提高卫生设备产出率的经济效果是非常明显的，不仅能降低卫生机构的生产成本，而且是提高卫生机构经济效益的根本途径之一。

有效推动科技进步，促进新技术的应用。重视物力资源在科技进步领域中的作用，提升卫生领域物力资源的转化效率，加强设备和材料的更新换代，可以不断强化新技术的不断进步，并在卫生服务的竞争中把握先机。同时，在推广、采用新技术和新成果的过程中，医疗卫生机构之间还能进行有效互动，更加有力地促进应用新技术能力的提高。

三、卫生设施的分类和卫生设施管理的内容

（一）卫生设施的分类

医疗卫生设施：包括医院卫生设施、基层医疗机构卫生设施以及专业公共卫生机构设施。

医疗卫生房屋建筑设施：主要包括急诊、门诊、住院、医技科室、保障系统、行政管理和院内生活用房等。建筑设备包括电梯、物流、暖通空调设备、给排水设备、电气设备、通信设备、智能化设备、动力设备、燃气设备等。

卫生基础设施：包括满足与社会经济发展水平对应的社会公众基本的公共需求的基本卫生设施。

（二）卫生设施管理的内容

（1）市、县（市、区）人民政府卫生健康行政部门对卫生设施的监督检查，发现未按照标准管理、设施设备损坏或者无故不正常使用的，责令管理单位或者经营单位限期改正或者修复，恢复正常使用。

（2）卫生设施管理单位或者经营单位应当对卫生设施实行规范化、标准化管理，定期维护维修，保证设施、设备完好和正常使用。

（3）卫生设施因特殊原因确需关闭、拆除或者改变其使用性质以及内部结构的，应当履行相关批准手续。

（三）卫生设施空间规划布局管理

卫生设施空间规划布局管理（Spatial Planning and Layout Management of Health Facilities）是指卫生健康行政部门根据有关卫生规范、法律法规和技术规范，对卫生设施的发展、土地利用、空间布局以及各项设施建设的综合部署、具体安排和实施管理，使医

疗卫生设施满足人们不同层次的医疗卫生服务需求。由于卫生设施的布局规划受到经济发展、政治体制、居民生活水平及方式、居民健康状况、人口分布、区域环境建设等多方面因素的影响，因此需要多源的信息采集途径和专业指导平台来协助采集和分析信息。在规划编制过程中，需采用多种科学手段规划医疗设施空间布局，包括采用地理信息系统、借鉴其他城市先进案例、参照相关城市建设标准、研究各类医疗卫生设施设置规范，同时要加强公众参与，全面征求主管部门、专家、医院和社会公众的意见，以保证医疗卫生设施规划的科学性和合理性。

四、卫生设备管理

（一）卫生设备管理的分类

卫生设备管理通常包括两大类：第一类为常规医用设备，第二类为大型医用设备。常规医用设备是指用于医疗、教学、科研、预防及保健等工作，具有卫生专业技术特征的设备。大型医用设备是指列入国务院卫生行政管理部门负责管理品目的医用设备，以及尚未列入管理品目、省级区域内首次配置的整套单价在 3 000 万元以上的医用设备。大型医用设备分为甲类和乙类两种，其中甲类大型医用设备由国务院卫生健康行政部门进行统一管理，乙类大型医用设备由省级卫生健康行政部门进行管理。

（二）大型医用设备管理

1. 大型医用设备管理存在的问题

（1）设备购置缺乏科学性论证。由于相关法律法规的缺乏以及管理部门的监督不力等原因，我国各级医院均存在不同程度的医疗卫生设备盲目、重复性购买的问题。

（2）缺乏科学合理化的管理。我国各级医院对大型医用设备的购置在不断增加，但是对于相关大型医用设备管理人员的配置却跟不上，同时管理的规章制度与方法也缺乏科学性和合理性。

（3）缺乏有效的维护和保养。部分医院对设备缺乏有效的维护和保养，对设备随意使用和放置，最终大大减少了设备的使用年限。

2. 大型医用设备管理的主要措施

（1）完善大型医用设备的管理制度。
（2）合理配置，加大监管力度。
（3）强化人员培训，加强报废管理。
（4）推动设备共享，提高利用率。

3. 大型医用设备规划管理

省级卫生健康行政部门结合本地区医疗卫生服务体系规划，提出本地区大型医用设备配置规划和实施方案建议并报送国家卫生健康委员会。国家卫生健康委员会负责制定大型医用设备配置规划，并向社会公开。省级以上卫生健康行政部门对大型医用设备配置规划实施开展评估和考核，同时积极建立和完善第三方监督评价机制。

4. 大型医用设备配置管理

医用设备使用单位在申请配置大型医用设备时，应当符合大型医用设备配置规划，与其功能定位、临床服务需求相适应，具有相应的技术条件、配套设施和具备相应资质、能力的专业技术人员。申请配置甲类大型医用设备，应向国家卫生健康委员会提出申请；申请配置乙类大型医用设备，应向所在地省级卫生健康行政部门提出申请。国家卫生健康委员会负责大型医用设备配置许可证式样的制定和《甲类大型医用设备配置许可证》的印制、发放等管理工作。省级卫生健康行政部门负责本行政区域内《乙类大型医用设备配置许可证》的印制、发放等管理工作。

5. 大型医用设备使用管理

医用设备使用单位应当建立大型医用设备管理档案，记录其采购、安装、验收、使用、维护、维修、质量控制等事项，并如实记载相关信息。同时，医用设备使用单位应当按照大型医用设备产品说明书等要求，定期进行检查、检验、校准、保养、维护，确保大型医用设备处于良好运行状态。卫生健康行政部门应当对大型医用设备的使用状况进行监督和评估。

医用设备使用单位承担使用主体责任，应当建立健全大型医用设备使用评价制度，加强评估分析，促进合理应用，并定期向县级以上卫生健康行政部门报送使用情况。

五、卫生耗材管理

（一）卫生耗材管理的内容

卫生耗材管理是卫生物力资源管理的一个重要环节，其主要内容包括机构管理、遴选与采购、验收与储存、申领、发放与使用、监测与评价、信息化建设、监督管理、编码管理等。

（二）卫生耗材管理的要求

卫生耗材管理的要求包括六个方面：统一编码体系和信息平台；实行医保准入和目录动态调整；完善分类集中采购办法；取消医用耗材加成；制定医保支付政策；完善质量管理。

（三）卫生耗材管理的方法

卫生耗材管理的方法主要有四个：严控耗材准入和采购成本；完善耗材管理制度；建立健全耗材评价机制；完善耗材信息系统。

导入案例评析

2016—2020 年我国大型医用设备配置规划执行情况案例研究

1. 我国大型医用设备具体包括哪些？

根据《大型医用设备配置许可管理目录（2023 年）》，甲类大型医用设备包括重离子质子放射治疗系统、高端放射治疗类设备（包括磁共振引导放射治疗系统和 X 射线立体定向放射外科治疗系统）以及首次配置的单台（套）价格在 5 000 万元及以上的大型医疗器械。乙类大型医用设备包括正电子发射型磁共振成像系统、X 线正电子发射断层扫描仪、

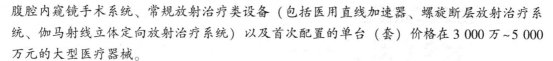

腹腔内窥镜手术系统、常规放射治疗类设备（包括医用直线加速器、螺旋断层放射治疗系统、伽马射线立体定向放射治疗系统）以及首次配置的单台（套）价格在 3 000 万~5 000 万元的大型医疗器械。

2. 申请甲类和乙类大型医用设备配置许可的医疗机构需要具备什么条件？

医疗器械使用单位申请配置大型医用设备，应当符合大型医用设备配置规划，与其功能定位、临床服务需求相适应，具有相应的技术条件、配套设施和具备相应资质、能力的专业技术人员。根据国家卫生健康委员会出台的《甲类大型医用设备配置许可管理实施细则》及省级卫生健康行政部门出台的乙类大型医用设备配置许可管理办法，应当具备下列条件：①符合甲类或乙类大型医用设备配置规划。②具有执业许可证，并设置相应的诊疗科目；或具备符合相关规定要求的从事医疗服务的其他法人资质。③与功能定位、临床服务需求相适应，具有与申请的大型医用设备相适应的技术条件、配套设施和具备相应资质、能力的专业技术人员。④医疗质量安全保障制度健全。

3. 我国大型医用设备的配置标准是什么？

医疗器械使用单位申请配置大型医用设备，应当符合大型医用设备配置规划，与其功能定位、临床服务需求相适应，具有相应的技术条件、配套设施和具备相应资质、能力的专业技术人员。具体可以参见"十四五"大型医用设备配置规划中甲类和乙类大型医用设备配置准入标准。比如乙类的 X 线正电子发射断层扫描仪（PET/CT）的配置标准为：①配置机构相关学科实力较强，能对全国或区域在肿瘤、心血管、神经系统等疑难病症诊疗方面发挥较强指导作用。②具备较强核医学专业工作基础。具有单光子发射型断层扫描仪（SPECT）临床应用的丰富经验。③配套设施完备。相关科室有完善的医疗设备质控体系；具备符合生态环境部门要求和临床需求的场地和基础设施、完善的辐射防护设施、合格的放射性药品供应条件和渠道、完善的信息管理体系等。④专业技术人员资质和能力。从事 PET/CT 的专业技术人员中，医学影像和放射治疗专业医师不少于 3 名；技师不少于 2 名；放射药物专业技术人员不少于 1 名。学科带头人应具有高级专业技术职称，并有不少于 5 年的本专业工作经验，其 SPECT 经验不少于 3 年。⑤质量保障能力。有完善的质量控制和质量保障体系；具有放射性药物的风险管控机制；管理制度健全，具有全面的医疗质量管理方案，科室执行记录完整；具有设备维护、维修的保障能力。⑥其他。新建医疗机构、非公立医疗机构、独立医学影像中心应当具备以上②~⑤规定的条件；重点考核人员资质和技术能力等保障医疗质量安全的相关指标。

案例分析与讨论

浙江省基于物联网的大型医用设备决策服务平台建设

针对现有大型医用设备存在的"重配置规划、轻监管评估"的问题，自 2020 年起，浙江某省级医院牵头，联合其他多家省级和市级综合性医院共同开发了基于物联网的大型医用设备决策服务平台（见图 9-1），利用物联网等先进的信息技术对各医院各类大型医用设备的全方位、全过程动态监管，获取设备运行数据，并通过分析这些数据，对各指标进行评价，促进医院大型影像设备的科学配置和合理使用。

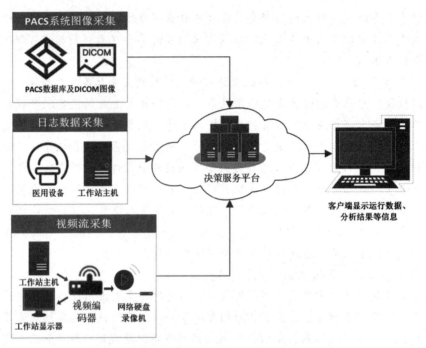

图 9-1　医用设备决策服务平台数据采集拓扑图

　　大型医用设备的运行数据包括设备开关机时间、设备检查人次、每次检查的详细信息（如 CT 的曝光参数、检查部位等）、设备工作状态（工作中、待机、关机）、设备状况（正常、故障）、设备定位、报警信息、质控数据等。平台具体功能模块分为设备信息总览、设备工作量统计与分析、检查部位和类型的统计与分析、预约检查等待时长统计与分析等（见图 9-2）。

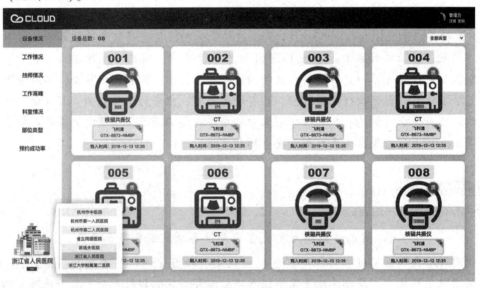

图 9-2　医用设备决策服务平台功能模块

　　（资料来源：黄天海，褚永华，邹瞿超，等. 多院区发展背景下基于物联网技术的医疗设备管理实践 [J]. 中国医疗设备，2022，37（01）：37-42）

请思考，并回答以下问题：

1. 大型医用设备使用管理有哪些具体的要求？
2. 大型医用设备监督检查的具体内容包括哪些？

案例评析

问题1：

大型医用设备使用应当遵循安全、有效、合理和必需的原则。大型医用设备使用管理有以下要求：

（1）医疗器械使用单位应当建立大型医用设备管理档案，记录其采购、安装、验收、使用、维护、维修、质量控制等事项，并如实记载相关信息。

（2）医疗器械使用单位应当按照大型医用设备产品说明书等要求，进行定期检查、检验、校准、保养、维护，确保大型医用设备处于良好状态。大型医用设备必须达到计（剂）量准确、辐射防护安全、性能指标合格后方可使用。

（3）医疗器械使用单位应当按照国家法律法规的要求，建立完善大型医用设备使用信息安全防护措施，确保相关信息系统运行安全和医疗数据安全。卫生健康行政部门应当对大型医用设备的使用状况进行监督和评估。医疗器械使用单位承担使用主体责任，应当建立健全大型医用设备使用评价制度，加强评估分析，促进合理应用，并要求定期向县级以上卫生健康行政部门报送使用情况。

（4）大型医用设备使用人员应当具备相应的资质、能力，按照产品说明书、技术操作规范等要求使用大型医用设备。

（5）医疗器械使用单位发现大型医用设备不良事件或者可疑不良事件，应当按照规定及时报告医疗器械不良事件监测技术机构。医疗器械使用单位发现大型医用设备使用存在安全隐患的，或者外部环境、使用人员、技术等条件发生变化，不能保障使用安全质量的，应当立即停止使用。经检修不能达到使用安全标准的，不得继续使用。

（6）医疗器械使用单位不得使用无合格证明、过期、失效、淘汰的大型医用设备，不得以升级等名义擅自提高设备配置性能或规格，规避大型医用设备配置管理。

（7）严禁医疗器械使用单位引进境外研制但境外尚未配置使用的大型医用设备。

问题2：

大型医用设备监督检查的具体内容包括以下方面：

（1）国家卫生健康委员会依托大型医用设备配置与使用监督管理信息系统，及时公布大型医用设备配置与使用监督管理信息，便于公众查询和社会监督。医疗器械使用单位应当定期如实填报大型医用设备配置使用相关信息。

（2）卫生健康行政部门对下列事项实施监督检查：大型医用设备配置规划执行情况；《大型医用设备配置许可证》持证和使用情况；大型医用设备使用情况和使用信息安全情况；大型医用设备使用人员配备情况；医疗器械使用单位按照规定报送使用情况；省级以上卫生健康行政部门规定的其他情形。

（3）对医疗器械使用单位配置与使用大型医用设备的监督检查，实行随机抽取检查对象、随机选派执法检查人员，抽查情况及查处结果及时向社会公开。可以采取下列方式：定期检查和不定期抽查；查阅复印管理文件、记录、档案、病历等有关资料，或要求提供相关数据和材料；现场检查，进行验证性检验和测量；实时在线监管；法律法规规定的其他监督检查措施。医疗器械使用单位和个人应当配合相关监督检查，不得虚报、瞒报相关情况。

（4）县级以上卫生健康行政部门应当建立配置与使用大型医用设备的单位及其使用人员的信用档案。对有不良信用记录的，增加监督检查频次。医疗器械使用单位在大型医用设备配置许可申请和大型医用设备使用中存在虚报、瞒报相关情况的，卫生健康行政部门应当将医疗器械使用单位负责人和直接责任人违法记录通报有关部门，记入相关人员的信用档案。

（5）国家鼓励行业协会建立和完善自我约束机制，加强行业自律和相互监督，促进大型医用设备安全合理使用。

（6）卫生健康行政部门未按照要求报送年度配置许可信息，或大型医用设备管理制度不健全、履职不到位的，由上级卫生健康行政部门给予通报批评，并责令改正。

（7）超规划、越权或违法实施大型医用设备配置许可的，依据《行政许可法》《医疗器械监督管理条例》等有关规定予以处理。

（8）医疗器械使用单位不按照操作规程、诊疗规范合理使用，聘用不具有相应资质、能力的人员使用大型医用设备，不能保障医疗质量安全的，由县级以上卫生健康行政部门依法予以处理。

能力和知识拓展

病区是应对重大突发传染病重要的地带之一，平战结合医院作为应对重大公共卫生风险、构建强大公共卫生体系的关键之举，成为国内医院建设的新趋势。理解"平战结合"模式，有利于优化公立医院的房屋建筑设施管理，有助于更好地提升公立医院自我发展能力，减轻政府负担，使医疗资源平时能够得到充分使用、应急时能够实现快速转换，让防控体系得到稳定、健康、可持续发展。

一、"平战结合"模式传染病医院

"平战结合"源于军事术语，表示和平时期和战争状态的相互结合和转换。近年来，在突发公共卫生事件应急处理中经常强调坚持平时管理和应急状态的"平战结合"。传染病医院作为应对重大突发传染病的重要平台、主力军和关键卫生资源，必须坚持把传染病医院作为战备医院的长期战略，建立"平战结合"模式传染病医院。

所谓"平战结合"传染病医院，就是指传染病医院在平时既要能收治传统的传染病患者，又要能满足除传染病患者之外的普通患者的就医需求，传染病患者与普通患者分区设置，严格院感流程管理，充分利用好院内资源，保障医院的顺利运转，并为暴发重大公共卫生风险做好应急管理体系、人员队伍、基础设施、医疗物资等各项准备工作，为应急时快速转换创造条件。在重大公共卫生风险来临的"战时"，传染病专科医院由于平时有良好的训练，可以在最短时间内将普通患者转至其他医院，迅速转换成重大突发传染病定点收治医院，集中收治重症患者，成为应对重大公共卫生风险的"特种部队"。

二、综合医院"平战结合"可转换病区建筑规划建议

综合医院"平战结合"建设应当选择独立院区或现有院区内相对独立的区域、建筑，作为"平战结合"区承担重大公共卫生事件应急救治任务。"平战结合"区应当兼顾平时

与重大突发传染病时的医疗服务内容，充分利用发热门诊、感染疾病科病房等建筑设施。

新建"平战结合"区应当从总体规划、建筑设计、机电系统配置上做到"平战结合"，满足结构、消防、环保、节能等方面的规范、标准要求。在符合平时医疗服务要求的前提下，满足重大公共卫生风险时快速转换、开展救治的需要。

改造建设的"平战结合"区应当按照"完善功能、补齐短板"的原则，在对现有院区功能流程合理整合的前提下，结合实际情况，因地制宜，合理确定平时及重大公共卫生风险时的功能设置，开展针对性建筑设施改造，以及快速转换方案。

"平战结合"区应当严格按照医疗流程要求，做好洁污分流、医患分流规划，确保合理组织气流，避免流线交叉，预留功能转化基础条件，制订转化方案。转化方案应当施工方便、快捷，宜选择可拼装的板材等材料快速完成由平时功能向战时功能的调整。

应当充分利用信息化、智慧化手段，提升综合医院"平战结合"的智慧化运行管理水平，加快推进医院信息与疾病预防控制机构数据共享、业务协同，加强智慧型医院建设。

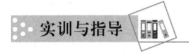

实训项目　多院区医院的耗材管理

一、实训目标

通过案例分析，深化对卫生物力资源管理理论知识的理解，培养在卫生管理实践中遵循相关的管理方法和政策法规进行卫生物力资源管理的思维和实践能力。

二、实现内容与形式

根据以下实训材料进行分析与训练。

浙江省某三甲医院多院区医用耗材精细化管理和 SPD 物流服务管理模式

浙江省某三甲医院是全国首批三级甲等医院、首批国家区域医疗中心建设单位，连续两年位居三级公立医院绩效考核全国前十，医院临床服务能力、手术总量、三/四类手术总量均居全国领先，也是浙江省医用耗材用量最大、使用品类最全的医院之一。该医院目前已发展为多院区运行模式，为了有效管理多院区医用耗材，该院创新性应用医用耗材精细化管理和 SPD 物流服务管理模式，全面实施医用耗材精细化、智能化管理，实现全院多院区耗材零库存，为每日超过 400 台次的手术提供耗材运行保障，帮助医院实现每台手术耗材的精确管控，极大地减轻手术室耗材管理工作量，巡回护士可以更好地进行术中保障工作，提升医院手术安全。同时，提高医院资金使用效率，所有耗材全程可追踪，最大程度降低医护人员，尤其是医院耗材管理人员琐碎的事务性管理工作，院方保留审核、质控、结算等核心工作，实现数据在线。

该管理模式主要特点为：①建立 SPD 中央仓，为多个院区提供耗材统一运营服务。采用院外中央仓运行模式，SPD 中央仓由零库存集团建设和运营，医院临工部派驻人员监管。SPD 中央仓为医院多个院区提供医用耗材集中仓储管理，统一验收、统一定数包加工、统一赋码和统一配送等服务。②高值耗材实施 RFID（射频识别）智能柜、全流程闭环管理。手术室、介入导管室、内镜中心、口腔科等临床科室设有高值耗材二级库房，并配有多组高值耗材智能柜。临床科室每日当班人员根据消耗单向 SPD 运营中心提交补货需求，赋码完整的高值耗材经SPD物流配送组及时送至各科室二级库。③跟台耗材采取按病人定向采供模式，实现全流程闭环管理。从临床术前申请、采购下单、供应商配货，到跟台包预验收、供应室消毒、手术使用，病人计费，直至术后退货，全流程实现线上规范化管理。④中低值耗材采取定数包+智能终端管理模式，临床病区二级、三级库房实现病人收费联动。可根据科室日常用量和使用习惯主动补货。每个二级库房安装有图特科室耗材管理智能终端，直接扫描定数包条码即可完成领用操作。领用拆包后的耗材暂存在治疗间，进入三级库库存，病人使用关联三级库房库存。⑤手术室全面启用手术套包和术中补货的运行模式。SPD手术室服务团队事前按照手术耗材标准模板和每日手术排程情况，提前将每台手术所需耗材按照定数、定量方式打包，单独封装后主动配送至各手术间备用。术中缺货时，巡回护士在系统下单，服务团队按需补货到各手术间。

（资料来源：褚张琪. SPD智慧物流体系在医疗耗材管理中的应用 ［J］. 中国医院院长，2021，17（14）：78-80）

根据以上材料，完成以下实训任务：

1. 多院区医院耗材管理存在的问题有哪些？

2. 案例中医用耗材精细化管理和SPD物流服务管理模式的优缺点有哪些？

3. 为多院区综合性医院的耗材管理提出策略建议。

三、实训要领

1. 学习掌握案例涉及的本章基本知识点。

2. 培养真实卫生管理情景下的相关管理思维和能力。

四、实训要求与考核

分小组完成分析，提交书面报告并进行口头汇报。具体要求：①书面报告字数限定在3 000字，需要列出所有参考文献，并注明小组成员在参与资料查找、小组讨论、案例分析、报告撰写等过程中的贡献度，最后由教师根据评分规则打分。②口头汇报限时15分钟，要求制作PPT，将书面报告的要点汇总形成口头汇报，最后由教师对口头汇报情况进行评分。

五、实训书面记录和作业

实训书面记录

1. 多院区医院耗材管理存在的问题有哪些？

_____

_____

_____

_____

_____

_____

_____

_____

_____

_____

2. 案例中医用耗材精细化管理和 SPD 物流服务管理模式的优缺点有哪些?

_____

_____

_____

_____

_____

_____

_____

_____

3. 为多院区综合性医院的耗材管理提出策略建议。

_____

_____

_____

_____

_____

_____

_____

_____

_____

_____

学习资料推荐

［1］张亮，胡志. 卫生事业管理学［M］. 北京：人民卫生出版社，2013.

［2］梁万年，胡志，王亚东. 卫生事业管理学［M］. 北京：人民卫生出版社，2017.

［3］赵要军. 2016—2020 年我国大型医用设备配置规划执行情况探析［J］. 医学与社会，2022，35（07）：62-67.

［4］娄海芳，吴海翔，汤旭帆，等. 基于物联网的大型医用设备决策服务平台建设与思考［J］. 中医药管理杂志，2020，28（21）：75-78.

［5］赵要军.“十四五”时期我国大型医用设备配置规划需求调查及政策建议［J］. 医学与社会，2022，35（08）：49-52.

［6］芮天奇，陈功正，黄文婧，等. 我国省级大型医用设备配置规划政策比较研究［J］. 中国卫生政策研究，2022，15（11）：32-38.

［7］何达，刘佳琦，谷茜，等.我国乙类大型医用设备配置和管理的政策回顾与问题分析［J］.中国卫生资源，2012，15（02）：126-128.

［8］褚张琪.SPD智慧物流体系在医疗耗材管理中的应用［J］.中国医院院长，2021，17（14）：78-80.

［9］黄天海，褚永华，邹瞿超，等.多院区发展背景下基于物联网技术的医疗设备管理实践［J］.中国医疗设备，2022，37（01）：37-42.

［10］季汉珍，龚亚驰，徐建如，等.构建"平战结合"式新型智慧传染病医院的研究与思考［J］.中国医院管理，2020，40（11）：1-5.

［11］关于印发综合医院"平疫结合"可转换病区建筑技术导则（试行）的通知（国卫办规划函〔2020〕663号）.［EB/OL］.（2020-08-18）.https://www.gov.cn/zhengce/zhengceku/2020-08/18/content_5535492.htm?t=2.

第十章 卫生信息管理

学习目标

通过本章案例分析和实训练习：

巩固 卫生信息的概念、基本功能以及卫生信息管理的概念等基本知识。

培养 充分利用卫生信息的功能以及卫生信息系统的作用提升卫生管理效能的能力。

扩展 根据卫生信息技术发展的特点及趋势，探究数字化治理手段对卫生事业改革的推动作用，并进一步扩展对健康医疗大数据的应用和发展的认识。

导入案例

国家卫生健康委：国家全民健康信息平台已基本建成

"25个省的电子健康档案、17个省的电子病历可在省内共享调阅，204个地级市的检查检验结果实现互通共享。"11月7日，国家卫生健康委召开新闻发布会，国家卫生健康委规划司司长毛群安介绍，国家全民健康信息平台已基本建成。

党的十八大以来，我国全民健康信息化建设成效显著。截至2021年年底，国家级全民健康信息平台基本建成，我国所有省份、85%的市和69%的县建立了区域全民健康信息平台，全国7 000多家二级以上公立医院接入区域全民健康信息平台。各地也建立健全了全员人口信息、居民电子健康档案、电子病历和基础资源等数据库，并积极推动公立医院逐步接入区域全民健康信息平台，依托平台推动不同医疗机构之间诊疗信息互通共享，2 200多家三级医院初步实现院内医疗服务信息互通共享，260多个城市实现区域内医疗机构就诊"一卡通"。大数据、云计算、人工智能等现代信息技术，推动优质医疗资源惠及更多人，让居民健康管理能力提升有了更坚实的支撑。

然而，全民健康信息化建设仍存在短板与弱项，统筹协调机制还不健全，数据要素价值潜力尚未被充分激活，数字鸿沟、数据壁垒依然存在，数据安全、隐私保障等仍面临挑战，数据治理能力有待进一步提升。

2022 年，国家卫生健康委联合国家中医药局和国家疾控局印发《"十四五"全民健康信息化规划》，提出在不断夯实信息化基础设施建设、持续推进"互联网+医疗健康"便民服务与健康医疗大数据应用发展的基础上，通过开展互通共享三年攻坚、健康中国建设等一系列优先行动，推动全民健康信息化向数字健康跃升。一是要普及推广电子健康卡。二是要推动检查检验结果互通共享。2025 年年底，全国所有的二级公立医院要实现检查检验结果跨机构调阅。三是要推广商业健康保险就医费用一站式结算。2025 年年底，有条件的省份要实现商业健康保险就医费用即时结算。四是要推动电子健康档案"跨省份查询"。计划 2025 年年底，试点省份要实现电子健康档案向居民本人提供实时授权查询服务。五是完善国家及省统筹区域全民健康信息平台。六是建立统一的卫生健康信息传输网。七是推动医院信息化建设提档升级。八是全力提升网络和数据安全的防护能力，加强个人信息保护。

（资料来源：人民网．国家卫生健康委：国家全民健康信息平台已基本建成［EB/OL］．(2023-11-07)．http://health.people.com.cn/n1/2023/1107/c14739-40113072.html）

请思考，并回答以下问题：

1. 国家全民健康信息平台的建设涵盖了哪些卫生信息管理的过程？

2. 全民健康信息平台建设存在哪些问题？针对当前这些问题，国家制定了哪些系统的发展规划？

主要知识点

一、卫生信息的概念

卫生信息涵盖了广义和狭义两个层面。从广义角度看，卫生信息涉及卫生健康领域的各类信息，包括但不限于社会经济信息、科技信息以及文化教育信息等。而从狭义角度出发，卫生信息特指那些旨在保护和促进人群健康、提升居民素质的信息。这些信息涵盖了公共卫生信息、临床医疗信息、药品信息、卫生事务信息以及卫生管理信息等多个方面。

二、健康医疗大数据与智慧医疗

健康医疗大数据（Big Data in Health）是大数据技术在医疗领域中的一个重要应用，主要是指在疾病防治、健康管理过程中产生的与健康医疗相关的数据。这些数据涵盖了临床、健康、生物和运营等多个方面。

智慧医疗（Wise Medicine）具有双重含义，既有广义的定义，也有狭义的定义。从狭义的角度来看，智慧医疗主要指的是临床决策支持系统（Clinical Decision Support System，CDSS），该系统通过输入病人的症状和实验室化验指标，精准输出诊断结果。而从广义的角度来看，智慧医疗则是指在诊断、治疗、康复、支付等各个环节中，建立一套基于医疗信息完整性、跨服务部门、以患者为中心的服务体系。该服务体系结合了物联网和云计算等高科技技术，实现了医疗信息的互联、共享与协作，推动了临床创新和诊断科学的发展。

三、卫生信息管理

(一) 卫生信息管理的概念

卫生信息管理既是信息管理领域中的一个细分领域，也是卫生事业管理体系中不可或缺的一部分。在理解卫生信息管理这一概念时，通常将其划分为狭义和广义两个层面。狭义的卫生信息管理主要指在卫生行业中，对信息的搜集、整理、存储以及提供信息服务等工作的组织和实施。而广义的卫生信息管理则涉及健康领域的更广泛的信息活动和要素，涵盖了信息的合理组织和控制，以及各种资源的优化配置，以满足健康领域的信息需求，确保信息的有效利用和优化配置。

(二) 卫生信息管理的方法

卫生信息管理在宏观和微观层面均有着重要的体现，主要包含以下几种方法。

1. 行政方法

信息管理部门及其负责人通过自身的权威，采用命令、指示、规定或下达计划、任务等形式，按照行政系统和组织层次实施管理。

2. 法律方法

将国家有关信息工作的法律法规适用于本部门本系统，以实现信息工作的规范管理。

3. 经济方法

在信息管理工作中，运用一系列经济调节手段与杠杆，遵循经济原则来组织、协调和调节信息工作。

4. 教育方法

通过多种途径和层次的教育手段普及和提高信息管理人员的信息意识和素养，逐步提升信息管理行业的整体水平。

(三) 卫生信息管理的作用

(1) 在卫生管理决策中发挥着关键作用。决策是一个提出问题、分析问题和解决问题的过程，而信息的收集、获取与利用是这一过程的重要前提。卫生信息管理通过收集和整理卫生信息资料，为决策者提供及时的服务。这不仅包括原始信息资料的提供，更重要的是卫生信息管理工作者应发挥自身专业优势，撰写并提供各类有价值的调研报告，为决策者提供参考。

(2) 在医疗、医学教育及科研中有广泛应用。医疗信息服务主要面向一线行政管理工作者，提供临床医疗、妇幼保健等信息。医学教育的信息服务主要面向教师和学生，提供医学教育文献资料。医学科研的信息服务则主要面向科研工作者，以快速、准确的信息服务为宗旨。

(3) 在社区医疗保健服务方面也大有可为。随着人们物质生活水平的提高和保健意识的增强，社区医疗保健服务的需求逐渐增加，卫生信息管理在这方面可为特定用户群体提供所需的各种信息，如疾病防治、药品、饮食、环境等信息。

(4) 提高卫生信息管理水平。卫生信息管理还有助于完善服务设施、建立健全规章制度以及建立安全、快速、灵敏的信息管理系统，从而提高卫生信息管理水平。

四、卫生信息系统的概念

卫生信息系统（Health Information System）是对卫生信息进行采集、处理、存储、管理、检索和传输，为卫生管理过程服务的各种系统。具体而言，它是政府卫生管理部门对各医疗卫生机构进行管理、为辖区内居民提供各类卫生信息服务的信息系统。它能大幅度提高政府机构管理水平及部门间协同工作的能力，提高政府管理能力、工作效能和社会服务能力。它也是各类医疗卫生机构根据自身的工作目标和特点，利用各种信息技术，对各自管理和服务的对象进行综合管理，以提高管理和服务的效率与水平的一套应用系统。

五、卫生信息系统的构成

（一）公共卫生信息系统

公共卫生信息系统是公共卫生体系建设的重要组成部分，它利用计算机、网络和通信技术，对各类卫生机构所涉及的各种信息进行规划和管理，收集人群的疾病发生情况和健康状况的资料，进行数据分析和处理，得到有价值的信息，并向各卫生机构的管理层传递信息，为卫生管理者的计划、控制、决策提供支持。

公共卫生信息系统综合运用计算机技术、网络技术和通信技术，构建覆盖各级卫生健康行政部门、疾病预防控制部门、卫生监督部门、各级各类医疗卫生机构的高效、快速、通畅的信息网络系统，规范和完善公共卫生相关信息的收集、整理、分析，提高信息质量。

（二）医院信息系统

医院信息系统是指利用计算机软、硬件技术，网络通信技术等现代化手段，对医院及其所属各部门的信息流（主要包括人、财、物等）进行综合管理，对在医疗活动各阶段中产生的数据进行采集、存储、处理、提取、传输、汇总、加工生成各种信息，从而为医院的整体运行提供全面的、自动化的管理及各种服务的信息系统。医院信息系统主要由以下五部分组成。

1. 临床诊疗

临床诊疗主要以患者信息为核心，将整个患者诊疗过程作为主线，医院中所有科室将沿此主线展开工作。整个诊疗活动主要由各种与诊疗有关的工作站（包括门诊医生工作站、住院医生工作站、护士工作站、临床检验、输血管理、医学影像、手术麻醉管理分系统等）来完成，并将这部分临床信息进行整理、处理、汇总、统计、分析等。

2. 经营管理

经营管理是医院信息系统中的最基本部分，它与医院中所有发生费用的部门有关，处理的是整个医院中各有关部门产生的费用数据，并将这些数据整理、汇总、传输到各自的相关部门，供各级部门分析、使用并为医院的财务与经济收支情况服务，包括门急诊挂号、门急诊划价收费，住院患者入院、出院、转院，住院收费，物资、设备，财务与经济核算等。

3. 综合管理与统计分析

综合管理与统计分析指将医院中的所有数据汇总、分析、综合处理，供管理者决策使

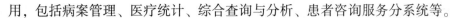

用，包括病案管理、医疗统计、综合查询与分析、患者咨询服务分系统等。

4. 外部接口

其主要目标是实现与其他医疗相关信息系统的集成，实现与外部信息系统的数据交换，包括医疗保险接口、远程医疗接口、社区医疗接口、上级卫生行政管理部门接口等。

5. 药品管理

药品管理主要包括药品的管理与临床使用。在医院中药品从入库到出库直到患者的使用，贯穿于患者的整个诊疗活动中，包括药库、药房及发药管理，合理用药的各种审核及用药咨询与服务等。

（三）突发公共卫生事件应急信息系统

突发公共卫生事件是指突然发生，造成或者可能造成社会公众健康严重损害的重大传染病、群体性不明原因疾病、重大食物和职业中毒以及其他严重影响公众健康的事件。突发公共卫生事件的应急准备工作，旨在预先对可能发生的突发公共卫生事件所需的各类资源进行整合与调配。此举旨在确保在突发公共卫生事件发生时，能够迅速、有效地应对，降低其对公众健康和社会秩序的影响。

突发公共卫生事件应急信息系统是利用计算机技术，对突发公共卫生事件的准备和应急工作提供支持的系统。准备工作是利用计算机自动化技术，生成电子化的突发公共卫生预案，并对其进行维护，收集应急决策需要用到的相关信息，并进行及时更新，对应急工作需要用到的人员、物资、机构等资源信息进行实时更新；应急工作需要借助计算机自动化技术，快速调用相关预案和信息，同时对当前事态发展进行深入分析，为决策提供有力支持，并确保实时通信的顺畅进行。

（四）医疗保障信息系统

应用于医疗保障系统中的信息系统即为医疗保障信息系统，它利用计算机硬件与软件、网络通信设备以及其他办公设备，进行医疗保障相关信息的收集、传输、加工、存储、更新和维护，以提高医疗保障管理效率和效益为目的，辅助医疗保障相关管理机构进行决策和规划。利用医疗保障信息系统，可实现对城镇职工基本医疗保险、城乡居民基本医疗保险、城乡医疗救助的统一管理和对医疗机构的全方位监测，可实现对各医疗保障制度相关信息的综合管理。

六、卫生信息系统的功能

（一）公共卫生服务功能

卫生信息系统负责对各类公共卫生信息进行全面的规划和管理，通过先进的数据分析技术，对信息进行深度处理。该系统为卫生管理者提供有力支持，协助制订科学合理的公共卫生计划和决策。这不仅有助于公共卫生服务模式的持续完善，更能显著提升服务质量，为公众健康保驾护航。卫生信息系统的公共卫生服务功能主要包括健康档案和流程管理（包含个人、家庭和社区健康档案管理）、健康体检、健康教育、预防接种、妇女保健、儿童保健、老年保健与康复管理、慢性病管理服务、重性精神病服务、传染病报告和处理、突发公共卫生事件报告处理等。

（二）医疗服务功能

卫生信息系统能够为医疗服务过程提供重要的数据和信息，辅助医生合理决策。卫生信息系统的医疗服务功能主要包括门诊医疗服务、药品管理、临床检验服务、住院医疗服务、医学影像服务、医疗服务协同等。门诊医疗服务是医疗机构业务的重要组成部分，卫生信息系统提供门急诊挂号、门诊医生站、门诊护士站、门诊收费、离线管理、统计查询等服务功能；住院医疗服务是为住院管理业务提供的信息技术辅助管理应用支持，内容包括入出院管理、病区管理、住院医生站、住院护士站、统计查询等；医疗服务协同功能是指为实现区域医疗协同、公共卫生服务与医疗服务高效协同等提供信息资源，推动互联互通和信息共享，如转诊管理、远程监护和管理、远程咨询和指导等。

（三）健康信息服务功能

卫生信息系统通过收集、整理健康相关信息，为患者和卫生工作人员提供网上预约、健康档案查询、健康教育、健康信息发布、健康服务门户网站查询等健康信息服务。

（四）综合管理功能

卫生信息系统的综合管理功能主要包含机构运营与人员管理和卫生监督监管等。其中，机构运营和人员管理包括基本药物管理、药房管理、物资（耗材）管理、设备管理、财务管理、绩效管理、统计分析和综合查询。

导入案例评析

国家卫生健康委：国家全民健康信息平台已基本建成

1. 国家全民健康信息平台的建设涵盖了哪些卫生信息管理的过程？

国家全民健康信息平台的建设体现了对涉及健康领域的信息活动和各种要素进行合理的组织与控制，以实现信息及有关资源的合理配置，从而有效地满足健康领域信息需求的卫生信息管理过程，具体而言，包含以下内容：

（1）数据整合和共享。国家全民健康信息平台整合了多个卫生信息系统，包括公共卫生信息系统、医院信息系统、突发公共卫生事件应急信息系统和医疗保障信息系统。通过整合和共享各类卫生信息，平台可以提供全面、准确的数据支持，使决策者能够更好地了解人群的健康状况、疾病发生情况和医疗资源分布等信息，从而有针对性地优化医疗资源配置，确保优质医疗资源更好地惠及全国范围内的居民。

（2）数据分析和智能决策支持。国家全民健康信息平台具备强大的数据分析和处理能力，可以对海量的健康数据进行分析和挖掘。通过应用数据分析技术，可以实现对疾病的早期预警、流行病学分析、病例管理和医疗质量评估等功能。这些分析结果和智能决策支持工具可以帮助医疗管理者和决策者更好地了解健康状况和疾病趋势，制定科学的政策和干预措施，从而提高医疗资源的利用效率和优化居民的健康管理。

2. 全民健康信息平台建设存在哪些问题？针对当前这些问题，国家制定了哪些系统的发展规划？

全民健康信息平台建设存在以下问题：

（1）统筹协调机制不健全。在全国范围内，各地区之间的协同合作和数据共享仍然存在一定的困难。

（2）数据要素价值潜力未充分激活。虽然建立了全员人口信息、居民电子健康档案、电子病历和基础资源数据库，但这些数据的潜在价值和应用尚未得到充分发挥。

（3）数字鸿沟和数据壁垒。在不同地区、不同医疗机构之间，数字化技术和健康信息的应用水平存在差异，造成了数字鸿沟和数据壁垒。

（4）数据安全和隐私保障挑战。随着大数据的应用和信息共享的增加，数据安全和个人隐私保护成为亟待解决的问题。

为了应对这些问题，国家卫生健康委联合国家中医药局和国家疾控局印发《"十四五"全民健康信息化规划》，规划提出：①普及推广电子健康卡。推动电子健康卡的普及和应用，方便居民就医和健康管理。②推动检查检验结果互通共享。到2025年年底，全国所有的二级公立医院要实现检查检验结果跨机构调阅。③推广商业健康保险一站式结算。到2025年年底，有条件的省份要实现商业健康保险就医费用即时结算。④推动电子健康档案"跨省份查询"。计划到2025年年底，试点省份要实现电子健康档案向居民本人提供实时授权查询服务。⑤完善国家及省统筹区域全民健康信息平台。进一步完善和健全全民健康信息平台，提高数据的互通和共享。⑥建立统一的卫生健康信息传输网。构建健康信息传输的统一网络，促进信息的流动和共享。⑦推动医院信息化建设提档升级。加强医院信息化建设，提高医疗服务的质量和效率。⑧提升网络和数据安全的防护能力。加强网络和数据安全的保护，保障个人信息的安全和隐私。

案例分析与讨论

解密安吉"健康大脑"，突破区域医疗"数据孤岛"效应 So Easy

"健康大脑"是浙江安吉智慧医疗信息项目建设中的重要组成部分，它是在安吉县"城市大脑底座"基础之上创建的区域健康数据资源中心，实现区域内医患、技术、医共体之间的互联互通，让患者就医更便捷、医生看病更智能、监督管理更高效。

安吉县一直以来都十分注重区域卫生信息化建设，过去几年建设虽然取得了一些成效，但仍然存在诸多急需解决的问题：医疗机构业务系统众多，存在重复建设、分散建设；"信息烟囱""数据孤岛"普遍存在，数据标准质量低、术语代码类标准不健全；业务协同和数据共享困难、数据利用度低等，因此建立标准统一、数据集中的区域"健康大脑"十分必要。

"健康大脑"汇聚了县域医疗卫生领域相关的海量数据，以全员人口信息、电子健康档案、电子病历三大数据资源库为基层，通过数据标准化治理形成了区域健康数据资源中心。它运用云计算、大数据、区域链、中台等技术，实现区域内的数据高效互通以及业务的协同统一，满足管理决策、临床医疗、健康管理、预警分析、科学研究等各领域的数据信息深度利用需求。在保障医疗安全的前提下，有效利用医疗资源，提高医疗质量，让区域内医疗服务"碎片化"转变成"一体化"，从而让患者就医更便捷、医生看病更智能、监督管理更高效，初步实现智慧卫健。

目前，安吉县"健康大脑"已汇集全域医疗数据、基层公共卫生、体检等数据4亿多条，建立了49万份居民全生命周期的电子健康档案，供医疗机构共享调阅。这些数据让医生可以全方位了解患者病情，减少重复检查、检验。在此基础上，还开放了居民查阅功能，帮助居民实现自我健康档案查询与管理。院前急救业务场景中可实时调阅居民健康档案，实现呼救精准定位，缩短受理调度时间和出车反应时间；检查一体化平台，实现县乡远程超声、放射医技检查会诊；"暖心热线"智能语音外呼通过智能 AI 语音呼叫拨打电话，减少人工工作量；中医智能医共体实现智能辅助开方和中医处方流转；慢性病实现预警分析和分级管理等功能的应用，给患者及医生带来了极大便利。

（资料来源：健康县域传媒.解密安吉"健康大脑"，突破区域医疗"数据孤岛"效应 So Easy［EB/OL］.（2021-09-07）.https://www.cn-healthcare.com/articlewm/20210907/content-1261432.html）

请思考，并回答以下问题：

1. 安吉县为什么在推进区域卫生信息化建设的过程当中致力于对"健康大脑"的开发？

2. 安吉县创建的"健康大脑"凸显了卫生信息系统的哪些功能？

案例评析

问题 1：

（1）解决"数据孤岛"问题：在过去的卫生信息化建设中，安吉县发现医疗机构业务系统众多，并存在重复建设和分散建设的情况。这导致了"信息烟囱"和数据孤岛的普遍存在，数据无法流通和共享，数据标准和质量也较低。通过建立"健康大脑"作为区域健康数据资源中心，可以打破这种孤立状态，实现数据的统一管理和高效互通。

（2）提升医疗服务效率：通过"健康大脑"的建设，安吉县旨在实现医患、技术和医共体之间的互联互通。这将有助于加强医患之间的沟通和协作，提高医疗服务的效率和质量。患者就医更便捷、医生看病更智能、监督管理更高效，有助于初步实现智慧卫健。

（3）深度利用数据信息："健康大脑"汇聚了大量的县域医疗卫生领域的数据资源，包括全员人口信息、电子健康档案、电子病历等。通过对这些数据进行标准化治理和利用，可以满足管理决策、临床医疗、健康管理、预警分析、科学研究等各领域的深度数据信息利用需求。这将有助于提高医疗质量、优化资源利用，让医疗服务由碎片化转变为一体化，为患者和医生带来极大的便利。

问题 2：

（1）公共卫生服务功能：通过建设"健康大脑"，安吉县能够规划和管理各类公共卫生信息，进行数据分析和处理，为卫生管理者提供决策支持，促进公共卫生服务模式的完善和服务质量的提升。其中包括健康档案和流程管理、健康体检、健康教育、预防接种、妇女保健、儿童保健、老年保健与康复管理、慢性病管理服务、重性精神病服务、传染病报告和处理、突发公共卫生事件报告处理等。

（2）医疗服务功能：安吉县的"健康大脑"提供重要的数据和信息，辅助医生合理决策，提供医疗服务过程中所需的各种功能。这包括门诊医疗服务、药品管理、临床检验服务、住院医疗服务、医学影像服务、医疗服务协同等。通过"健康大脑"，医疗机构可以实现挂号、医生站、护士站、收费、离线管理、统计查询等门诊医疗服务功能，以及入出院管理、病区管理、医生站、护士站、统计查询等住院医疗服务功能，还包括转诊管理、远程监护和管理、远程咨询和指导等医疗服务协同功能。

（3）健康信息服务功能：通过"健康大脑"，安吉县收集和整理健康相关信息，为患者和卫生工作人员提供网上预约、健康档案查询、健康教育、健康信息发布、健康服务门户网站查询等健康信息服务。这些功能可以为患者提供方便的在线预约和健康信息查询，同时为卫生工作人员提供健康教育和信息发布服务。

（4）综合管理功能：安吉县的"健康大脑"还具备综合管理功能，包括机构运营与人员管理和卫生监督监管等。这些功能可以涵盖基本药物管理、药房管理、物资（耗材）管理、设备管理、财务管理、绩效管理、统计分析和综合查询等方面。

能力和知识拓展

卫生信息管理是卫生健康领域的重要组成部分。近年来，全国和浙江省先后出台了一系列政策和改革措施，以推进卫生信息化建设和提高卫生管理效能。这些政策和措施覆盖了卫生信息化基础设施建设、电子病历、卫生信息共享、卫生信息安全等方面，对于卫生信息管理领域产生了积极影响。

"卫生信息管理"是一个跨学科的领域，涵盖了公共卫生、医疗保健、信息技术等多个方面。其主要目标是有效地收集、整理、分析和利用卫生信息，以促进健康和医疗保健的发展。以下内容与"卫生信息管理"有着密切的关联，包含：

1. 卫生信息的收集与整理：这是卫生信息管理的基础。它涉及了公共卫生、医疗保健等多个领域的知识，包括疾病监测、健康调查、医疗记录等。这些信息需要被系统地收集和整理，以便后续的分析和利用。

2. 卫生信息的分析：卫生信息的分析是卫生信息管理的核心。它需要对收集到的信息进行深入的研究，以揭示健康问题、评估健康干预的效果，以及预测未来的健康趋势。这需要运用统计学、流行病学等专业知识。

3. 卫生信息的利用：将分析结果转化为实际的应用是卫生信息管理的最终目的。这包括制定公共卫生政策、提供医疗保健服务、教育公众等。这需要具备公共卫生、医疗保健等方面的专业知识，以及良好的沟通技巧和领导能力。

这些内容既是"卫生信息管理"的基础，也是其重要的拓展方向。通过深入学习和实践这些内容，可以更好地掌握"卫生信息管理"的核心知识和能力，为健康和医疗保健事业的发展做出更大的贡献。

全国范围内发布的相关政策文件，旨在推进卫生信息化建设，提高卫生管理效能。这些政策文件覆盖了卫生信息化基础设施建设、电子病历、卫生信息共享、卫生信息安全等方面，为卫生信息管理领域提供了重要的指导和支持。

一、《关于促进"互联网+医疗健康"发展的意见》（国办发〔2018〕26号）（节选）

发展"互联网+"医疗服务

1. 鼓励医疗机构应用互联网等信息技术拓展医疗服务空间和内容，构建覆盖诊前、诊中、诊后的线上线下一体化医疗服务模式。

允许依托医疗机构发展互联网医院。医疗机构可以使用互联网医院作为第二名称，在实体医院基础上，运用互联网技术提供安全适宜的医疗服务，允许在线开展部分常见病、慢性病复诊。医师掌握患者病历资料后，允许在线开具部分常见病、慢性病处方。

支持医疗卫生机构、符合条件的第三方机构搭建互联网信息平台，开展远程医疗、健康咨询、健康管理服务，促进医院、医务人员、患者之间的有效沟通。（国家卫生健康委员会、国家发展改革委负责。排在第一位的部门为牵头部门，下同）

2. 医疗联合体要积极运用互联网技术，加快实现医疗资源上下贯通、信息互通共享、业务高效协同，便捷开展预约诊疗、双向转诊、远程医疗等服务，推进"基层检查、上级诊断"，推动构建有序的分级诊疗格局。

鼓励医疗联合体内上级医疗机构借助人工智能等技术手段，面向基层提供远程会诊、远程心电诊断、远程影像诊断等服务，促进医疗联合体内医疗机构间检查检验结果实时查阅、互认共享。推进远程医疗服务覆盖全国所有医疗联合体和县级医院，并逐步向社区卫生服务机构、乡镇卫生院和村卫生室延伸，提升基层医疗服务能力和效率。（国家卫生健康委员会、国家发展改革委、财政部、国家中医药局负责）。

二、《国家健康医疗大数据标准、安全和服务管理办法（试行）》（国卫规划发〔2018〕23 号）（节选）

第一章 总 则

第一条 为加强健康医疗大数据服务管理，促进"互联网+医疗健康"发展，充分发挥健康医疗大数据作为国家重要基础性战略资源的作用，根据《中华人民共和国网络安全法》等法律法规和《国务院促进大数据发展行动纲要》《国务院办公厅关于促进和规范健康医疗大数据应用发展的指导意见》《国务院办公厅关于促进"互联网+医疗健康"发展的意见》等文件精神，就健康医疗大数据标准、安全和服务管理，制定本办法。

第二条 我国公民在中华人民共和国境内所产生的健康和医疗数据，国家在保障公民知情权、使用权和个人隐私的基础上，根据国家战略安全和人民群众生命安全需要，加以规范管理和开发利用。

第三条 坚持以人为本、创新驱动，规范有序、安全可控，开放融合、共建共享的原则，加强健康医疗大数据的标准管理、安全管理和服务管理，推动健康医疗大数据惠民应用，促进健康医疗大数据产业发展。

第四条 本办法所称健康医疗大数据，是指在人们疾病防治、健康管理等过程中产生的与健康医疗相关的数据。

第五条 本办法适用于县级以上卫生健康行政部门（含中医药主管部门，下同）、各级各类医疗卫生机构、相关单位及个人所涉及的健康医疗大数据的管理。

第六条 国家卫生健康委员会（含国家中医药管理局，下同）会同相关部门负责统筹规划、指导、评估、监督全国健康医疗大数据的标准管理、安全管理和服务管理工作。县级以上卫生健康行政部门会同相关部门负责本行政区域内健康医疗大数据管理工作，是本行政区域内健康医疗大数据安全和应用管理的监管单位。

各级各类医疗卫生机构和相关企事业单位是健康医疗大数据安全和应用管理的责任单位。

其他相关政策文件：

1. 《关于印发全国公共卫生信息化建设标准与规范（试行）的通知》（国卫规划发〔2020〕21 号）。

2. 《关于印发"十四五"全民健康信息化规划的通知》（国卫规划发〔2022〕30 号）。

3. 《关于印发"十四五"中医药信息化发展规划的通知》（国中医药规财函〔2022〕

238 号)。

4.《关于印发公立医院运营管理信息化功能指引的通知》（国卫办财务函〔2022〕126 号）。

浙江省发布的相关政策文件：

1.《"互联网+医疗健康"示范省建设行动方案（2019—2022 年）》（浙卫办〔2019〕14 号）。

2.《浙江省推进医疗卫生服务领域数字化改革提升患者就医体验暨实施进一步便利老年人就医举措工作方案（2021—2023 年）》（浙卫发函〔2021〕75 号）。

3.《浙江省卫生健康事业发展"十四五"规划》（浙发改规划〔2021〕96 号）。

4.《浙江省医疗卫生服务体系暨医疗机构设置"十四五"规划》（浙发改规划〔2021〕245 号）。

这些文件都明确了浙江省在卫生信息管理和卫生信息化建设方面的目标和措施，对于推进卫生信息化建设、提高医疗服务水平和服务质量具有重要意义。

总之，全国和浙江省在卫生信息管理领域出台的一系列政策和改革措施，为卫生信息化建设提供了指导和支持，促进了卫生管理效能的提高，有利于健康服务质量的提升。未来，卫生信息化建设仍将是卫生管理领域的重要发展方向，需要不断加强基础设施建设、加强卫生信息共享和安全保障，提高管理效能和服务质量。学生需要关注这些政策和措施，了解其背景和意义，掌握相关的管理技能和专业知识，以适应未来卫生信息管理领域的发展趋势。

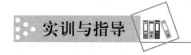

实训与指导

实训项目　卫生信息化在医院管理中的应用

一、实训目标

1. 理解和掌握本章基本知识点。

2. 训练查找相关资料，尤其是卫生信息管理领域的资料，并进行有效的归纳分析的能力。

3. 培养运用卫生信息管理基础知识解决实际案例的能力。

二、实训内容与形式

根据以下实训材料进行分析与训练。

浙大四院移动数字医院建设

移动数字医院颠覆了既往下基层义诊的模式，打破了检查信息无法存档以实现互联互通的局限，开创了专病筛查、团体健康体检、基层义诊服务、院前接驳急救等诸多新模式，极大地丰富了院外医疗服务内容，提高了医疗服务效率，为百姓带来了更为便捷的零距离医疗模式。互联网技术的高速发展，掀起了传统医疗模式的巨大变革。随着"互联网+医疗"的推进，带来了网上咨询、预约挂号、远程医疗、诊间结算等全新医疗体验。

为积极响应《"健康中国 2030"规划纲要》，践行国务院办公厅印发的《深化医药卫生体制改革 2020 年下半年重点工作任务的通知》，解决看病难、看病贵问题，浙江大学医学院附属第四医院积极探索，改革创新，高质量推进医疗领域数字化改革，赋能医疗信息化建设，打造"移动数字医院"建设理念，借助以5G为核心的信息化支撑技术，开展以专病筛查和远程医疗为主的移动式医疗服务，提高全民健康管理意识，满足全民健康需求。通过移动数字医院建设，着力打造浙中百姓身边的零距离医院，让患者不跑腿，让服务送上门，最终促进院外、院内具有同质化的医疗服务和省级医院优质医疗资源的下沉。

具体来讲，移动数字医院以移动CT车为基础，利用5G+互联网技术，装载有医院的医疗运行信息系统和人工智能诊断系统，涵盖微型诊室、检查检验、远程会诊、移动护理、药事指导、线上预约、健康随访和物流支撑等齐全的医疗服务。其利用5G网络（CPE设备）+VPN隧道技术+云桌面等技术快速实现移动门诊系统、移动检查系统、远程医疗系统、精准定位等系统部署，实现院外建档、开单、传输、诊断、整合及定位等功能，打造零距离医疗概念，提高了医疗效率。

此外，移动数字医院还融合了多项新医疗技术设备，如多种可穿戴式智能监测设备（心电贴、智能手环等），患者可自行操作，数据无线传输。其中柔性心电贴防水且不影响平时生活，可将设备带回家，为移动数字医院提供长程动态心电图检查、心电遥测等项目。结合5G技术高速度、泛在网、低功耗、低时延、万物互联特点，为移动数字医院有效运行带来一种新的体验。

移动数字医院通过建档预约挂号、微诊室线上线下接诊、移动CT/B超/心电图/肺功能/抽血等检查检验、检查结果联网互通、远程会诊、移动护理、药事指导、无人机物流、专病数据库管理等实现了全医疗流程服务，将优质医疗资源的触角延伸到基层，在社区基层与医院之间搭建了就医绿色通道，解除了就医空间、交通、设备等诸多方面的限制。移动数字医院集成的无创医疗设备可以将服务对象的医疗数据信息实时传递回院内，完成同步结果解读及反馈，大大地缩短了患者就医距离及就医时间。移动数字医院不仅填补了基层医疗缺乏优质资源的空缺，同时还将基层医疗的数据进行了集成，完成人群专病队列的建立，随访管理专病队列，为区域内专病防治提供科学依据。

移动数字医院将医院内资源与社区卫生服务中心健康管理数据分析相结合，既可以针对性地进行特定人群的疾病筛查及疾病随访管理，也可以提供零距离企事业单位体检服务，同时可以在应急救援过程中发挥其不可替代的作用，大大弥补了院外诊疗的空白区域。移动数字医院运用无人机实现医共体院区间标本及药品配送，提高工作效率，缓解地面交通、人力资源等限制。

移动数字医院集合了院前5G医疗急救体系，在偏远地区发生急性脑卒中、急性冠脉综合征等有严格抢救时间窗的疾病时，在收到120急救中心指令后，可以第一时间将移动数字医院前往需救地点，跟社区卫生服务中心救护车进行双向接驳救治，急救途中即可完成CT扫描及血标本采集，部分POCT项目的检测，同步将患者信息第一时间反馈给院内，提前完成建档及相关医疗团队集结待命、医疗设备调试等相关前期准备工作，以确保最高效率地应对急救工作。

移动数字医院项目医务部配备专职组织管理员1名，后勤部电工1名，信息科轮岗人员1名，临工科1名，放射科技师2名，心胸外科/呼吸科医生1名，机动临床人员若干，团队共计8~10人。该项目年度经费支出约200万元。

实行移动数字医院每月可服务基层人群达4 000余人次，筛查肺结节、前列腺、甲状腺、乳腺等部位肿瘤。截至目前已走进义乌及周边县市19个镇街，服务14 800余人次，筛查出需定期随访肺结节。此外，移动数字医院的实行也加强了医院内部信息化互联互通水平。2021年年初，浙大四院成立省内首家移动数字医院，充分发挥移动医院的微型诊室、CT、B超、心电图、血化验等检查、远程会诊、移动护理等医疗服务和功能，走进浙中各县市为群众提供了免费筛查肺结节、前列腺早癌等义诊服务。7月10日，在2021年度第十六届中国卫生信息技术与健康医疗大数据应用交流大会上，浙大四院获评"国家医疗健康信息互联互通标准化成熟度测评五级乙等"医院，成为浙江省首家互联互通五级乙等医院，该等级也是目前国内该项目评定的最高级别。

（资料来源：浙江大学医学院附属第四医院：移动数字医院新医疗模式实践［EB/OL］.（2021-11-19）.https://www.cn-healthcare.com/article/20211119/content-562850.html）

根据以上材料，完成以下实训任务：

1. 浙江大学医学院附属第四医院在移动数字医院建设过程中，充分体现了卫生信息管理的哪些核心内容？

2. 结合本章所学知识，选取一两个国内外卫生信息化建设在医院管理应用的典型案例，并进行深入剖析。

三、实训要领

1. 了解案例所涉及的行业背景和发展趋势。

2. 学习和掌握案例中涉及的本章主要知识点。

3. 查找国内外卫生信息化建设在医院管理当中的相关典型案例，结合所学知识分析其成功经验和存在问题。

四、成果要求和评分

1. 分组完成。以分组形式完成，对案例分析过程实行任务分解，即以1名成员为主，小组成员分别承担资料查找、案例分析和总结归纳、书面报告撰写等工作。研究过程应当在充分发挥所有成员主动性、积极性的基础上，实现互助、交流和协作。

2. 提交书面报告。要求列出作为案例分析依据的主要技术方案或标准；分析部分的字数为1 500字左右，观点明确、条理清楚，并制作PPT。

3. 汇报展示。要求各小组对案例分析的结果进行汇报，注意展示过程的流畅性和表达的准确性，以及内容结构层次的清晰性和逻辑性。

4. 分组完成的案例分析报告由组长根据小组成员在参与资料查找、小组讨论、案例分析、报告撰写以及汇报展示等过程中的贡献度进行初步评分，最后由教师根据评分规则进行打分。

五、实训书面记录和作业

实训书面记录

1. 浙江大学医学院附属第四医院在移动数字医院建设过程中，充分体现了卫生信息管理的哪些核心内容？

_____

_____

_____

_____

_____

2. 结合本章所学知识，选取一两个国内外卫生信息化建设在医院管理应用的典型案例，并进行深入剖析。

学习资料推荐

［1］张亮，胡志. 卫生事业管理学［M］. 北京：人民卫生出版社，2013.

［2］刘爱民. 病案信息学［M］. 北京：人民卫生出版社，2023.

［3］罗爱静，王伟，马路. 卫生信息管理学［M］. 北京：人民卫生出版社，2017.

［4］张露霞，段会龙，曾强. 健康医疗大数据的管理与应用［M］. 上海：上海交通大学出版社，2020.

［5］胡瑶琳，余东雷，王健. "健康中国"背景下的健康医疗大数据发展［J］. 社会科学家，2022（3）：79-87.

［6］国家卫生健康委员会统计信息中心网站. http://www.nhc.gov.cn/mohwsbwstjxxzx/new_index.shtml.

［7］中央网络安全和信息化委员会办公室. 关于印发国家健康医疗大数据标准、安全和服务管理办法［EB/OL］.（2018-09-15）. http://www.cac.gov.cn/2018-09/15/c_1123432498.htm?from=timeline.

第十一章 社会健康资源管理

📐 **学习目标**

通过本章案例分析与实训练习：

巩固 社会健康资源的概念；社会健康资源管理的概念、内容、方法和管理过程等基本知识点。

培养 在现代管理中合理运用社会健康资源管理的方法与手段的能力。

扩展 了解社会健康资源管理的相关政策及法律法规。

📦 **导入案例**

民营医院的发展困境

民营医院是我国医疗卫生服务体系的重要组成部分，是增加医疗资源有效供给、加速推进"健康中国"建设的主力军。随着人民群众健康意识的不断提升，医疗服务需求呈现多样性、多层次特点。近年来，为扩大服务供给，政府出台了一系列支持社会办医的政策文件，民营医院发展初步呈现规模多样化、服务能力专业化、人力资源高质量、资本来源多样化的一体效应。但在公立医院为主的医疗市场中，民营医院仍面临着社会公信力低、政策落实不到位、资金筹集不完善、人力资本匮乏与质量参差不齐，以及医疗技术和设备落后等问题。

（一）自身缺乏核心竞争力

民营医院主要以小规模机构为主，其核心竞争力相对较弱。首先，服务内容较为单一；其次，医疗技术水平与设备相对落后；再次，内部管理及运营方式尚待完善。因此，民众对民营医院的信任度不高，加之过度宣传和医疗等负面新闻的影响，使民营医院的社会声誉相对较差。

（二）人才培养意识薄弱，人才流失严重

民营医院在人才策略上长期秉持"实用主义"和"拿来主义"，对人才培养的意识较为薄弱，侧重于使用人才而忽视了培养和储备。当前，部分民营医院为降低人才培养成本，通过高薪吸引人才，引入公立医院退休专家以提升医院知名度和服务水平。然而，这种做法忽视了骨干人才的培养和人才资源库的建设，从而在一定程度上制约了骨干人才的职业发展，并导致人才流失。此外，民营医院的人才培养体系不健全，高层次人才与专科学历人才之间的衔接存在断层，人才结构呈现出两极分化的态势，对医院的长期发展造成影响。再者，民营医院的人事薪酬制度相对僵化，与医护人员的职业发展需求不尽匹配。在员工福利保障和职称评审方面，民营医院相较公立医院存在较大差距。因此，受到公立医院"虹吸"效应的影响，民营医院人才流失问题较为严重。

（三）扶持政策保障落实不到位

尽管政府已推出多项政策以支持社会办医，但相应的发展环境尚未完全形成。例如，在医保政策方面，虽然民营医院逐渐被纳入医保定点范围，但与公立医院相比，其在医保起付标准和报销额度等方面仍存在一定差距，这无疑对民营医院的发展构成了影响。此外，在保障待遇方面，民营医院的招聘制度与公立医院存在差异。公立医院的事业编制对人才具有较大吸引力，而民营医院仅能提供企业报销，因此在引进人才方面面临较大困难。综合来看，尽管国家层面已出台多项政策支持社会办医，但在实际操作中落实难度较大，民营医院在发展过程中遭遇了一定的政策瓶颈。

（四）公立医院优质资源扩容，民营医院生存空间被挤压

在我国，医疗市场长期以公立医院为主导，民营医院则作为补充。在构建整合型医疗服务体系的医联体和医共体过程中，多数情况下是通过公立医院的纵向联合来实现医疗资源整合与技术支援。然而，全国近80%的社会办医疗机构并未融入医联体。随着公立大医院多院区建设的推进，优质资源不断扩充，医联体逐渐成为大医院"跑马圈地"和"虹吸"的载体。这导致民营医院的优质资源向公立医院流动，使其发展面临巨大挑战。

（资料来源：梁冰华，黄李凤．民营医院的困境及路径优化［J］．卫生经济研究，2022，39（5）：45-48）

请思考，并回答以下问题：

1. 请依据社会健康资源管理的基本知识，谈谈如何解决民营医院的发展困境。

2. 为了促使民营医院的可持续性发展，可以采用哪些社会健康资源管理手段？

主要知识点

一、社会健康资源及社会健康资源管理的概念

社会健康资源（Social Health Resource）是指在特定社会经济环境下，除了政府投入外，为满足人民多样化健康需求所涉及的一切要素和条件。

社会健康资源管理（Social Health Resource Management）是指政府及其他相关部门根据社会及人们的需要，运用现代管理理论和方法对社会健康资源进行规划、合理配置、有效开发、充分利用、科学管理和调控监督。这一过程旨在使健康资源在卫生全行业中充分发挥作用，实现资源的最优配置，并产生最大可能的健康效益。

二、社会健康资源管理的内容

（一）制定合理规划

根据卫生发展规划，在满足居民健康需求的基础上，制定社会健康资源管理规划。该规划应遵循国家卫生发展规划，并以现有社会健康资源供给能力为基准。其核心目标是为居民提供高质量的健康服务，将资源管理转变为中长期目标、计划和政策措施。规划内容涵盖现有社会健康资源的分析、未来资源供需预测与平衡，以及确保在有需求时能获取所需的社会健康资源。将资源管理纳入区域卫生规划，并与公立医疗机构协调共进，可实现平台内的协作与竞争，最大限度地拓展社会健康资源组织的发展空间。

（二）监督并评价社会健康资源的利用

建立健全的社会健康资源监督体系，是实现社会健康资源充分利用和保障有效运营的必然选择。在我国社会健康资源管理刚刚起步、相关规章制度尚不完善的特殊背景下，构建一个涵盖确认监督主体、界定监督客体、完善监督职能、落实监督责任以及加强监督措施的监督体系，成为确保社会健康资源管理质量的关键环节。

（三）社会健康资源管理研究

社会健康资源管理主要研究社会健康资源配置现状、管理现状，以及相关管理体制和各项活动（如计划、组织、指挥、协调和控制等），以便精准把握健康资源管理的发展方向和趋势。适时调整管理策略，可保障社会健康资源的合理利用和提供优质服务。

三、社会健康资源管理的特征

（一）复杂性

社会健康资源管理的复杂性主要体现在以下几个方面：首先，资源的种类和形式丰富多样；其次，资源分布具有明显的不均衡性；再次，管理对象具有广泛性和多样性；最后，针对不同管理对象，所设定的管理目标各有侧重。

（二）灵活多样性

考虑到社会健康资源管理对象的多元化特性，管理过程需运用多样化的策略。例如，在无经济效益追求的非营利性民营医疗机构中，其能在不追求经济利益的前提下，有效地担负起社会救助的职责。相较于营利性医疗机构，这类机构的社会公益性，更为突出，且在管理手段上相较公立医疗机构更具灵活性。

（三）政府管理与市场调节相结合

由于社会健康资源的独特性，包括大量私人卫生产品、营利性资源与非营利性资源的共存，政府在运用"看得见的手"进行管理的同时，还需充分利用市场这只"看不见的手"的调节功能，以应对潜在的"政府失灵"问题。

四、社会健康资源管理的原则

（一）分类与统一管理相结合的原则

依据管理对象的属性、社会功能及承担的任务，国家制定并实施各类财税、价格政策，以分类解决各种问题，满足居民多元化的医疗保健需求。营利性医疗机构具有较强"私"属性，追求经济效益。因此，营利性医疗机构需按照国家规定缴纳企业所得税，医疗服务价格由其自主制定，免征营业税。社会资本投资的非营利性医疗机构不享有政府补贴，但医疗服务价格受指导性规定，同时享有税收优惠政策。在用电、用水、用气、用热方面，与公立医疗机构同价。非营利性医疗机构提供的医疗服务和药品需遵循政府制定的相关价格政策，卫生财政等部门负责加强监管。

（二）宏观管理与微观管理相结合的原则

宏观管理通过对社会健康资源进行全面规划、组织与控制，以优化资源分布，满足社会和居民需求，实现公平与效率的有机结合，保障资源的可持续发展和利用。微观管理重点关注资源分配与规划，更着重于制定和执行规章制度，从而实现对社会健康资源的有效管理和监督。这既包括对资源总量、结构布局等层面的科学规划，也包括对社会健康资源运行过程的监督与管理。

（三）协调性原则

社会健康资源管理涉及多个组织和社会领域，政府在实施管理时需协调各部门及人员，实现社会健康资源的整合与优化。此外，还需与公立医疗机构、专业公共卫生机构、基层医疗卫生机构及社会健康组织保持沟通。管理部门应相互协调，避免政出多门和推诿责任；充分利用资源，按计划协调发展；调动各方积极性，以最大程度满足居民的健康需求。

五、社会健康资源管理的过程

按照现代管理的框架和过程划分，社会健康资源管理的过程包括五个步骤：规划、组织、运营、监督和控制。

（一）社会健康资源规划

《医疗机构设置规划指导原则（2021—2025年）》提出，鼓励社会办医，拓展社会办医空间，其发展空间和区域总量不受规划限制；在康复、护理等短缺专科领域，鼓励社会力量举办非营利性医疗机构和独立设置的医学检验室实验室等。同时，加强社会办医的规范化管理和质量控制。社会健康资源机构设置应依据非公立医疗机构的工作性质和任务规模，适应社会经济发展和自身职能需求。政府需明确基本卫生服务提供组织框架，界定公立医疗机构和非公立医疗机构在基本卫生服务提供中的角色，并考虑整合公立与非公立机构，制定基本卫生服务提供总体规划。此外，要充分考虑非公立医疗机构在不同类型服务中的发展空间和管理原则。

（二）社会健康资源组织

为充分发挥有限社会健康资源的最大效益，政府需运用计划、行政、经济及法律手段实施宏观调控，确保社会健康资源有效弥补医疗卫生发展经费短缺，并满足社会多层次、多样化的卫生服务需求。此外，应积极推动健康相关非政府组织（如学会、协会等第三方组织）的发展，鼓励、支持并引导社会健康资源参与行业协会，借助行业协会分担部分行政职能，强化行业自律。

（三）社会健康资源运营

社会健康资源的运营依赖市场、体制、要素、文化等政策要素的支持，其主要运营模式包括：①公私合作伙伴（Public Private Partnership，PPP）模式。在此模式下，双方共同承担投资、风险和责任，共享利润与收益。②托管模式。该模式指医院产权所有者将经营管理权交由具备较强经营管理能力且能承担相应风险的法人或自然人来运营。

（四）社会健康资源监督

全面审视社会资源投入卫生事业的各个环节，制定严谨的监管策略，涵盖资格审查、申请注册、资金备案、技术保障、人员职业资格审查、服务领域和项目设定、广告宣传及收费标准等，以防止低质量资本侵占卫生服务市场，并误导消费者。政府部门应制定相应的法规措施并确保依法执行，强化行政部门间的协作，确保监管落实到位，同时充分发挥第三方组织和消费者的监督作用。

（五）社会健康资源控制

社会健康资源的调控可分为四个核心环节：布局控制、结构控制、过程控制和结果控制。布局控制遵循属地化管理及医疗卫生全行业管理原则，兼顾经济社会发展水平和卫生资源配置现状，从而引导社会健康资源优先满足区域迫切需求，并向资源相对匮乏的区域和领域倾斜。结构控制主要针对地区间资源配置的存量激活与增速进行调控，以防止资源过度集中于富裕区域。过程控制是在社会健康资源配置过程中权衡公平与效率，以充分发挥资源优势，提供优质卫生服务。结果控制关注社会健康资源配置对人群健康状况的改善程度，是评估资源配置效率和公平性的关键指标。

六、社会健康资源管理的方法

（一）社会健康资源管理的法律手段

社会健康资源管理的法律手段是指管理主体运用法律法规来调节各利益相关者之间的关系，这些手段具有强制性、概括性、权威性和稳定性等特点。在此基础上，社会健康资源管理的法律手段在确保管理合法性的同时，有助于强化管理主体主导地位，并适用于解决管理过程中的共性问题与个性问题。

（二）社会健康资源管理的行政手段

社会健康资源管理的行政手段是指国家行政机关通过行使行政职权，采取具有强制性、时效性和具体性的行政命令、指示和规定等措施来进行管理。这些行政手段不仅能充分体现行政机关依据职权主动管理的职能，而且在处理问题时能针对具体事件进行细化分析，从而使处理结果更具针对性和灵活性。

（三）社会健康资源管理的经济手段

社会健康资源管理的经济手段是指遵循客观经济规律，运用财政、价格、税收和收费等手段实施管理。其主要特点表现为：利益性、关联性、平等性和灵活性。管理方式可以包括制定政府指导价格或允许社会医疗机构根据服务成本自主确定医疗服务价格等不同政策。

导入案例评析

民营医院的发展困境

1. 请依据社会健康资源管理的基本知识，谈谈如何解决民营医院的发展困境。

民营医院在我国医疗服务体系中扮演着重要角色，但在发展过程中面临着诸多困境。从社会健康资源管理的角度出发，科学规划、充分利用和规范监管对于解决民营医院发展困境具有重要意义。

（1）首先，科学规划在破解民营医院发展难题中具有举足轻重的地位。全方位为民营医院提供政策扶持与资源保障，包括资金投入、税收优惠及土地使用等方面。通过科学规划，为民营医院提供充足的发展资金，降低运营成本，确保用地需求，从而营造一个有益的政策环境。同时，民营医院应依据市场需求及自身特性，制定长期发展战略，明确发展目标、重点科室及特色服务。科学规划有助于民营医院在激烈的医疗市场竞争中精准定位，充分发挥优势，推动民营医院实现持续、稳定发展。

（2）其次，充分挖掘社会健康资源对民营医院发展具有重要意义。通过有效利用人力资源、设备资源、信息资源、资金资源，并加强合作与交流，民营医院可以提高医疗服务质量和效率，降低运营成本，增加盈利能力，并提升技术水平和管理能力。具体来说，民营医院可以与公立医院、社区卫生服务中心等医疗机构展开合作，实现人才流动与共享，缓解人才短缺问题。同时，引进先进的医疗设备和技术以增强市场竞争力。此外，构建有效的激励机制，提升员工工作积极性与满意度，有助于吸引和留住优秀医疗人才。

（3）最后，强化监管为民营医院发展提供保障。建立健全的监督与管理体系，以监测民营医院在医疗质量、安全措施、专业标准及临床实践等方面的表现，能迅速发现并纠正存在的问题。因此，政府部门应加大对民营医院的监管力度，确保合法经营和诚信服务。这涉及民营医院的资质认证、质量控制、价格监管等方面。规范监管，有助于提升民营医院的整体水平，塑造良好的社会形象。

2. 为了促使民营医院的可持续性发展，可以采用哪些社会健康资源管理手段？

（1）法律手段为民营医院健康可持续发展提供基石。通过法律途径，构建健康环境的基本法律框架，维护居民健康权益，规范医疗机构运营行为，并加强卫生监管与执法力度。民营医院需遵循相关法律法规，如《医疗机构管理条例》，确保医疗服务合法且规范。此外，民营医院应关注行业法规变动，适时调整经营策略以适应法规要求。

（2）行政措施是促进民营健康可持续发展的关键途径。行政措施涵盖政府部门的规划、组织、监督及评估等方面。民营医院应主动与卫生健康行政部门沟通协作，遵循行业标准和规范，接受政府监管。通过参与医疗质量控制、接受定期审查等途径，民营医院可确保医疗服务质量，提升患者满意度。

（3）经济策略是促进民营医院健康可持续发展的核心驱动。首先，民营医院需通过筹资和融资等途径，为发展提供必要的资金，以提升医疗服务质量和竞争力。其次，通过技术引进和人才培训等手段，提高医疗技术水平。最后，设立合理的薪酬激励机制，以吸引和留住优秀人才。总之，经济手段在推动民营医院健康可持续发展中具有重要作用，助力其在市场竞争中保持优势，为社会提供更优质的医疗服务。

综上所述，为推动民营医院健康可持续发展，应综合运用法律、行政及经济手段。法律手段是健康环境的基本法律框架和居民健康权益的保障；行政手段则推动卫生资源的合理配置及健康服务的提供；经济手段通过财政投入和健康保险制度支持民营医院健康可持续发展。协同运用这些手段，可促进民营医院长期稳定发展。

案例分析与讨论

我国最大的民营精神科医疗集团成功的独家秘笈

康宁医院，创立于 1996 年，作为中国首家非公立三级甲等精神病专科医院，独具特色。2014 年，该院成立股份公司，注册资本达 7 550 万元。医院主营业务为全方位专科医疗服务，涵盖精神疾病和心理疾病的诊疗。此外，康宁医院旗下设有温州康宁司法鉴定所，提供司法鉴定服务。作为温州医科大学的附属医院，康宁医院拥有多个国家和省级研究平台，多个专科及亚专科，构建了完善的临床心理和社会心理服务体系。近年来，康宁医院在老年医学领域积极拓展，已成功打造多所老年病医院及康养机构。

康宁医院的成功要素涵盖市场供求失衡、精神专科医院诊疗与药品销售利润，以及国家对社会办医政策的支持。然而，在广阔的市场空缺和激烈竞争背景下，康宁医院是如何脱颖而出，赢得社会公众的信任，并在资本市场上占据优势地位的呢？

（一）区域联动：康宁医院的网络式发展战略

康宁医院集团凭借创新性的中心卫星模式在医疗领域脱颖而出，构建了以浙江温州中心医院为核心的强大医疗网络。该模式专注于与周边地区如苍南、永嘉、青田等医疗机构的深度合作，实现人才、管理和优质医疗服务资源的有效共享。通过提供连贯的医疗服务，康宁医院专注于处理复杂病例，而网络内其他医院则侧重于治疗常规和慢性疾病以及提供康复服务。康宁医院集团未来规划在环渤海、西南、华南等地区建设新的区域中心医院，旨在扩大医疗服务范围，提高整体医疗质量，并构建跨区域医疗服务平台。立足于浙江省，康宁医院不仅积极挖掘本地市场，还战略性地拓展至全国各地，致力于打造服务水平高、管理先进的现代化医疗集团。

（二）精细化运营：康宁医院降本增效的策略

在当下医疗行业竞争激烈的环境中，康宁医院集团通过战略业务架构的优化，成功降低运营成本，进而提高市场竞争力。该集团业务范围涵盖包括专科医院、综合医院服务及医院管理等多元化领域，为患者提供全方位的医疗服务。据集团董事王健介绍，温州康宁医院在采购管理方面取得显著成效，实施集中采购与优化供应链管理，与主要供应商建立紧密合作关系，提升采购效率，降低成本，并实现风险分散。集团依托规模扩张，实现显著规模效应，提高整体毛利率。王健强调，只有经历了初期的投入和逐步的盈利，医院才能在扩大规模过程中创造更大价值，从而提高整个集团的利润水平。康宁医院集团的经营哲学与运营模式为医疗行业同行树立了值得借鉴的标杆。

（三）人才引领：康宁医院的革命性培养方略

康宁医院自创立以来，始终将人才培养视为企业发展之基石。为实现稳定且高效的人才培养模式，康宁医院采用以金字塔型梯队结构为核心的人才发展战略。该策略着重引进新鲜血液，为新招聘的医学院毕业生提供关键发展机遇，并资助他们到国内顶尖精神科医院进修，同时通过有竞争力的薪资待遇吸引中青年医学专业人才。这些举措共同构建了医院人才体系的中坚力量。此外，康宁医院重视资深医生的丰富经验，通过返聘退休专家提升学科引领与科研能力。这些精神科权威为年轻医生创造了宝贵的学习和实践机会，并在医疗创新领域贡献智慧，从而推动康宁模式下医院整体水平的发展与提升。

（四）健康服务的创新变革：线上线下诊疗环节的闭环

康宁心理诊疗平台创新性地应用了"实体医院+互联网"模式，从根本上改变了传统医疗服务流程。借助该平台，患者能够在线接受问诊、获取电子处方、进行复诊等。服务方式的改变极大地方便了患者，提升了医疗服务效率。此外，该平台支持医生通过视频或语音通讯进行远程诊疗，并将问诊时间缩短至数分钟。药品也可以通过快递迅速送达患者家中，患者不必花费大量的时间和精力往返医院。在保护隐私的前提下，实现了心理健康服务的远程化、精准化和智能化，有效降低就医成本。总体而言，康宁心理诊疗平台为心理健康治疗领域带来了革命性变革，使患者享受到更为人性化、便捷化的医疗服务体验。

（资料来源：温州医科大学附属康宁医院.精神健康的守护者[EB/OL].（2017-11-10）.https://www.kn120.com/about.aspx#main1）

请思考，并回答以下问题：

1. 请以社会健康资源管理过程为视角，分析康宁医院成功的关键因素有哪些。

2. 应当如何采用有效的社会资源管理手段促进康宁医院的可持续发展？

案例评析

问题1：

（1）在规划阶段，康宁医院重视市场需求的预测以及社会健康需求的评估。通过深入的市场调研和数据分析，制定了与市场需求相适应的发展策略与目标。同时，在规划阶段，医院充分兼顾政策法规及技术发展等因素，以确保其可持续发展。

（2）康宁医院在组织架构方面采纳了矩阵式管理模式，以促进各部门协同效应的提升。此外，医院对人力资源管理予以高度重视，通过选拔与培训策略，组建了一支专业且高效的团队。在组织文化方面，康宁医院着力营造积极向上、团结协作的氛围，以增进员工的工作满意度和忠诚度。

（3）在运营环节，康宁医院强调患者体验与医疗服务质量的提升。通过引入先进信息系统，实现医疗信息电子化与流程化管理，从而提高医疗服务效率。此外，康宁医院关注医疗安全，严格执行质量控制体系，并通过持续改进流程，确保患者安全，提升患者满意度。

（4）在监管方面，康宁医院融合内部审计与外部评估，对运营、财务及服务质量等领域实施严格监控；通过持续监管与改进，确保医院各项业务高效运作。

（5）在控制方面，康宁医院实行全面的预算管控与绩效评估办法。通过明确设定绩效指标及奖惩机制，激发员工提升工作效率与服务质量。此外，康宁医院关注风险管理，构建风险防范机制与应对策略，确保医院稳健发展。

问题2：

（1）康宁医院应积极参照并遵循相关法律法规，确保其合法权益得到充分保障。具体而言，医院需严格遵守《医疗机构管理条例》《医疗广告审查办法》等法规，规范经营活动。同时，关注行业法律法规的变动，适时调整经营策略，以规避法律变动可能带来的经营风险。在此过程中，康宁医院可借鉴其他民营医院的成功做法，通过聘请专业的法律顾问团队来提供法律支持，确保医院合规经营。

（2）及时掌握政策动态，确保医院的政策合规。此外，积极参与各类行业协会和组织的交流与合作，有助于提升医院的管理水平和服务质量。为实现这一目标，通过借鉴其他成功民营医院的经验，康宁医院可通过加入行业协会、参加行业研讨会等方式，与同行展开交流学习，以提高自身的综合竞争力。

（3）为实现康宁医院的可持续发展，应制定相应的经济策略。首先，制定科学的预算管理策略是关键，这不仅能合理分配资金，还能确保财务稳健。其次，关注成本控制，通过精细化管理提升资金使用效率。此外，探索多元化盈利模式，如提供特需医疗服务、健康管理以及预防保健服务等，这些都有效提高了医院的收入水平。在此过程中，康宁医院可借鉴其他成功民营医院的经验，通过实施全面成本管理、开展医疗质量改进项目等方法，降低成本、提高效益。

综合分析表明，康宁医院在追求可持续发展的过程中，应通过法律、行政以及经济等途径来达成目标。具体来说，医院需密切关注法律法规的变化，与政府部门保持紧密的沟通与合作，以提升服务质量和管理效率。此外，医院还应实施全面的成本管理，并探索多元化的盈利模式，确保在竞争激烈的市场中保持竞争优势，从而实现可持续发展目标。

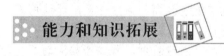
能力和知识拓展

民营医院 3.0 时代

民营医院 3.0 时代强调高品质、高效率与创新精神，与社会健康资源管理目标高度契合。社会健康资源管理的核心在于资源的有效配置与利用，而民营医院 3.0 时代通过数字化和专业化的手段显著提升了资源管理效率，进一步推动了健康事业的发展。在此背景下，民营医院急需掌握社会健康资源管理相关知识，如资源配置、政策分析、合作与协调等，以提高医院运营效率和服务质量。此外，医院需具备数据分析和创新能力，以适应市场变化和满足患者期望。通过整合社会健康资源管理的知识和能力，民营医院可以实现更高效、更个性化的医疗服务，促进医疗行业的持续发展。

一、民营医院发展的时代划分

1. 民营医院的狭义定义。

根据我国的医院属性，国内民间资本直接或间接投资的医疗机构，可分为营利性医院和非营利性医院；按照投资主体划分，分为政府办医院和社会办医院；依据投资资本属性，可将医院分为公立医院（财政资金）、民营医院（社会资金）、国企（央企）医院（国资资金）和外资医院（境外投资）。

2. 民营医院发展时代划分。

（1）民营医院 1.0 时代：起源于 20 世纪 80 年代，历经游医、个体诊所、承包科室等阶段，直至开始购买或新建医院，迅速完成了资本原始积累。这一时期与国家医改初期开放个体诊所（1.0 时代前期）及医疗服务市场化阶段（1.0 时代后期）相对应，时间跨度为 1980—2008 年。其主要特征包括：①医疗技术方面缺乏特色；②患者来源主要依靠传统营销手段（如广告媒体）；③在资本主导下，医院经营侧重于效率，导致医疗服务偏离"医疗本质"，且患者口碑效应尚未形成；④医院缺乏长远发展规划。

（2）民营医院 2.0 时代：在国家积极鼓励社会办医的政策背景下，社会资本（包括医疗行业资本及其他行业资本）推动医疗服务市场迅速扩张，使得民营医院的市场份额不断攀升，甚至一度超越公立医院。这一时期，民营医院实现专业化细分，凭借专科专病技术优势，构建了专科医院连锁模式和医学城模式。时间跨度为 2009—2019 年，与国家新医改政策中"政府主导、多部门（三医）联动、公立医院回归公益性"的阶段以及国家鼓励社会办医的初期相对应。主要特征包括：①资本经营主导（多元化）、专业技术为基础，二者结合但不融洽；②患者来源依赖新型营销模式（服务即产品）；③医院业务收入主要以医保资金支付；④资本控制医院经营发展方向，虽有"医疗本质"概念但未充分体现，患者口碑逐渐建立；⑤初步形成现代化医院管理框架。

（3）民营医院 3.0 时代：在政府监管下，民营医院步入规范化发展阶段，以医疗技术为引领，依托资本经营驱动，以患者满意度与服务量的共同提升为核心目标，并在现代医院管理模式下实现三者紧密融合。这一时期对应国家医改政策明确提出的持续规范医疗服务管理阶段，涉及"民营医院管理年活动"实施方案、"民营医院高质量发展促进行动"方案等规范性文件，始于 2020 年。其主要特征如下：①医院经营管理规范；②具备自家专家团队与特色专科专病医疗技术，具有良好的盈利模式；③医疗技术与资本深度融合，以患者需求为核心，提供定制诊疗方案；④患者满意度与美誉度高，树立社会广泛认可的医院品牌；⑤经营回归"医疗本质"，注重品质医疗服务，重新设计医院经营模式；⑥商保和自费成为医院业务收入的主要来源；⑦医疗质量实现同质化管理；⑧成功引入数字化技术，如 AI 诊断、互联网诊疗、智慧管理等；⑨在较大区域内具有影响力，获得相关资质或成为医科大学附属教学医院；⑩建立了现代医院管理模式，包括人才、经营、财务、服务、文化等，实现可持续发展。

二、民营医院 3.0 时代的核心要素

（1）人才要素：①医疗团队。该团队由具备丰富经验的医疗专家和精通特定疾病领域的专业技术人才组成，致力于提供高水平的医疗服务。②经营管理团队。该团队涵盖管理、服务、保障及营销等多领域专业人才，他们共同协作，确保医疗机构的全面运营和持续发展。

（2）经营核心要素：①首要任务是秉持医疗本质，追求高品质医疗服务；②其次，通过差异化特色经营策略在竞争激烈的市场中脱颖而出；③最后，确保持续盈利能力作为医院长期发展的基石。

（3）资本运作要素：①合伙人模式，作为一种资本多元化典型的策略，可通过技术入股和资本入股方式，为民营医院提供资金、技术以及人才等关键资源；②融资模式多样化，允许民营医院根据自身发展需求和市场环境，选择适合的直接融资和间接融资等途径。

（4）认知重塑：①首先，投资者应尊重医疗服务业的高投入、高人才与技术门槛，收益相对较低以及可持续性的行业特质；②其次，对"以患者为中心"的理念进行精准理解，满足患者对"安全性、有效性、舒适度、权益保障及性价比"的合理需求，是提升患者满意度的关键；③最后，在医疗服务体系中，公立医院与民营医院分别承担基本医疗与非基本医疗职责，服务不同的社会群体，二者之间呈互补、促进关系，对我国医疗服务能力建设具有同等重要性。

三、民营医院3.0时代对我国医疗卫生事业产生的影响

1. 对医院发展路径的影响。

当前，我国民营医院发展展现出丰富多样的特点，部分医院仍处于2.0时代，另有的医院已迈向2.5时代。鉴于各民营医院所处发展阶段的不同，应在参照3.0时代标准的基础上，根据实际情况制定相应的发展策略。该策略涵盖以下四个阶段：第一阶段，强化基础管理。医院需重视基础管理工作，如完善医院管理制度与优化工作流程，为后续发展奠定基础。第二阶段，以技术为导向，资本为驱动。医院应关注专科专病领先技术的发展，同时利用资本推动医院品牌建设，巩固发展基础。第三阶段，打造区域医疗中心。医院应努力成为各级专科区域诊疗中心，或成为真正意义上的医科大学附属教学医院。此外，需实现医疗质量的同质化管理，实施患者管理（产品即服务），提高商业保险和自费支付比例，形成独特的经营模式。第四阶段，实现品质医疗，促进可持续发展。医院应关注人才、技术、管理等综合发展，保持持续盈利模式，并培育独特的医院文化，以实现品质医疗和可持续发展。

2. 对医院发展方向和人才培养的影响。

基于对3.0时代标准的深入了解，民营医院的管理者和投资者能够明确发展方向，避免陷入迷茫和等待的困境。在品质医疗的基础上，通过实施差异化经营策略，实现持续成功。根据3.0时代的十个特点，医疗、服务、管理（包括人力资源、财务、经营、后勤、信息等）各环节的人员选拔与培养将展现出积极的变革趋势。通过寻找并培养匹配的团队成员，组建优秀的团队。在医院竞争中，医疗技术是核心力量，而人才（尤其是医疗专家）则是医疗技术的根本。因此，3.0时代的民营医院应具备优秀的专家团队和管理团队。为了吸引并留住高端人才和具有特殊技能的人才，投资人和管理者需要探索新的合作模式，例如提供有竞争力的薪酬待遇、科研项目支持、学术地位提升、合伙人或股权激励等措施。

3. 对名牌医院认知的影响。

在民营医院3.0时代，名牌医院的影响力主要体现在医院管理、医疗技术、人才培养及经营策略等方面。各类医院（包括民营、公立、国有企业及国外医院）在良好发展和优质口碑方面具有共性，这得益于现代医院管理的实施、先进医疗技术的掌握以及优秀人才的汇聚。然而，在经营方式上，这些医院存在显著差异，从而影响了可持续发展的速度与影响力。因此，各类医院应根据自身实际情况制定相应的发展策略，以实现可持续发展和品牌建设目标。

4. 对医疗服务回归医疗本质的影响。

在民营医院3.0时代，关键在于推动医疗服务回归医疗本质，即重视患者需求、提高医疗质量并优化医疗服务。在这一时代背景下，各类民营医院纷纷调整发展战略，从过度依赖市场营销和商业运作转向关注医疗技术、人才培养和科研创新。实现这一转变的核心在于提供卓越的医疗服务，将经营理念融入医院管理的各个环节，并始终坚持"患者至上"的服务宗旨。

（资料来源：华夏医界．我国民营医院即将迈入3.0时代［EB/OL］．（2022-06-08）．http：//www.cn-witmed.com/list/3/2104.html）

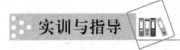

实训与指导

实训项目　如何有效实施社会健康资源管理

一、实训目标

1. 理解社会健康资源管理的意义和过程，掌握社会健康资源的概念、社会健康资源管理的内容和原则、社会健康资源管理的手段。

2. 训练查阅资料和文献综述的能力。

3. 培养应用社会健康管理资源基本知识、相关政策分析社会健康资源管理问题及有效提出对策建议的能力。

二、实训内容与形式

根据以下实训材料进行分析与训练。

ZF 口腔医院的发展现状

（一）ZF 口腔医院简介

ZF 口腔医院，自 2014 年首家诊所式口腔医院成立起，以医疗、教学、科研为核心，致力于提供专业的口腔服务。随着业务规模的扩大和资本注入，医院在 SZ 市各区逐步开设旗舰店。2017 年 8 月，ZF 口腔控股股份医院正式挂牌。在医保定点单位和 KF 大学医学部口腔医学实践教学基地，医院业务涵盖牙齿种植、正畸、美容和修复等领域，已经成为一家专业且具有庞大规模的牙科连锁机构。然而，自 2021 年以来，受市场竞争影响，医院营业收入出现明显下滑。

（二）ZF 口腔医院发展现状

1. 内部管理资源。

ZF 口腔医院，作为一家现代化民营口腔医疗机构，实行权责明确、管理科学、治疗完善、运行高效、监管有力的管理模式，涵盖院长聘用制及 KPI 考核制。行政院长负责日常运营与市场营销，技术院长则主导医疗事务。医院秉承"全民健康"理念，致力于推动现代民营医院管理体制改革。科室设置包括牙体牙髓科、牙周科、口腔颌面外科、口腔修复科、口腔正畸科、口腔种植科、口腔预防保健科等，各科室具有独特的临床业务范围。ZF 口腔已发展成拥有 30 家连锁口腔门诊，400 多间独立诊疗室的大型医疗机构，覆盖众多区域，年收入约 2 亿元。医院设备先进，采用全球一线医疗器械品牌，如 CT 全景影像设备、德国卡瓦种植机等，提供数字化印模、数字化种植导板等技术，为患者带来舒适、便捷、精准、高效、微创的就医体验。在广东地区民营口腔医院中，ZF 口腔综合实力位居前列。

2. 人力资源。

ZF 口腔医院是一家大型口腔医疗机构，拥有 43 个部门和 20 个分院，员工总数超过 1 100 人，平均年龄约 45 岁。一线专业医疗团队占比超过一半，包括近 150 位全职注册医生及近 400 名护理人员。医院实行绩效考核制的薪酬制度，采用合同聘用制和灵活的用人机制。此外，医院设立完善的晋升和转岗制度，针对不同岗位进行专业技术技能考核。医院还拥有一定数量的具有国际种植协会认证会员、种植培训讲师等资质的医师。为打造专业高效的医师团队，ZF 口腔医院开展了青年医生培训、专科培训及复合人才培训等多种培训项目。

3. 医疗质量。

医疗服务质量是医院生存和发展的核心要素。ZF 口腔医院始终将提升服务质量作为其宗旨，致力于提供标准化、规范化的医疗服务，以构建和谐的医患关系。医院坚持全生命周期的口腔医疗服务理念，将顾客的需求和满意度置于首位，并追求卓越的诊疗效果。为了确保服务质量，医院实施预约就诊制度，严格遵守"一人一诊室、一治疗室、一医一助一机一用一消毒"的服务标准，并注重术前、术中和术后的服务质量。在 SZ 市同行业中，ZF 口腔医院享有良好的医疗质量口碑。历经 10 年的发展与变革，ZF 口腔医院已从小型诊所逐步发展为深受患者和社会认可的医疗机构，荣获"全国消费者放心满意品牌""企业信用评价 AAA 级信用企业""中国 3·15 诚信品牌"及"省著名品牌"等荣誉。

4. 财务状况。

ZF 口腔医院在 2020 年、2021 年和 2022 年一季度的资产负债率分别为 33.12%、36.18% 和 40%。尽管这一比例逐年上升，但在医疗服务行业中，其水平相对较低（同行业近两年数据约 45%），整体财务风险可控。2019—2021 年，平均销售毛利率为 39%（同行业近两年数据约 33%），净资产收益率分别为 26.39% 和 29.12%，说明毛利率处于行业中等水平，净利润表现良好。为实现资本扩张，医院重视"开源节流"，通过社会筹资等途径增强实力，为民营医院的发展奠定基础。2019 年，医院获得 XR 集团约 8 千万元并购投资，借助资本支持，加大人才引进、技术更新和医疗环境改善等方面的投入。

（资料来源：张梦瑶. ZF 口腔医院发展战略研究 [D]. 秦皇岛：燕山大学，2022）

请思考，并回答以下问题：

1. 请模拟 ZF 口腔医院座谈会，进行角色扮演，探讨如何有效地对其社会健康资源进行管理。

2. 根据模拟座谈会的内容，探究 ZF 口腔医院建设存在的瓶颈问题、关键影响因素及解决对策。

三、实训要领

1. 了解案例的基本事实和社会背景。

2. 学习和掌握案例分析涉及的本章主要知识点。

3. 检索与本案例相关的政策、法律法规。

4. 查找文献资料，结合必要的调查（访谈和问卷调查），根据社会健康资源管理的知识和相关政策，探讨如何有效实施 ZF 口腔医院的社会健康资源管理，并深入分析 ZF 口腔医院发展的困境、成因及优化策略。

四、成果要求与评分

1. 分组进行角色扮演，模拟组织座谈会。班级学生划分为若干小组，小组成员间分工协作。2~3 名成员可分别承担资料查找、案例分析及报告撰写等任务。开展情景扮演，角色包括口腔行业专家、ZF 口腔医院管理层及医务工作者。结合案例情景和查阅资料，研讨会各方代表就如何有效实施 ZF 口腔医院社会健康资源管理提出观点和相应证据，包括支持和反对意见。

2. 提交书面报告，包括以下内容：角色扮演的详细实施计划与案例分析；阐述案例分析和角色扮演所依据的主要政策文件规定；案例分析部分字数约为 2 000 字，要求条理清晰、观点明确、层次分明；附上相关附件，如实施计划、文献资料、调查数据及结果等。

3. 评分准则：书面报告与角色扮演各占 50%。书面报告评分涵盖自我评价与他人评价两部分。自我评价根据成员在项目中的参与度和贡献度给予分数。他人评价则主要由组长和教师进行。组长根据成员在资料搜集、研讨和报告撰写等环节的表现进行评分。最后，教师根据评分规则，结合提交的书面报告及附件材料进行评分。小组案例分析书面报告的自我评价、组长评价和教师评价权重分别为 20%、30% 和 50%。角色扮演评分由教师及其他非角色扮演学生完成，根据成员角色扮演情况依据评分标准进行打分，去掉最高分与最低分，取平均值作为成员角色扮演得分。此外，选出表现突出的成员，适当增加得分，具体分值由评分团共同决定。

五、实训书面记录和作业

实训书面记录

1. 案例分析。

2. 座谈会角色扮演方案。

3. ZF 口腔医院有效实施社会健康资源管理的措施。

4. ZF 口腔医院发展存在的困境及优化策略。

_____

_____

_____

_____

_____

_____

_____

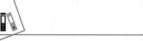

学习资料推荐

[1] 韦柳丝, 曾柳艳, 张新花. 我国社会办医政策评价及民营医院医疗服务发展预测 [J]. 卫生软科学, 2020, 34 (2): 18-24, 41.

[2] 杨燕琳, 曾文麒, 文进. 民营医院竞争力评价指标体系的构建 [J]. 中国循证医学杂志, 2022, 22 (9): 1003-1006.

[3] 陈昊. 昆明市建设"国际大健康名城"的实践与思考 [J]. 卫生软科学, 2023, 37 (9): 18-23.

[4] 穆光宗, 胡刚, 林进龙. 康养中国: 健康老龄化视域下养老体系之重构 [J]. 杭州师范大学学报 (社会科学版), 2022, 44 (2): 64-73.

[5] 李月娥, 孙晓兰. 医养康养: 概念厘定、内涵解析及严谨逻辑 [J]. 卫生软科学, 2021, 35 (11): 40-44.

第十二章　医疗服务管理

📝 **学习目标**

通过本章案例分析与实训练习：

巩固　医疗服务的概念；医疗服务管理的概念、性质和原则；医疗服务质量的含义及医疗服务质量管理的主要内容；医疗安全的含义及医疗安全管理的主要内容等知识点。

培养　医疗服务管理和医疗服务质量评价等基本能力。

扩展　学习医疗服务质量管理的新模式、新理论以及新方法。

🔷 **导入案例**

口腔医疗服务健康发展，助力推动健康中国建设

随着我国经济社会发展和人口老龄化进程加快，口腔健康成为广大民众日益关注的焦点。提升口腔健康水平对于提高整体人民群众健康水平、推动健康老龄化具有重要的战略意义。口腔健康状况是反映公众整体健康水平的重要标志，因此各地相关部门以保护人民身体健康、满足不同健康服务需求、推动健康中国建设为使命，进一步提升口腔诊疗服务能力和保障水平。以下是各地医疗机构为提升口腔医疗服务能力的重要举措。

一、加强口腔医疗服务供给能力，提升服务规范化水平

加强口腔医疗机构建设：地方卫生健康行政部门将口腔医疗服务纳入本地医疗资源整体规划，特别关注推动口腔科在综合医院以及专科医疗机构的发展。同时，推进电子病历和医疗信息化，提高临床诊疗决策的支持水平。

严格落实医疗规范：口腔医疗服务的实施严格遵循相关法律法规，确保医疗质量和安全。行政部门和医疗机构应强化培训宣贯，提高医务人员对相关诊疗技术适应证的掌握水平，以规范诊疗服务。

发挥示范作用：国家口腔医学中心和临床重点专科建设项目单位发挥示范作用，监测

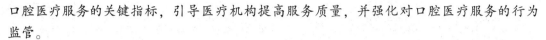

口腔医疗服务的关键指标，引导医疗机构提高服务质量，并强化对口腔医疗服务的行为监管。

二、加强口腔科耗材供应保障管理

规范耗材采购：各地规范口腔科耗材的挂网采购，通过省级平台进行集中采购，提高透明度，确保价格合理。

强化耗材管理：医疗机构要落实《医疗机构医用耗材管理办法（试行）》，规范管理全流程，确保耗材的选择、采购、储存、使用等环节合法、安全、有效。

规范购销行为：口腔科耗材采购工作应由医疗机构统一管理，严格按程序公开选择供应企业。医疗机构遵循《医疗机构工作人员廉洁从业九项准则》，规范耗材购销和使用行为，控制采购成本，促进合理使用。

提升供应保障水平：鼓励口腔科耗材的研发和生产，推动研究成果的转化，进一步提高口腔科耗材的供应保障水平。支持医工结合，鼓励医疗机构自主研发或与第三方机构合作，加强定制式口腔科耗材供应保障。

三、加大监管工作力度

强化医疗质量管理：卫生健康行政部门应将口腔医疗服务纳入医疗服务管理的重要范畴，推动建立符合口腔医疗服务特点的评价标准和指标体系，加强医疗质量控制体系的作用，进行质控和持续改进。

加强监督执法：实施依法执业监督执法，对于未依法取得执业许可证或备案凭证、超出诊疗科目范围、使用未注册医疗器械、聘用非卫生技术人员从事口腔诊疗服务的行为，依法依规进行严厉惩处。

强化行业监管：卫生健康和医保部门根据各自职责，加强对口腔耗材购销行为的监督管理，加大对违法行为的查处力度，必要时组织多部门联合检查。各级医疗机构应将口腔类医疗服务价格项目纳入院务公开范围，主动公示口腔医疗服务和医用耗材信息，接受社会监督。

综上所述，深刻认识并做好口腔医疗服务和保障工作对于维护人民身体健康、满足多样化健康服务需求、推动健康中国建设具有重要的意义。

（资料来源：中华人民共和国中央人民政府. 关于进一步推进口腔医疗服务和保障管理工作的通知［EB/OL］.（2023 - 09 - 11）.https：//www. gov. cn/govweb/zhengce/zhengceku/202309/content_6903786.htm）

请思考，并回答以下问题：

1. 在口腔医疗服务规范管理方面，哪些实践能有效提升医疗机构的服务水平和质量？

2. 在口腔科耗材供应保障方面，哪些措施有助于规范采购和管理，确保价格合理、安全有效？

3. 卫生健康行政部门如何加强口腔医疗服务的评价标准和指标体系建设以及医疗质量控制体系的有效作用？

主要知识点

一、医疗服务

（一）医疗服务的概念

医疗服务（Medical Service）是各级各类医疗机构及其医务人员运用各种卫生资源为社会公众提供的诊断、治疗、康复等服务的总称。

（二）医疗服务提供主体的构成

医疗服务的提供主体主要由各类医疗机构及其从业人员构成。

1. 医疗机构

医疗机构是指依国家法定程序设立的从事疾病诊断、治疗活动的卫生机构的总称。医疗机构按经营性质可以分为营利性医疗机构和非营利性医疗机构。

2. 医疗机构从业人员

医疗机构从业人员是指各级各类医疗机构内所有从业人员。其主要分为六类：管理人员、医师、护士、药学技术人员、医技人员、其他人员。

（三）医疗服务（体系）的特征

医疗服务既具有一般服务的共性特征，又具有其个性特征。共性特征包括无形性、生产消费同时性、不可储存性、差异性等，个性特征为伦理性、高风险性、医患关系的特殊性等。

二、医疗服务管理

医疗服务管理（Medical Service Management）是指政府卫生健康行政部门和社会按照国家医疗服务相关法律法规及有关规定，对各级各类医疗机构、医疗卫生专业技术人员、医疗服务的提供及其相关领域进行监督与管理的过程，以确保医疗服务质量和医疗安全。医疗服务管理具有法律强制性、社会公益性、职业人道性和时效性等特征。

医疗服务管理的原则包括社会效益优先原则、公平可及原则、分级分类原则、公有制主导原则和中西医并重原则。

医疗服务的手段是为实现医疗服务管理的目的而采取的方法和措施，主要有行政手段、法律手段、经济手段、社会监督手段和宣传教育手段。

三、医疗服务准入管理

医疗服务准入管理（Access Administration of Medical Service）主要是围绕医疗机构、从业人员、医疗技术应用、大型医疗设备以及药品等医疗服务要素的准入实施管理，通过建立、完善和实施相应的准入管理制度，切实保障社会公众享有安全、有效、方便、价廉的医疗服务。

（一）医疗机构准入管理

1. 医疗机构设置规划、设置审批与登记审批

医疗机构设置规划是以区域内居民实际医疗服务需求为依据，由所在地卫生健康行政

部门对医疗机构设置和发展所进行的计划、统筹和监管。

医疗机构设置审批是指有审批权的卫生健康行政部门依据区域卫生规划和医疗机构设置规划审批医疗机构，目的是促进医疗机构合理布局、减少重复投资带来的资源浪费、提高居民医疗服务利用的可及性。

医疗机构执业登记审批是指设置人依法获得医疗机构设置批准书，在有效期内提出执业登记申请，卫生健康行政部门根据相应的法律法规进行审批，审批合格后给予"医疗机构执业许可证"。

2. 医疗机构准入政策与流程

我国医疗机构许可准入的法律规范性文件主要有《医疗机构管理条例》与《医疗机构管理条例实施细则》。

医疗机构的准入流程为：

（1）单位或者个人提出设置医疗机构申请。

（2）有审批权的地方政府卫生健康行政部门出具是否同意设置的决定。对同意设置的核发《设置医疗机构批准书》。

（3）申请设置的单位或个人，根据《设置医疗机构批准书》规定的类别、范围和期限，按照《医疗机构基本标准（试行）》筹建相应的医疗机构。

（4）提出执业登记注册申请，填写《医疗机构申请执业登记注册书》。

（5）卫生健康行政部门根据《医疗机构管理条例》和《医疗机构基本标准（试行）》进行审核。审核合格的，发给"医疗机构执业许可证"。

（6）医疗机构按照"医疗机构执业许可证"上核定的地点、执业类别、执业范围，在核定的有效期内依法开展执业活动，同时接受卫生健康行政部门和其他政府主管部门的监督管理。

（二）医疗机构从业人员准入管理

1. 医师准入管理

医师资格准入实行考试制度。医师资格考试是医师执业注册的先决条件之一。执业资格是判断能否许可执业的重要手段，然后通过注册来审核其是否达到执业的条件。我国医师分为四类两级。四类包括临床、中医、口腔、公共卫生，其中每个类别的医师又分为执业医师和执业助理医师两个级别。

2. 护士准入管理

护士执业资格考试与护理专业初级考试并轨，通过考试取得的资格代表相应级别技术职务的水平与能力。

3. 执业药师准入管理

我国的执业药师准入制度可以概括为两大内容，一是报考条件设置，符合条件者可以参与考试。二是实行资格考试，考试合格者取得"执业药师职业资格证书"。经注册后，方可从事相应的执业活动。

（三）医疗技术准入管理

1. 医疗技术的定义

医疗技术（Medical Technology）是指医疗机构及其医务人员以诊断和治疗疾病为目

的，对疾病做出判断和消除疾病、缓解病情、减轻痛苦、改善功能、延长生命、帮助患者恢复健康而采取的诊断、治疗措施。

2. 医疗技术准入管理与评估

医疗技术准入管理是指应用循证医学原理和方法，对医疗卫生技术的科学性、安全性、规范性、有效性、经济性和伦理适应性等方面进行系统评估，提出医疗技术应用推广或淘汰的建议。

（四）大型医疗设备及准入管理

1. 大型医疗设备概念

大型医疗设备指在医疗卫生工作中所应用的具有高技术水平、大型、精密、贵重的仪器设备。大型医疗设备集中了高能物理、计算机、精密仪器、微电子等高新科技，大型医疗设备的研制、生产能力已成为一个国家综合实力的体现。现代大型医疗设备是开展医疗保健服务的重要手段，作用大，但研制费用高、价格昂贵，技术要求严格，需要合理开发和配置。

2. 大型医疗设备的管理

大型医疗设备的配置应严格依据配置规划，审批必须遵循科学、合理、公正、透明的原则，经过专家论证，按管理权限分级审批。中国大型医疗设备管理品目分为甲、乙两类，甲类大型医疗设备的配置许可证由国务院卫生健康行政部门颁发，乙类大型医疗设备的配置许可证由省级卫生健康行政部门颁发。

3. 医疗机构申请配置大型医疗设备的一般程序

（1）医疗机构按属地化原则向所在地卫生健康行政部门提出申请，根据大型医疗设备的类别，逐级上报，由具有审批权的卫生健康行政部门审批并发给"大型医用设备配置许可证"后方可配置。

（2）医疗设备上岗人员（包括医生、操作人员、工程技术人员等）要接受岗位培训，取得相应的上岗资质。

（3）大型医疗设备必须达到计（剂）量准确、安全防护、性能指标合格后方可使用。设备检查、治疗收费项目，由价格主管部门会同卫生健康行政部门制定。

（五）药品及准入管理

1. 药品准入管理概念

国家药品监督管理部门为保证药品质量、保障人体用药安全，根据国家的法律法规和政策，对从事药品研发、生产、销售、使用和广告宣传等工作的企业、医疗机构等相关部门进行审查，通过颁发许可证等形式，赋予或确认其从事药品相关工作的资格。

2. 中国涉及药品准入控制的主要法律法规和规章

相关法规有《药品管理法》（2016年）、《麻醉药品和精神药品管理条例》（2016年）等。为了提高中药品种的质量，保护中药生产企业的合法权益，促进中药事业的发展，我国制定了《中药品种保护条例》（2018年）。

四、医疗服务安全与质量

(一) 医疗服务安全及其影响因素

医疗服务安全（Medical Safety）是指医疗机构在向患者提供医疗服务的过程中，不发生允许范围以外的心理、机体结构或组织器官功能障碍、缺陷或死亡，同时避免因发生事故和医源性医疗纠纷而造成医疗机构及当事人承担风险，包括经济风险、法律责任风险以及人身伤害风险等。

影响医疗服务安全的因素很多，根据因素的性质，可归纳为医源性因素和非医源性因素两大类。

(二) 医疗服务质量概念与评价

医疗服务质量（Quality of Medical Service）是指医疗机构及其医务人员所提供的医疗服务与医疗服务利用者的需要和需求的符合程度，是医学技术、管理方法、人文关怀以及经济效益的综合体现，是将这些要素通过组织管理有机地结合起来并服务于患者而产生的医疗效果。

从患者角度出发，医疗服务质量评价可从七个方面进行：①安全性；②有效性；③价廉性；④便捷性；⑤效益性；⑥舒适性；⑦忠诚性。

(三) 医疗服务安全与医疗服务质量的区别与联系

区别：医疗服务安全是医疗服务质量的基础和重要内容，是医疗服务质量的最低要求。医疗服务质量则是在医疗服务安全的前提下，强调服务过程的有效性和舒适性，提高患者的满意度，是医疗服务活动的核心。

联系：医疗服务安全有了保障，患者就医的满意度提升，从而促进医疗服务质量的提高。反之，医疗服务质量低劣，就会出现不安全医疗，患者安全也得不到保障。

五、医疗服务安全管理与质量监管

医疗服务安全管理（Management of Medical Safety）是指围绕医务人员在实施诊疗行为、患者接受医疗服务过程中不受任何意外伤害所进行的全部管理活动。

医疗服务质量监管（Quality Supervision and Management of Medical Service）是为了保证服务质量而对各项医疗服务的准入、生产、提供等全过程进行的监督与管理。

(一) 医疗服务质量监管主体

在政府部门监管层面，医疗服务的质量监管主要由各级卫生健康行政部门展开相应的工作。

在医疗机构内部监管层面，医疗机构的服务质量管理实行院、科两级责任制。医疗机构主要负责人是本机构医疗质量管理的第一责任人，临床科室以及药学、护理、医技等部门主要负责人是本科室医疗服务质量管理的第一责任人。

医疗服务的接受主体是医疗服务效果的直接感受对象，因此，他们对医疗服务质量最有发言权。

(二) 医疗服务质量监管评估

医疗服务质量监管评估是医疗系统的重要组成部分，是连接政策和医疗服务实践的重要环节。医疗服务质量监管评估主要有三种形式：一是医院自查；二是行政审查；三是第三方评价。

六、医疗服务质量控制

（一）医疗服务质量控制体系与制度

医疗服务质量控制体系是指为了达到既定的医疗服务质量目标，在组织、制度和物质技术条件上对医疗机构的组织结构、工作程序、服务流程和管理资源进行优化，以保障所提供的医疗服务质量达到预期要求而设计建立的医疗服务质量管理系统。

医疗质量安全核心制度是指医疗机构及其医务人员在诊疗活动中应当严格遵守的相关制度，是医务人员进行诊疗活动的最基本制度，是保证医疗质量和安全的基石。

（二）医疗服务质量控制路径

医疗服务质量控制路径分为三级。

1. 基础质量的前馈控制

基础质量的前馈控制是以人为单元，以素质教育、管理制度、岗位职责的落实为重点，对满足医疗工作要求的各要素所进行的质量管理。

2. 环节质量的实时控制

环节质量的实时控制是以病例为单元，以诊疗规范、技术常规的执行为重点，对各环节的具体工作实践所进行的质量管理。

3. 终末质量的反馈控制

终末质量的反馈控制是以病种或科室为单元，以质量控制指标的统计分析及质量缺陷整改为重点，综合评价医疗终末效果的优劣。

导入案例评析

口腔医疗服务健康发展，助力推动健康中国建设

1. 在口腔医疗服务规范管理方面，哪些实践能有效提升医疗机构的服务水平和质量？

（1）在综合医院和专科医疗机构内设置完善的口腔科，提供全面的口腔诊疗服务，满足不同患者需求。

（2）引入先进的电子病历系统和医疗信息化技术，以提高临床诊疗决策的支持水平，促进信息共享和工作效率。

（3）严格依据相关法律法规执行口腔医疗服务，确保医疗质量和安全，同时进行必要的培训和宣贯，确保医务人员掌握相关技术并规范诊疗服务。

（4）国家口腔医学中心和重点口腔科建设项目单位发挥示范作用，监测口腔医疗服务的关键指标，引导其他医疗机构提高服务质量。

（5）建立定期的医疗服务质量评估和内部审查机制，持续监管口腔医疗服务，及时发现问题并采取改进措施。

2. 在口腔科耗材供应保障方面，哪些措施有助于规范采购和管理，确保价格合理、

安全有效？

（1）实施挂网采购制度和集中采购机制，通过省级平台进行统一集中采购，提高采购透明度，确保价格合理公正。

（2）医疗机构应严格按照《医疗机构医用耗材管理办法（试行）》的规定，规范全流程管理，确保耗材的选择、采购、储存、使用等环节合法、安全、有效。

（3）统一管理口腔科耗材的采购工作，按照程序公开选择供应企业，遵循合法合规的采购规定。医疗机构应遵循《医疗机构工作人员廉洁从业九项准则》，规范耗材购销和使用行为，控制采购成本。

（4）鼓励口腔科耗材的研发和生产，推动研究成果的转化，进一步提高口腔科耗材的供应保障水平。支持医工结合，鼓励医疗机构自主研发或与第三方机构合作，加强定制式口腔科耗材供应保障。

（5）医疗机构应将口腔医疗服务价格项目纳入院务公开范围，公示口腔医疗服务和医用耗材信息，接受社会监督。卫生健康行政部门和医保部门应加强对耗材采购行为的监督管理，严查违法行为，必要时组织多部门联合检查。

3. 卫生健康行政部门如何加强口腔医疗服务的评价标准和指标体系建设以及医疗质量控制体系的有效作用？

（1）确定口腔医疗服务的评价指标，包括诊疗效果、患者满意度、医疗安全等方面，针对口腔医疗服务特点制定相应的标准和指标，以便对医疗机构和医务人员进行评估。

（2）建立健全口腔医疗服务质量控制体系，包括医疗操作规范、质量评估、事故报告与处置等方面的管理措施，确保医疗服务的稳定性和安全性。

（3）制定口腔医疗服务质量评估制度，建立评估标准和程序，定期对口腔医疗机构的服务质量进行评估和监测，发现问题并及时进行整改。

（4）对口腔医疗机构进行定期评审和考核，评估其医疗服务质量、设施设备、医护人员素质等情况，鼓励医疗机构不断改进和提升服务水平。

（5）加强口腔医疗服务数据的统计和分析，形成定量化的指标体系，同时促进医疗机构之间的信息共享和经验交流，以推动行业整体水平提升。

（6）通过持续的培训计划，提高口腔医务人员的专业技能和服务意识，让医务人员了解最新的医疗技术和治疗方法，确保提供高质量的口腔医疗服务。

 案例分析与讨论

浙江省不断完善医疗服务质量控制体系，提升医疗服务质量管理水平

浙江省持续通过完善质量控制体系、医疗质量管理信息化和医疗质量管理队伍专业化等举措，提升医疗质量管理水平。

一是建立健全省、市、县三级医疗质控工作网络。浙江省从1986年开始建立第一个医疗质量控制中心，截至2023年，省级层面已建立了39个省级质控中心和25个技术指导中心，制定了相应的诊疗规范、技术标准，建立了质控数据网络报送系统和核心质量数据库。2017年发布的《浙江省医疗质量提升行动工作方案》就已经明确各县必设院感、麻醉、急诊等12个质量控制中心，形成医疗质控工作纵向到底（覆盖到所有基层医疗卫生机构）、横向到边（覆盖到所有不同所有制医疗机构），实现医疗质控工作全覆盖。

为加快浙江省医疗卫生管理体制改革步伐，探索建立政事分开新机制，加强医疗服务和医疗质量监管工作，根据浙江卫生厅（浙卫发〔2010〕249号）文件，成立"浙江省医疗质量管理委员会"，下设"浙江省医疗质量控制与评价办公室"（以下简称"质评办"）。办公室挂靠在浙江省医疗服务管理评价中心。同时，设立由相关专家组成的技术指导组，对质评办开展医院管理和医疗质量评价工作进行技术指导。2011年质评办在杭州成立，这意味着浙江公立医院改革试点迈出建立"政事分开"制度的重要一步。"过去，医疗质量的检查、评估等都是由卫生主管部门自己组织人员开展的，工作的专业性、连续性都相应欠缺。现在，将这些工作交给'质评办'这个'第三方'的非政府组织来完成，将大大提高浙江省医疗卫生机构的医疗质量和水平，在体现专业性和中立性的同时，也实现了质量控制和评估的可持续性和相对独立性。"原浙江省卫生厅副厅长马伟杭在接受《中国卫生人才》杂志专访时表示。质评办的职责包括：第一，组织起草医疗服务质量标准、工作流程和管理规范。第二，开展对医疗机构医疗技术临床应用能力的技术审核，为实施技术准入提供技术依据。第三，动态管理省级质控中心、技术指导中心，形成高效的质控管理网络，统筹开展日常质控检查和指导，收集质控信息，定期统计分析，为卫生健康行政部门决策提供依据。第四，组织起草评价标准和考核方法，做好医院等级评审、医学中心、医学诊疗中心、重点专科等具体检查评价工作。第五，独立或与有关部门合作开展医疗服务质量相关的社会调查，建立医疗服务质量信息公示制度，做好舆情研判反馈工作。第六，组织相关专家，开展技术指导和人员培训，普及技术准入、质量控制、医院评价等有关规范和标准知识。借鉴国内外先进管理经验，开展临床路径等的推广、指导工作，促进医疗质量精细化、规范化、标准化管理，为提升浙江医疗服务机构的医疗质量水平和医疗安全度发挥着积极作用。

二是以信息化建设提升医疗质量精细化管理水平。在医疗机构信息化建设中，将信息化和医疗质量系统管理相融合，通过对医疗质量关键数据实时抓取、网络报告和预警，减少人为差错，保障医疗安全。"事前"完善医疗流程设计和程序控制，对会诊、交接班、查房等核心制度的执行进行流程控制，将医疗不良事件、药品器械不良反应等医疗事件报告纳入流程设计；"事中"对医疗行为过程进行节点监控，发挥信息预警功能，及时反馈至相关医护人员；"事后"加强数据分析应用，充分挖掘大数据并进行量化评价。例如，通过对医疗流程的设计和程序控制，实现危急值管理、手术交接班等闭环管理的可视化。通过将医疗信息和数据集成化、智能化，建立临床决策支持，可以对包括配伍禁忌、超大超量用药等进行预警拦截。又如，卫生健康行政部门利用信息化手段改变传统的医院医疗质量监管方式，2016年起在二级以上医院及规模以上民营医院全面应用DRG开展医疗质量和绩效评价工作。

三是加强医疗质量管理队伍专业化建设。从2014年开始，浙江省开展"浙江省医疗质量管理员"培训项目，将医疗品质管理理念、质控体系及质量指标系统建设、质量管理工具的应用列为培训重点，至今已完成二十期培训，共有2 600余名学员结业，分布在全省各级各类医疗管理岗位。

（资料来源：浙江省卫生健康委员会，精耕细作优服务 提质创新促发展——2023年浙江省医院品管大赛成功举办[EB/OL].（2023-06-05）.https://www.zjyxjl.org.cn/news/detail?n_id=1346）

请思考，并回答以下问题：

1. 在完善质量控制体系过程中，上述案例考虑了医疗服务的哪些特征？
2. 上述案例运用的医疗服务管理手段有哪些？
3. 谈一谈上述案例所体现的医疗服务质量控制路径。

案例评析

问题1：

（1）无形性。医疗服务是一种过程服务，不同于一般的有型产品。在上述案例中，因医疗服务的无形性，在进行医疗服务质量控制时，浙江省建立健全省、市、县三级医疗质控工作网络，制定相应的诊疗规范、技术标准，对医疗服务的过程进行有效监督。

（2）生产与利用同时性。医疗服务的生产与利用过程是同时进行的，例如医务人员对患者施以治疗、护理服务的过程，也是患者利用医疗服务的过程。加强医疗质量管理队伍专业化建设考虑到这一特点，此举对于完善质量控制体系、提升医疗质量管理水平是至关重要的。

（3）专业性。医疗服务在提供过程中具有很强的专业性。浙江省成立"浙江省医疗质量管理委员会"，下设"浙江省医疗质量控制与评价办公室"，是考虑到医疗服务专业性强，要设立专门的医疗质控部门，由专业的质量评估人员对医疗服务质量进行监督和评估。

问题2：

（1）行政手段。政府卫生健康行政部门运用行政方式管理医疗卫生服务，例如案例中的颁布《浙江省医疗质量提升行动工作方案》。

（2）社会监督手段。本案例将医疗质量的检查、评估工作交给"质评办"这个"第三方"的非政府组织来完成，这个举措将大大提高浙江省医疗卫生机构的医疗质量和水平，有利于营造公平公正的医疗服务监督环境和加强医疗行业自律，运用社会监督的方式进行管理。

（3）宣传教育手段。本案例中浙江省开展"浙江省医疗质量管理员"培训项目，在此过程中，提高医务人员的思想觉悟，培养其高尚的医德医风，从而达到管理的目标，正是运用了宣传教育的手段。

问题3：

医疗服务质量控制路径分为三级：

（1）基础质量的前馈控制。案例中的"事前"完善医疗流程设计和程序控制，对会诊、交接班、查房等核心制度的执行进行流程控制，将医疗不良事件、药品器械不良反应等医疗事件报告纳入流程设计，正是前馈控制。

（2）环节质量的实时控制。案例中的"事中"对医疗行为过程进行节点监控，发挥信息预警功能，及时反馈至相关医护人员，正是环节质量控制。

（3）终末质量的反馈控制。案例中的"事后"加强数据分析应用，充分挖掘大数据并进行量化评价，正是终末质量控制。

能力和知识拓展

近年来，"互联网+医疗健康"在我国迅速发展，相关部门也出台了相应的政策和标准，具体内容请见拓展材料。

拓展一：

对十三届全国人大四次会议第4477号建议的答复（2021）

第一，国务院办公厅在2018年印发了《关于促进"互联网+医疗健康"发展意见》，要求推进远程医疗服务覆盖全国各级医疗机构。我国各地积极推进互联网医院建设，加强远程医疗服务网络，以提升基层医疗服务能力和效率。推进远程医疗服务覆盖全国所有医疗联合体和县级医院，并逐步向社区卫生服务机构、乡镇卫生院和村卫生室延伸，提升基层医疗服务能力和效率。

第二，截至2021年年底，全国已设置审批1 700余家互联网医院；远程医疗服务平台已覆盖31个省份及新疆生产建设兵团，县级远程医疗覆盖率达到90%以上。中央财政转移支付支持基层远程医疗建设试点项目，为1 664个卫生院配备数字化检查检验设备，以点带面加强农村地区远程医疗建设。目前，这些地区乡镇远程医疗覆盖率达到70%左右。

第三，2022年，我委印发《关于加强全民健康信息标准化体系建设的意见》等文件，明确各地要依托国家级和省统筹区域全民健康信息平台，建立数据清单，推进信息系统整合和数据资源共享。积极鼓励社会力量举办医学检验中心、病理诊断中心、医学影像中心等独立设置医疗机构，逐步形成区域医疗资源共享模式。

拓展二：

关于政协第十四届全国委员会第一次会议第01095号（医疗卫生类086号）提案答复的函

第一，通过互联网医院，让优质医疗服务更加方便可及。目前北京市共建成62家互联网医院，开展互联网诊疗服务的医院共有242家。同时，有11家互联网医院接入"京通"健康服务模块，通过接入这个模块实现互联网医院统一的平台入口。在这个平台上，可以提供线上问诊，像开具处方、药品配送等各方面的便民服务。

第二，通过基层预约转诊，让优质医疗服务实现上下贯通。通过建立基层预约转诊平台，统一了预约转诊号池。全市医联体内95家三级医院和区域医疗中心，给基层预留了30%以上的号源，在预留的号源当中，要确保专家号源不低于50%。北京市有2 000多家社区卫生服务机构可以通过预约转诊平台，向95家医院上转患者。同时，社区卫生服务中心也利用信息化手段，为社区居民提供健康咨询、预约挂号、慢病管理等，来确保实现全流程的健康管理。

第三，通过远程医疗，让优质医疗服务实现跨区域共享。在这方面，主要是发挥首都优质医疗资源的辐射带动优势，三级医院积极开展远程会诊，比如北京友谊医院与拉萨市人民医院等全国20多家医疗机构合作，每年远程救治重症患者上千例。比如在北京市内，像东城区、朝阳区，也建立了区域内的医学影像诊断中心和区级检验中心，确保辖区内老百姓能够就近完成抽血化验、心电图、X光等项目的检查，专家远程诊断，检验检查结果及时返回到社区，实现基层的检查和上级的诊断。

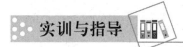

实训项目　医疗服务管理者角色扮演

一、实训目标

1. 理解和掌握医疗服务管理的基本知识点。

2. 加强文献检索、归纳总结的能力。

3. 培养提升医疗服务质量及解决实际问题的能力。

二、实现内容与形式

根据以下实训材料进行分析与训练。

医疗服务管理"漏洞"

材料一：

某市卫健委接上级转来群众举报，反映"某医院涉嫌存在违法违规开展'碘125放射性粒子植入术'等情况"。经查，该医院存在以下违法行为：安排未经职业健康检查的张某某等5人从事接触放射性危害的作业，未保证接触放射线的张某某等5人佩戴个人剂量计，未按照规定在125I放射性粒子植入术后患者病房外醒目位置设置警示标识，未经批准擅自变更开展125I放射性粒子植入的场所，未经备案擅自开展放射性粒子植入治疗技术。

材料二：

有关部门收到某市人民检察院移交的某医院骗取医保基金的调查材料。经过进一步调查核实，查实该院存在指使唐某等5名医师和方某等8名护士未经亲自诊查虚开处方、伪造病历等医学文书及有关资料虚增住院天数的行为。

材料三：

某市卫健委联合食品药品监督管理、市场监管等部门，根据卫生监督协管员上报的非法行医线索，对某药店进行执法检查，查实该店负责人胡某在未取得有效"医疗机构执业许可证"的情况下，在该店擅自为患者开展静脉输注等诊疗活动。

材料四：

某市卫健委监督执法人员在开展全市120专用救护车执行非急救任务专项检查行动中发现，一辆标识有"120""生命之星""某卫生院"等字样的救护车到市疾病预防控制中心送检艾滋病的血样标本。经查实，该车辆所属的某卫生院并非某市120网络医院，不具备使用120网络专用救护车标识的资格。

（资料来源：四川省人民政府. 关于2018年医疗卫生和公共卫生行政处罚典型案例的公示［EB/OL］.（2019-03-18）.https://www.sc.gov.cn/10462/10464/10727 /10866/ 2019/ 3/ 18/ b70d8a6a64ae41e4b5f1b9064969aa18. shtml）

根据以上材料，完成以下实训任务：

1. 任选一则材料，采用角色扮演的形式，体验医疗服务管理过程。

2. 通过本次实训，谈一谈我国医疗服务管理中存在的难点。

三、实训要领

1. 掌握上述材料涉及的医疗服务管理基本知识点。

2. 了解我国基本医疗服务管理的相关法律法规。

3. 查找文献资料，结合必要的调查，根据医疗服务管理知识及有关法律制度，探讨我国医疗服务管理的难点、成因和对策。

四、成果要求与评分

1. 分组完成，开展角色扮演。班级学生分成若干小组，小组成员适当分工与协作。可由2~3名成员分段承担资料查找、案例分析、书面报告撰写等工作。开展情景扮演：扮演的角色包括卫生健康行政部门人员、医疗机构人员（管理者、财务人员、医保办人员及医务人员）、违法人员。结合案例情景要求和查阅检索的资料，各方代表需提出观点和相应的证据，应包括支持和反对意见。

2. 提交书面报告。具体要求：角色扮演的具体实施计划以及案例分析；列出作为案例分析和角色扮演依据的主要法律法规的规定；案例分析部分字数为1 000字左右，要求层次分明、观点明确、条理清晰；提供相关附件材料，包括实施计划、文献材料、调查资料与结果等。

3. 评分依据。书面报告和角色扮演各占50%。书面报告评分，由自我评价和他人评价组成。自我评价是成员根据自己的参与度和贡献度，给自己打分。他人评价主要由组长和教师完成。组长根据小组成员在资料收集、研讨、报告撰写等过程中的表现进行评分。最后，由教师依据评分规则，根据提交的书面报告和相关附件材料进行打分。小组案例分析书面报告中自我评价、组长评价和教师评价三者得分权重分别为20%、30%和50%。角色扮演评分，由教师和其他非角色扮演的学生完成。根据小组成员的角色扮演情况依据评分标准进行打分，去掉最高分与最低分，取平均值作为各个小组成员的角色扮演得分。同时选出角色扮演特别突出的成员，适当加分，分值由评分团共同决定。

五、实训书面记录和作业

实训书面记录

1. 角色扮演计划。

_____

_____

_____

_____

_____

_____

_____

_____

_____

_____

2. 我国医疗服务管理存在的难点分析。

_____

_____

_____

_____

_____

_____

_____

_____

_____

学习资料推荐

［1］张亮，胡志. 卫生事业管理学［M］. 北京：人民卫生出版社，2013.

［2］黄奕祥. 健康管理服务业研究［M］. 北京：经济科学出版社，2018.

［3］孙佳璐，马旭东. 我国医疗质量管理与控制体系的建立与发展［J］. 中国医院管理，2021，41（12）：47-49.

［4］季庆英，曹庆. 我国医务社会工作的探索与发展［J］. 社会建设，2019，6（05）：13-21.

［5］LOHR K N, DONALDSON M S, HARRIS-WEHLING J. Medicare：a strategy for quality assurance，V：Quality of care in a changing health care environment［J］. Quality Review Bulletin. 1992，18（4）：120-126.

［6］国家卫生健康委员会. 解读《关于进一步深化改革促进乡村医疗卫生体系健康发展的意见》［EB/OL］.（2023-05-07）. http://www.nhc.gov.cn/wjw/ftsp/202305/7f9eafbe27174f2aa46f0058c433f7d3.shtml.

［7］国家卫生健康委员会. 全国800余县试点建设紧密型县域医共体［EB/OL］.（2023-02-09）.https://www.cn-healthcare.com/article/20230209/content-576751.html.

［8］浙江省卫生健康委员会. 卫健新动态（读书班+中非）+共同富裕系列片三［EB/OL］.《健康浙江》第347期. https://wsjkw.zj.gov.cn/art/2023/6/16/art_1202106_59020447.html.

［9］浙江省卫生健康委员会. 卫健新动态（下乡活动）+健康面对面（糖尿病上）［EB/OL］.《健康浙江》第352期. https://wsjkw.zj.gov.cn/art/2023/7/14/art_1202106_59020617.html.

第十三章 公共卫生服务管理

学习目标

通过本章案例分析和实训练习：

巩固 公共卫生服务、公共卫生服务管理以及突发公共卫生事件的应急管理等主要知识点。

培养 应急处理突发公共卫生事件的基本能力。

扩展 探究公共卫生服务管理的新理论、新方法以及公共卫生管理实践应用能力。

导入案例

我国已建成488个国家慢性病综合防控示范区，推动健康中国建设

近年来，我国全面实施慢性病综合防治战略。截至目前，全国已经建成了488个国家慢性病综合防控示范区，县区覆盖率超过17%。示范区建设现已成为各地落实慢性病综合防控策略的平台与抓手，成为慢性病防控领域最具影响力的国家行动。各级政府建立了多部门协作联动的工作机制，积极出台慢性病防控相关政策，因地制宜探索慢性病防控策略、措施和管理模式。政府主导、部门协作、全民参与的慢性病综合防控机制在各示范区已经初步形成，慢性病综合防治结合体系初步建立，示范区建设得到社会关注与认可，示范推广效应逐步显现。

健康城市建设为慢性病防控和健康促进创造了支持性环境，多地依托健康城市建设实施慢性病综合防控取得了较大进展。

上海市是我国最早开展健康城市建设的特大型城市，被世界卫生组织赞誉为健康城市工作的样板城市，在慢性病防控和健康促进方面做出了诸多探索。2005年，上海市成立健康促进委员会，为建设健康城市打下了坚实的基础。从2008年起健康促进委员会设立专项经费为市民提供健康读本和健康工具，倡导健康生活方式，主动降低慢性病风险。2019，上海市出台《健康上海行动（2019—2030年）》，确定形成18个重大专项行动、100条措施、40项考核指标，按照2022年和2030年两个时间节点，分布推进实施，并成

立健康上海行动专家咨询委员会，由来自公共卫生、临床医疗、体育健身、生态环保等领域的 28 名权威专家组成，为健康上海行动实施提供智力和技术支撑并开展综合评估，以此培育健康文化，倡导健康生活方式，全方位、全周期保障市民健康。

北京市于 2011 年发布了《健康北京"十二五"发展建设规划》，提出了实现公共卫生服务全覆盖的目标，针对高血压、心脑血管、恶性肿瘤和糖尿病等重点慢性病及高危人群，采取综合防治措施。2012 年起，北京市启动了"阳光长城行动"，主要针对心血管疾病、脑血管疾病、恶性肿瘤、口腔疾病展开行动。心脑血管防治行动包括全民健康促进行动、心脑血管疾病危险因素筛查和管理行动、高血压患者自我管理行动、心脑血管疾病院前急救行动等多个检测和预防项目。肿瘤防治方面，开展控烟活动、肿瘤防控示范社区建设及妇女两癌筛查活动等。口腔疾病方面，针对不同年龄段人群开展口腔健康教育。2015 年北京市出台《北京居家养老服务条例》，明确开展社区家庭医生式服务，对老年人慢性病进行综合管理，提供医疗、护理、康复服务技术指导。

（资料来源：金乡疾控中心．将健康融入所有政策视角下的我国慢病防控工作回顾与展望［EB/OL］．（2021-09-18）．https：//www.sohu.com/a/490671664_121106991）

请思考，并回答以下问题：

1. 国家慢性病综合防控示范区的建设是否属于公共卫生服务与管理的范畴？

2. 为什么国家级慢性病综合防控示范区的建设能够成为各地落实慢性病综合防控策略的平台与抓手？

主要知识点

一、公共卫生及公共卫生服务管理

（一）公共卫生的概念

公共卫生（Public Health）是指在政府领导、社会协同、全体参与下，以促进社会公众健康为目标，通过有组织的社会共同努力来预防疾病与伤残、改善自然和社会环境、提供基本医疗卫生服务、培养公众健康素养，最终延长寿命、促进健康、提升健康公平性的所有活动。

（二）公共卫生服务的概念

公共卫生服务（Public Health Service）是指为保障社会公众健康，由公共卫生部门或其他组织提供，用以满足社会公共卫生需求的产品或服务。公共卫生服务是实现公共卫生目标的具体实践。公共卫生服务范围非常广泛，既包括传统的疾病预防与控制服务，还包括重点人群保健、预防接种、爱国卫生运动、突发公共卫生事件预防与处置、急救服务等。

（三）公共卫生服务管理的概念

公共卫生服务管理（Public Health Service Management）是依据国家法律法规、相关政策及人民群众对公共卫生服务的需求，应用管理科学的理论、知识和方法，研究公共卫生服务具体活动的组织结构、服务体系、运行特点、运行机制及发展规律，进行计划、组织、协调和控制的过程，旨在提高人民群众的健康水平和生活质量，在有限的资源条件下获得最佳效益。

（四）公共卫生服务管理的内容

1. 对公共卫生服务提供过程的管理

管理过程指公共卫生服务提供者依据国家法律法规和相关政策，运用管理科学的理论和方法，根据国民经济和社会发展状况、控制疾病的需要和居民对公共卫生服务的需求，提供公共卫生服务，把公共卫生资源和现代科学技术进行合理分配并及时提供给全体或目标居民，最大限度地保障和增进居民健康的整个过程。公共卫生服务提供过程管理包括疾病预防与控制、突发公共卫生事件管理、重点人群公共卫生服务管理等相关内容。

2. 对公共卫生服务提供者的管理

公共卫生服务提供者主要是指在一定权限范围内提供必要的公共卫生服务的公共、民营和志愿组织等，可以是直接提供公共卫生服务的提供者，也可以是间接提供公共卫生服务的提供者，主要包括各级政府的公共卫生行政管理部门、公共卫生服务提供机构、医疗保健服务提供机构、公共卫生学术机构等公共卫生专业机构或部门，还包括社区、企业、雇主及媒体等非公共卫生专业的机构、团体或个体。对于公共卫生服务提供者的管理，包括政府对公共卫生服务提供者的机构设置、部门设置、职能定位、机构准入等方面的管理。从管理主体而言，不仅仅局限于卫生行政组织，特别是当突发公共卫生应急事件时，需要全社会多部门协作。

3. 对公共卫生服务的宏观管理

对公共卫生服务的宏观管理包括与公共卫生服务管理相关的法律法规制定、政策制定、体系建设等。依法管理是公共卫生服务管理的主要手段。法律法规的制定，旨在确定公众享有的健康权利、各级政府的职责、各类服务提供者的职责。公共卫生服务相关政策，旨在探索适宜的公共卫生服务提供的方式以及机制保障。公共卫生体系建设，不仅包括专业公共卫生服务机构建设，而且包括除此之外的相关主体如何参与到公共卫生工作中。对公共卫生服务的宏观管理为前两个方面的管理提供框架。

二、疾病预防与控制

（一）疾病预防与控制的概念

疾病预防与控制是指一个国家或地区依据法律法规和相关政策，依靠各级行政部门、卫生健康行政部门、公共卫生服务提供者，优化配置卫生资源，对影响人群健康的重大疾病进行预防和控制，消除或减少其对居民健康的影响，预防疾病的发生与发展，提高人群健康水平的过程。疾病预防与控制具体包括传染病预防与控制、慢性病预防与控制、地方病预防与控制、寄生虫病预防与控制等。

（二）疾病预防与控制的内容

疾病预防与控制的内容既包括预防与控制疾病的具体工作，也包括针对公共卫生服务提供者、优化资源配置等的管理活动。

从预防与控制疾病的具体工作来看，主要包括健康调查、防治策略和措施、疾病监测与效果评价。健康调查旨在分析影响人群健康的疾病中，哪些是最需要关注的重大疾病或健康问题，并将其作为预防与控制的对象。重大疾病的确定，不仅需要根据其对健康的影响程度，还要根据是否有适宜的卫生技术。在此基础上，分析影响因素，采取针对性预防与控制策略与措施，并且对疾病的严重程度与范围进行监测，对干预策略措施的效果进行评价。

从宏观层面的管理活动来看，主要包括各级行政部门、卫生健康行政部门等主体开展的管理活动，尤其是在疾病、健康问题、影响因素等日益复杂的情况下，如何完善法律法规和相关政策，完善疾病预防控制体系，促进与疾病预防控制相关的多元主体参与，优化配置卫生资源。这一层面的管理，在健康中国建设国家战略背景下，逐步受到重视，也正体现了公共卫生需要政府主导、全社会参与的基本理念。

三、突发公共卫生事件应急管理

（一）突发公共卫生事件的概念

突发公共卫生事件是指突然发生，造成或者可能造成社会公众健康严重损害的重大传染病、群体性不明原因疾病、重大食物和职业中毒，以及其他严重影响公众健康的事件。

（二）突发公共卫生事件的特点

1. 突发性和紧迫性

突发性是指事件的实际发生往往是突如其来、不易预测。紧迫性体现在事件本身的发展变化往往是快速的，要求在充满不确定的情况下进行快速决策。

2. 不确定性和复杂性

突发公共卫生事件在刚开始发生时往往原因并不明确，典型的如新发重大传染病，容易耽误处置时机。复杂性体现在突发公共卫生事件的发生往往由多种因素共同导致，其引起的后果也是多方面的。

3. 危害性和群体性

突发公共卫生事件关系人们的生存与健康，处理不当不仅损害健康，还会威胁社会稳定、破坏社会经济建设，危害性很大。它的危害范围容易扩大，易发生群体性危害，如重大传染病容易引起快速传播，引起大范围流行，如果处理不当，将对人群健康、社会发展带来巨大危害，乃至影响全球。

（三）突发公共卫生事件应急

突发公共卫生事件应急是指为预防和减少突发公共卫生事件的发生，控制、减轻或消除突发公共卫生事件引起的危害而采取的行动，具体包括监测、预警、风险评估、现场处置、医疗救援、恢复和灾后重建等。

突发公共卫生事件应急管理（Public Health Emergency Management）是围绕突发公共卫生事件应急开展的管理活动，是根据突发公共卫生事件以及由各种自然灾害、事故灾难、社会安全事件引发的公共卫生事件的发生、发展、演变规律，在事件发生前、中、后采取的计划、组组、领导、实施与评价等活动的总称。

突发公共卫生事件应急管理的范围有狭义和广义之分。狭义的突发公共卫生事件应急管理主要围绕特定事件的应急处置进行管理，即在突发公共事件的应急响应阶段，围绕如何有效应对开展计划、组织、协同、控制等的活动。广义的突发公共卫生事件应急管理，除了上述内容之外，还包括宏观层面的突发公共卫生事件应急管理的战略目标制定、完善法律法规、完善体系建设、相关研究的开展等，全面涵盖突发事件的减缓、准备、响应及恢复阶段中，针对每一阶段的特征，在制度、体制、机制、资源等方面实行全方位的动态管理活动。

突发公共卫生事件应急管理的目的包括两个方面：一方面是通过对突发公共卫生事件风险因素的干预，有效预防、及时控制或消除突发公共卫生事件及其危害；另一面是通过法律法规、制度建设和服务体系建设等，提升应急处理能力，在事件发生时能够有效应对。通过两方面的努力，最终目的就是最大限度地减少突发公共卫生事件对公众健康造成的危害，保障公众身心健康与生命安全。

四、妇幼保健管理

（一）妇幼保健管理的概念

妇幼保健管理（Maternal and Child Health Care Management）是基于妇女儿童身体健康、心理行为及生理发育特征的变化及其规律，分析影响妇女儿童健康的环境因素和社会因素，制定法律法规以及保健措施，动员社会力量，有效控制危险因素，保护和促进妇女儿童身心健康的过程。妇幼保健管理，不仅包括妇幼卫生机构运用现代医学和社会科学的基本理论、技能和方法开展的具体工作，还包括宏观层面的与妇幼保健相关的立法、政策制定以及体系构建等工作。

（二）妇幼保健管理的内容

1. 制定妇幼保健发展战略

首先，需要分析妇幼人群健康状况，分析主要健康问题，并分析发展趋势。主要的健康状况指标如孕产妇死亡率、婴儿死亡率、5岁以下儿童死亡率、孕产妇贫血患病率、低出生体重儿发生率、儿童营养不良患病率等指标，妇幼人群的心理健康、社会适应相关健康状况也要关注。其次，分析外部环境对妇幼人群保健带来的挑战。如随着我国人口政策调整、机动化、人口流动、地区发展不平衡等因素，妇幼人群健康需求也随之发生变化，对妇幼卫生服务体系带来挑战。最后，基于健康问题、外部环境以及妇幼保健体系现状，在我国健康中国战略框架下确定发展战略与目标。

2. 妇幼保健管理相关立法与政策制定

1994年10月，《母婴保健法》的出台标志着妇幼卫生工作进入法制化管理阶段。从20世纪90年代开始，我国制定《中国妇女发展纲要（1995—2000年）》《九十年代中国儿童发展规划纲要》，之后每10年制定新的纲要，作为后续10~20年妇女、儿童保健发展的引领性文件。我国国民经济和社会发展规划纲要把妇女儿童健康纳入国民经济和社会发展规划，作为优先发展的领域之一。上述法律、长期战略性的妇女儿童发展纲要、国民经济和社会发展整体规划的相关规定，对妇幼保健的发展方向起指引性作用。除此之外，我国卫生健康等各级行政部门出台的关于妇女儿童的相关政策、规定，对妇幼保健的具体发展具有重要作用。

3. 建立完善的妇幼卫生组织体系

妇幼卫生组织体系包括行政管理体系、服务提供体系。

从行政管理体系来看，国家卫生健康委员会是对妇幼卫生工作进行行政管理的最高机构，在国家对妇幼保健发展战略的指引下，对全国妇幼卫生起政策领导和业务指导作用。地方政府各级卫生健康行政部门是妇幼卫生行政管理的执行机构，负责组织领导本地区的妇幼卫生工作。

从服务提供体系来看，以妇幼保健专业机构为核心，以城乡基层医疗卫生机构为基础，以大中型综合医疗机构和相关科研教学机构为技术支持，为妇女儿童提供全方位的医疗保健服务。这些机构受同级卫生健康行政部门领导和上一级妇幼卫生机构的业务指导，各级妇幼卫生专业机构应承担保健、临床、科学研究、教学和健康教育任务。

4. 对妇幼保健具体工作进行管理

一方面，针对妇幼人群的相关工作进行等管理，如建立完善的妇幼卫生信息系统，实施出生缺陷监测、孕产妇死亡监测、5 岁以下儿童死亡监测、危重孕产妇监测和儿童营养健康监测，同时基于监测数据的分析，为形成妇幼保健发展战略与目标提供依据。

另一方面，针对妇女儿童个体的具体服务工作进行管理，如适宜技术推广与应用，服务质量工作监管等。

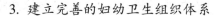

导入案例评析

我国已建成 488 个国家慢性病综合防控示范区，推动健康中国建设

1. 国家慢性病综合防控示范区的建设是否属于公共卫生服务与管理的范畴？

国家慢性病综合防控示范区的建设属于公共卫生服务与管理的范畴。公共卫生服务与管理是指政府和相关部门在公共卫生领域为公众提供的一系列保障和促进健康的服务。它涉及疾病预防、健康促进、卫生监测、医疗资源管理等方面的工作。

国家慢性病综合防控示范区的建设涵盖了慢性病的预防、控制和管理，旨在通过整合资源、协调各方合作，提供全方位的慢性病防控服务。这包括政府的政策制定、卫生部门的监测与评估、医疗机构的诊断与治疗、社区组织的健康教育与宣传等方面的工作。这些都是公共卫生服务与管理的核心内容。

示范区的建设使政府和相关部门能够集中精力、整合资源，通过政策、制度和行动计划的制订与实施，为公众提供慢性病防控的全方位服务。它不仅是公共卫生服务与管理的一种具体实践，也是公共卫生战略的重要组成部分。通过示范区建设，可以提高慢性病防控工作的效果和加大覆盖范围，促进公众健康水平和生活质量的提升。

2. 为什么国家级慢性病综合防控示范区的建设能够成为各地落实慢性病综合防控策略的平台与抓手？

（1）示范引领作用：国家级慢性病综合防控示范区作为全国范围内的典型案例，能够在政策、实践和经验上为各地提供示范和借鉴。通过建设示范区，可以展示出一系列成功的慢性病防控策略和措施，为其他地区提供可行的指导和启示。

（2）资源整合与优化配置：示范区的建设可以促进资源的整合与协同，包括专业公共卫生机构、医院和基层医疗卫生机构等。这有助于优化卫生资源的配置，提高慢性病防控工作的效率和质量。

（3）政策创新与实践探索：示范区可以成为政策创新的试验田，探索和推广具有前瞻性和可复制性的慢性病防控策略。在示范区内可以尝试新的政策、法规和措施，借助实践经验不断优化和完善慢性病防控工作模式。

（4）数据共享与经验交流：示范区的建设可以促进慢性病数据的共享与交流。通过建立慢性病监测与信息化管理系统，示范区可以收集、分析和利用慢性病相关数据，形成数据库，并与其他地区进行经验交流，提供宝贵的数据支持和经验分享。

（5）人才培养与技术支持：示范区的建设可以培养慢性病防控领域的专业人才，提高人员的专业素质和技术水平。同时，示范区可以提供技术支持和培训，推广适宜的慢性病防控技术和方法，提升各地的防控能力。

案例分析与讨论

我国将重塑疾控体系 推动疾病预防控制事业高质量发展

近日，国务院办公厅印发《关于推动疾病预防控制事业高质量发展的指导意见》（以下简称《指导意见》），提出5方面22条措施，并明确"到2030年，完善多部门、跨地区、军地联防联控机制，建成以疾控机构和各类专科疾病防治机构为骨干、医疗机构为依托、基层医疗卫生机构为网底、军民融合、防治结合、全社会协同的疾控体系"。这是新时代推动疾控体系现代化建设的重要纲领性文件，描绘了疾控事业发展的蓝图和愿景，对构建强大的公共卫生体系、推动实现健康中国的宏伟目标，具有非常重要的意义。

《指导意见》的主要内容，可以概括为重塑体系、完善机制、提升能力、建强队伍四个方面。

一是重塑体系，突出"大疾控"理念。要求强化各级疾控机构的核心职能，强调要压实医疗机构的公共卫生责任，夯实联防联控、群防群控的疾控工作基础，建成以疾控机构和各类专科疾病防治机构为骨干、医疗机构为依托、基层医疗卫生机构为网底，军民融合、防治结合、全社会协同的疾控体系，这是"共建共享"健康中国的具体体现。

二是完善机制，突出协同联动。从纵向看，强调了不同层级疾控机构承担职能的差异化，强调了疾控体系的上下联动和工作协同，以及上级疾控机构对下级疾控机构的业务领导。从横向看，强调了卫生健康和疾控系统内部的医防协同和医防融合，以及系统外部与有关部门和机构在监测预警等方面的密切协作和信息共享。

三是提升能力，突出系统综合。强调了监测预警、检验检测、应急处置、医疗救治、公共卫生干预、行政执法、宣传教育等疾控核心能力提升，目标是通过加快建立智慧化多点触发监测预警体系、重大传染病防控救治体系、重大传染病防治体系等，实现新发突发传染病的早发现、早处置，有效遏制艾滋病、结核病等传统重大传染病的流行。

四是建强队伍，突出以人为本。强调加强高校与疾控机构合作，从人才培养环节开始，就建立鲜明的应用型导向。要求健全完善符合疾控工作特点的人才使用和评价体系，坚持分层分类评价，重点考核工作实绩。明确在全面落实财政保障政策的同时，规范疾控机构向社会提供的公共卫生技术服务，落实有关科研激励政策。这些政策的出台，将更加有效激发人才队伍活力。

（资料来源：中国网．我国将重塑疾控体系 推动疾病预防控制事业高质量发展［EB/OL］．（2023－12－28）．https：//baijiahao．baidu．com/s？id＝1786519912600057842&wfr＝spider&for＝pc）

请思考，并回答以下问题：

1. 对我国疾控体系的"重塑"是否属于疾病预防与控制的内容？

2. 结合"公共卫生服务的宏观管理"知识点，谈谈为什么说《指导意见》对于推动实现健康中国的宏伟目标，具有非常重要的意义。

案例评析

问题1：

疾病预防与控制的内容既包括预防与控制疾病的具体工作，也包括针对公共卫生服务提供者、优化资源配置等的管理活动。

从预防与控制疾病的具体工作来看，主要包括健康调查、防治策略与措施、疾病监测与效果评价。健康调查旨在分析影响人群健康的疾病中，哪些是最需要关注的重大疾病或健康问题，并将其作为预防与控制的对象。重大疾病的确定，不仅需要根据其对健康的影响程度，还要根据是否有适宜的卫生技术。在此基础上，分析影响因素，采取针对性预防与控制策略与措施，并且对疾病的严重程度与范围监测，对干预策略措施的效果进行评价。

从宏观层面的管理活动来看，主要包括各级行政部门、卫生健康行政部门等主体开展的管理活动，尤其在疾病、健康问题、影响因素等日益复杂的情况下，如何完善法律法规和相关政策，完善疾病预防控制体系，促进与疾病预防控制相关的多元主体参与，优化配置卫生资源。

对我国疾控体系的"重塑"属于疾病预防与控制中宏观层面的管理活动。

问题2：

对公共卫生服务的宏观管理，包括公共卫生服务管理相关的法律法规制定、政策制定、体系建设等。依法管理是公共卫生服务管理的主要手段。法律法规的制定，旨在确定公众享有的健康权利、各级政府的职责、各类服务提供者的职责。公共卫生服务相关政策，旨在探索适宜的公共卫生服务提供的方式以及机制保障。公共卫生体系建设，不仅包括专业公共卫生服务机构建设，而且包括除此之外的相关主体如何参与公共卫生工作。对公共卫生服务的宏观管理为前两个方面的管理提供框架。

《指导意见》从重塑体系、完善机制、提升能力、建强队伍四个公共卫生服务的宏观管理层面提出了具体措施和目标，为相关法律法规、政策的制定和体系的建设提供了指导，同时也为我国疾控体系现代化建设描绘了事业发展的蓝图和愿景，进一步推动了我国疾病预防控制事业的高质量发展。

能力和知识拓展

拓展一：医防融合专家共识

"创新医防融合，共筑健康中国"——2023年健康中国研究网络专家共识

1. 创新医防融合是以贯彻预防为主的卫生与健康工作方针为指引，以促进治疗和预防服务的有效协同为抓手，实现健康促进、预防、治疗、康复护理、临终关怀等全链条服务的有机衔接，构建覆盖全人群、全生命周期的一体化健康服务模式。

2. 创新医防融合能够打破服务体系分割、脱节的局面，改善整体运行效率和质量，降低健康维护成本，使全体人民享有所需要的、有质量的、可负担的卫生健康服务。

3. 创新医防融合应在体系上实现医防体系的有机协同，在治理上构建多元主体参与的共建共治共享格局与工作机制，在要素上推进人员通、资源通、信息通。

4. 转变医防融合理念，从单向的干预或治疗向综合式的健康管理转变，从供方决策向需方共同参与式决策转变，从短暂的医患关系向连续长期的责任制医民关系转变。

5. 推动多元主体共治，构建"政府—社会—个人"多元主体参与的治理体系。坚持党对医防融合工作的全面领导，落实政府部门牵头负责、社会力量以及人民群众广泛参与。

6. 推进供给体系整合，将医院院内和院外服务相结合、个体和群体服务相结合、诊断医疗服务和公共卫生服务相结合。

7. 建立统筹协调制度，发挥"高位推动"作用，加强管理部门、医疗与疾控机构协同，形成统一的议事、决策、治理制度。

8. 创新考核评价制度，制定医疗机构公共卫生责任清单，对卫生健康服务体系的整体效能与居民健康水平进行考核评价。

9. 完善筹资支付制度，建立医防融合多渠道筹资机制，改革资金支付方式，由区域医联体统筹管理使用，提升资金使用效益。

10. 优化薪酬绩效制度，收入分配向开展医防融合服务的医务人员倾斜，将绩效工资、职称评审、岗位聘用与医防融合服务数量与质量密切挂钩。

11. 改革人才培养使用制度，将大健康理念融入医学教育、继续教育全过程。通过组建家庭医生团队等方式，实现机构之间、体系之间医务人员流动与互通。

12. 加快医防融合智慧赋能，建立健康数据共享调度机制和智慧化预警机制，利用智能化健康监测设备和健康管理设施，提升服务效能。

13. 加强医防融合宣传引导，及时宣传医防融合工作的进展成效，发布一批典型案例，发挥示范带动作用。

拓展二：智慧疾控建设

国家卫健委：持续推进智慧化多点触发监测预警体系建设，提高重大传染病防控和应对处置能力

监测预警和应急处置是传染病防控的关键，国家卫健委持续推进智慧化多点触发监测预警体系的建设，不断提高重大传染病防控和应对处置能力。在监测预警方面，主要是在提质、扩面、增效上下功夫。通过加强部门联动、医防协同、多渠道互通，完善监测机制，以国家级和省统筹区域传染病监测预警和应急指挥平台为支撑，形成多点触发、反应快速、权威高效的传染病监测预警体系，持续提升国家传染病应急处置能力。

一是提高了信息报告质量。优化完善传染病网络直报系统，调整相关预警指标，及时发现异常信号并调查处置。印发传染病防控责任清单，开展疾控监督员制度试点，进一步压实传染病信息报告责任。推进传染病监测预警与应急指挥信息平台建设，逐步实现二级以上医疗机构与疾控信息系统数据自动交换，变"被动监测"为"主动监测"。

二是拓展监测渠道。建立完善发热门诊、哨点医院、病毒变异、城市污水等监测系统，探索开展急性呼吸道感染疾病多病原的监测试点，初步形成兼顾常态和应急、入境和本土、城市和农村、一般人群和重点人群的多渠道监测体系。

三是强化部门协同。推进跨部门数据监测和信息共享，定期开展多部门联合会商，共同开展传染病风险研判。

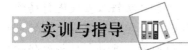

实训与指导

实训项目　区域妇幼保健管理的发展规划

一、实训目标

1. 理解和掌握本章基本知识点。

2. 训练查找资料、分析归纳的能力。

3. 培养运用基本知识的能力。

二、实训内容与形式

根据以下实训材料进行分析与训练。

南山荣获全国首批儿童健康高质量发展优秀实践案例

南山区委区政府高度重视儿童健康，从立足长远、着眼未来的角度进行一系列顶层设计，在南山区"十四五"规划和2035年远景目标纲要中提出，制定"建立'家庭—政府—社会'三位一体的儿童服务体系"工作目标；积极建设儿童友好典范城区，从医疗、教育等9大体系落实深圳市儿童友好公共服务体系建设指南等。由区卫生健康局、区教育局等多部门联合印发《南山区家—校—卫联动学生健康教育工作实施方案（2019—2022年）》等政策措施，推动以"广覆盖"与"全周期"两个着力点为目标的各项政策落到实处。

南山经验的一大亮点，就是围绕儿童健康战略规划，进行强力的资源整合，形成全区紧密高效的合作网。首先是推动医—校—家合作模式的形成。在区委区政府强力统筹下，建成以区妇幼保健院为主体的儿童健康网络，形成8家医院、1个医疗集团、101个社区居民委员会、各教育机构的多部门联动机制。同时，又以各医疗机构为服务延伸、以街道社区为家庭连接平台、以教育机构校医为优势互补。

其次是构建高质量专科保障能力。区妇幼保健院牵头建立儿童保健学科联盟、打造重点学科，健全儿童生长发育、儿童心理卫生、儿童眼保健等13项医疗保健服务，全力提升辖区辐射带动力。指导辖区其他7家医院规范化建设儿童保健门诊、96家社康中心逐渐完善儿童保健服务。加强分级诊疗网底作用，街道试点成立社区健康官，打造"15分钟健康圈"，让群众在家门口就能享受儿童健康服务。

再次是建立高效的沟通协调机制。区卫生健康局出台《南山区妇幼健康服务网络分工协作机制》，定期召开医疗机构妇幼健康例会，提出需要联合多部门推进的事项，让儿童健康是"全南山"的事逐渐成为共识。

此外，南山市构筑了全周期智慧管理平台，推进具有南山特色的儿童健康智能化服务体的形成。依托市妇幼信息系统"妇儿通"平台，在儿童健康服务实现在线电子建档、报告查询、跟踪随访等功能的基础上，南山进行创新升级，构建区域智慧妇幼服务平台，内容涵盖高危儿管理、儿童生长发育、营养、眼保健、口腔、心理等模块，打通医疗、学校、家庭和管理端，实现全流程在线管理。

依托大数据平台，推动儿童身心健康早期干预前置。例如将医疗机构"被动治疗"转向深入学校"主动筛查"，每年筛查达 17.63 万人次。此外，0~2 岁，医疗机构提供免费孤独症筛查，对筛查可疑儿童进一步确诊并提供早期干预。3~6 岁，医护团队进幼儿园开展健康筛查，包括生长发育、神经心理、眼健康等，"预警"个案自动转入专案进行转诊和追踪随访。7 岁以上，青少年心理保健团队及生理保健团队进中小学开展筛查，内容包括情绪、睡眠、学习困难、校园霸凌、生殖健康等，全方位发现问题。此外，区妇幼保健院为学校开通绿色转诊通道，为各项筛查随访发现的可疑儿童提供诊疗服务。

医—校—家三管齐下，提高健康素养。除了南山区各医疗机构积极开展相关健康教育活动外，还根据学校和家长需求，走进托育机构到中小学校，以健康讲座、有奖知识竞答、成长沙龙等形式增加学生和家长的健康知识，并在各街道社区开展义诊、健康科普、亲子互动课程等，将健康理念送进千家万户。

通过一系列举措，南山区儿童青少年健康素养水平稳步提高。

（资料来源：深圳新闻网．深圳唯一入选！南山荣获全国首批儿童健康高质量发展优秀实践案例［EB/OL］．（2022－09－17）．https://inanshan. sznews. com/content/2023－11/22/content_30603679. htm）

根据以上材料，完成以下实训任务：

1. 南山区儿童健康高质量发展的区域实践体现了妇幼保健管理的哪些内容？

2. 结合案例，试总结南山成为全国首批儿童健康高质量发展优秀实践案例的成功经验。

3. 根据本章所学知识，试以某一地区为例，编制该区域的妇幼保健管理的发展规划。

三、实训要领

1. 了解案例设计的社会背景和基本事实。

2. 学习和掌握案例分析涉及的本章主要知识点。

3. 查找我国妇幼保健管理的相关进展。

4. 小组合作，以某一区域为例，编制妇幼保健管理的发展规划。

四、成果要求和评分

1. 分组或独立完成。如果以分组形式完成，应当对案例分析过程实行任务分解，即分别以 1 名成员为主，分别承担资料查找、案例分析和总结归纳、书面报告撰写等工作。研究过程应当在充分发挥所有成员主动性、积极性的基础上，实现互助、交流和协作。

2. 提交书面报告。要求列出作为案例分析依据的主要技术方案或标准；分析部分的字数为 1 500 字左右，观点明确，条理清楚。

3. 分组完成的案例分析报告由组长根据小组成员在参与资料查找、小组讨论、案例分析、报告撰写等过程中的贡献度进行初步评分，最后由教师根据评分规则打分。独立完成的案例分析报告由教师根据评分规则打分。

五、实训书面记录和作业

实训书面记录

1. 南山区儿童健康高质量发展的区域实践体现了妇幼保健管理的哪些内容?

_____

_____

_____

_____

_____

_____

_____

_____

2. 结合案例,试总结南山成为全国首批儿童健康高质量发展优秀实践案例的成功经验。

_____

_____

_____

_____

_____

_____

_____

_____

_____

3. 区域妇幼保健管理的发展规划。

_____

_____

_____

_____

_____

_____

_____

_____

学习资料推荐

［1］秦怀金，陈博文. 国家基本公共卫生服务技术规范［M］. 北京：人民卫生出版社，2012.

［2］洪佳冬，方强. 社区卫生服务中心突发公共卫生事件应急处理［M］. 北京：科学出版社，2013.

［3］吴群红. 卫生应急管理［M］. 北京：人民卫生出版社，2018.

［4］国家基本公共卫生服务项目管理平台. http://www.nbphsp.org.cn/.

第十四章 药品服务管理

学习目标

通过本章案例分析和实训练习：

巩固 药品服务管理概念、药品服务管理的相关机构、药品电子商务管理、国家基本药物制度、药品分类管理、合理用药和特殊药品使用管理等知识点。

培养 在药品管理过程中的服务性环节进行有效管理的基本能力。

扩展 基于药品服务管理政策精神，灵活运用相关政策，分析和处理药品管理相关问题的能力。

导入案例

公安机关和检察机关依法惩治多起制售假药案

以淀粉、苦味剂为原料制作假药

2019 年 12 月，公安部指挥黑龙江省公安机关成功侦破一起生产销售假药案，抓获犯罪嫌疑人 17 名，捣毁假药生产、仓储、销售窝点 12 个，现场查获治疗心脑血管疾病等各类假药成品 1 万余盒、半成品 1 万余板（瓶）、散装药粒 290 余万粒，大量包材、辅料以及各类制假设备 34 台，涉案金额 3.2 亿余元。

经查，犯罪嫌疑人孙某非法设立造假窝点生产假药，利用互联网平台将假药销往全国。该案涉案假药以淀粉、苦味剂等为原料制成，没有任何有效成分，患者使用后将严重耽误治疗。公安机关成功打掉了一个涉及多省市，覆盖原材料、半成品、成品假药生产销售各个环节的犯罪全链条。

假美容针剂制售形成犯罪网络　5.2 万支假针剂被查

2019 年 10 月，天津等地公安机关分两批集中收网，成功侦破一起生产销售假药案，全链条查明肉毒素假药研发、生产、分销、零售犯罪网络，抓获犯罪嫌疑人 26 名，端掉假药生产、包装、储存窝点 9 处，查获肉毒素等美容针剂类假药 5.2 万余支、假药生产线 3 条以及发酵罐、冻干机等设备 20 余台，案值 1 亿余元。

经查，犯罪嫌疑人杜某招募团队专门从事肉毒素生产技术研发，犯罪嫌疑人梁某等人建立生产车间，采购设备，大批量生产肉毒素冻干粉针剂，封装后将裸瓶销售给洪某等人贴标包装成多个品牌产品，利用互联网分销至全国。经鉴定，涉案的多批次肉毒素药品不含国家标准成分或成分不达标。

陈某贩卖麻醉药品案

被告人陈某系上海市某医院普外科医生，于 2012 年给殷某做外科手术，于是二人结识，后了解到殷某对舒芬太尼（系国家管制的麻醉药品）成瘾，平日需大量使用该药物。2015—2017 年，陈某向本院多名麻醉科医生谎称自己亲友患有癌症需要镇痛药物，多次从上述医生处违规获取 1 000 余瓶舒芬太尼针剂（每瓶含舒芬太尼 50 微克，共计 0.05 克，相当于 2 克海洛因）后提供给殷某使用，从中非法获利 310 余万元。

2020 年 3 月 24 日，上海市浦东新区人民检察院以被告人陈某涉嫌贩卖毒品罪提起公诉。2020 年 10 月 30 日，上海市浦东新区人民法院做出一审判决，被告人陈某因犯贩卖毒品罪被判处有期徒刑四年，并处罚金。判决宣告后，被告人陈某未提出上诉，判决已生效。

［资料来源：公安机关公布打击制售假药典型案例［J］. 中国防伪报道，2020（7）：59；最高检发布 5 件检察机关依法惩治危害药品安全犯罪典型案例［J］. 中国防伪报道，2022（3）：54-59］

请思考，并回答以下问题：

1. 我国负责药品服务管理的相关机构分为哪几类，各有哪些机构，它们的主要职责分别是什么？

2. 我国对开办互联网药品交易服务企业有什么法定条件？如何规范互联网药品交易行为？

3. 我国对哪些药品实行特殊管理？案例中的舒芬太尼为什么被列为麻醉药品管理？

主要知识点

一、药品服务管理的概念

药品服务管理（Drug Service Administration）是指药品自生产到患者使用过程中，为了保证药品的质量、流通和正确、便利使用，相关管理部门依据国家的法律法规和政策，对该过程中的服务性环节进行有效管理的过程。

二、药品服务管理的相关机构

（一）药品监督管理行政机构

1. 国家药品监督管理局

（1）内设机构：综合和规划财务司、政策法规司、药品注册管理司（中药民族药监督管理司）、药品监督管理司、医疗器械注册管理司、医疗器械监督管理司、化妆品监督管理司、科技和国际合作司（港澳台办公室）、人事司等。

（2）下设直属事业单位：中国食品药品检定研究院、国家药典委员会、国家药品监督管理局药品审评中心、国家药品监督管理局食品药品审核查验中心、国家药品监督管理局药品评价中心等。

2. 地方药品监督管理体制

省、自治区、直辖市人民政府药品监督管理部门负责本行政区域内的药品监督管理工作。设区的市级、县级人民政府承担药品监督管理职责的部门负责本行政区域内的药品监督管理工作。

（二）药品技术监督机构

（1）中国食品药品检定研究院。其为国家药品监督管理局所属公益二类事业单位，是国家检验药品生物制品质量的法定机构和最高技术仲裁机构。

（2）地方药品技术监督机构。省级食品药品监督管理局设置药品检验机构，省会城市不重复设置，市级药品检验机构根据工作需要设置。

（三）其他药政组织机构与学术团体

1. 中医药管理机构

（1）国家中医药管理局：主管国家中医药事业的行政机构。下设人教司、规划司、法监司、医政司、科技司、国合司、办公室和机关党委等机构。

（2）地方中医管理机构：省级以下县级以上各级政府设置相应的中医管理局，其职能和内设机构参照国家中医药管理局的职级和设置组织。

2. 药事管理组织机构

（1）宏观药事组织部门：发展和改革部门、人力资源和社会保障部门、环境保护部门、公安部门和海关等。

（2）微观药事组织机构：药品研究与开发组织、药品生产组织、药品批发组织、药品销售代理组织、药品招标代理组织等。

（3）教育机构及学术团体：药学教育组织属于药学事业性组织，药学学术团体包括中国药学会及经过政府批准成立的各种协会。

三、药品电子商务管理

药品电子商务是指药品生产者、经营者、消费者，通过信息网络系统，以电子数据信息交接的方式进行并完成各种商务活动或服务活动。随着现代信息网络技术的高速发展，药品交易行为从单一的柜台式销售向柜台与电子商务网络平台相结合的形式发展。互联网打破了药品的传统流通渠道限制，药品通过互联网平台进行交易和流通绕过了传统的监管体系。因此，国家对药品的电子商务活动监管比一般的电子商务交易严格，并对行业的准入设置了较高的门槛。

（一）互联网药品交易服务

互联网药品交易服务是指通过互联网提供药品（医疗器械、直接接触药品的包装材料和容器）交易服务的电子商务。互联网药品交易服务主要分为三类：第一类是为药品生产企业、药品经营企业与医疗机构之间的互联网药品交易提供的服务；第二类是为药品生产、批发企业通过自身网站与本企业成员之外的其他企业进行的互联网药品交易提供的服务；第三类是向个人消费者提供的互联网药品交易服务。互联网交易服务的审批部门是国家食品药品监督管理部门和省级药品监督管理部门。

（二）互联网药品交易服务企业资格条件

提供互联网药品交易服务的主体应具备的条件有以下几方面：

（1）提供互联网药品交易服务的网站已获得从事互联网药品信息服务的资格。

（2）具有健全的管理机构，具备网络与交易安全保障措施以及完整的管理制度。

（3）具有完整保存交易记录的设施、设备。

（4）具备网上查询，生成订单、电子合同等基本交易服务功能。

（三）互联网药品交易行为规范

2005 年，国家食品药品监督管理局制定了《互联网药品交易服务审批暂行规定》，对互联网药品交易行为进行规范，主要包括以下内容：

（1）从事为药品生产企业、经营企业与医疗机构之间的互联网药品交易提供服务的企业，不得参与药品生产、经营；不得与行政机关、医疗机构、药品生产及经营企业之间存在隶属关系或其他经济利益关系。

（2）通过自身网站与本企业成员之外的其他企业进行互联网药品交易的药品生产企业、药品批发企业，只能交易本企业生产或经营的药品，不得利用自身网站提供其他互联网药品交易服务。

（3）向个人消费者提供互联网药品交易服务的企业，只能在网上销售本企业经营的非处方药，不得向其他企业或者医疗机构销售药品。

（4）参与互联网药品交易的医疗机构只能购买药品，不得上网销售药品。

（5）各级药品监督管理部门及其管理的单位和医疗单位开办的网站不得从事任何类型、形式的互联网药品交易服务活动。

（6）网络名称不得以"中国""中华""全国"等冠名（但申请网站名与单位名相同的除外），可以出现"电子商务""药品招标"等。

（7）互联网交易达成后，产品配送应符合有关法规规定。零售药店网上售药应有完整的配送记录；记录保存至产品有效期满 1 年后，不得少于 3 年。

四、国家基本药物制度、药品分类管理和合理用药

（一）国家基本药物制度

根据《关于建立国家基本药物制度的实施意见》的规定，国家将基本药物全部纳入基本医疗保障药品目录，报销比例高于非基本药物，降低个人自付比例，用经济手段引导广大群众首先使用基本药物。政府举办的基层医疗卫生机构全部配备和使用基本药物，其他各类医疗机构也都必须按规定使用基本药物。我国国家基本药物制度是对基本药物目录制定、生产供应、采购配送、合理使用、价格管理、支付报销、质量监管、监测评价等多个环节实施有效管理的制度。为了落实基本药物制度，建立国家基本药物目录遴选调整管理机制，我国制定了国家基本药物目录管理的相关政策。

（二）药品分类管理

1. 药品分类管理制度

药品分类管理的目的是有效地加强药品监督管理，保障人民用药安全有效，合理利用医疗卫生与药品资源，推进基本医疗保险制度的建立，提高人们自我保健意识。《药品管理法》规定：国家对药品实行处方药和非处方药分类管理制度。处方药（Prescription Drugs）是指凭执业医师和执业助理医师处方方可购买、调配和使用的药品。非处方药（Over-the-Counter Drugs，OTC Drugs）是指由国务院药品监督管理部门公布的，不需要凭执业医师和执业助理医师处方，消费者可以自行判断、购买和使用的药品。根据药品的安全性，非处方药分为甲、乙两类，甲类非处方药的安全性低于乙类非处方药。

2. 处方药和非处方药管理办法

为保证用药安全、有效，我国实施了药品处方药和非处方药的分类管理办法。

（1）国家药品监督管理部门负责非处方药目录的遴选、审批、发布和调整工作。

（2）非处方药的标签和说明书必须经国家食品药品监督管理部门批准。

（3）乙类非处方药可以在经省级药品监督管理部门或其授权的药品监督管理部门批准的药品专营企业以外的商业企业中零售。

（4）医疗机构根据医疗需要可以决定或推荐使用非处方药。

（5）处方药只准在专业性医药报刊进行广告宣传，非处方药经审批可以在大众传播媒介进行广告宣传。

（6）处方药可以在零售店中销售，但必须凭医生处方才能购买使用。

3. "双跨"药品管理

"双跨"药品是指一种既可作为处方药，又可作为非处方药使用和管理的药品。"双跨"药品必须符合药品监督管理局的《处方药转换为非处方药评价指导原则（试行）》规定的相关要求。实际上，"双跨"药品的适应证中应当至少有一部分适用于非处方药，否则只能作为处方药管理。"双跨"药品必须分别使用不同的包装、标签、说明书，并且包装颜色必须有明显的区别。非处方药的用品上应当印有专用标识，说明书必须根据药品监督管理局发布的非处方药说明书范本印制。销售、广告也应当分别符合相关规定。

（三）合理用药

1. 合理用药的基本要求

合理用药（Rational Drug Use）是临床用药管理的基本出发点和核心，也是基本要求。合理用药以当代药物和疾病的系统知识为基础，要求安全、有效、经济、适当地使用药品。

2. 不合理用药的主要表现

用药不对症，使用无确切疗效的药物，用药不足，用药过度，使用毒副作用过大的药物，联合用药不适当，给药方案不合理，重复给药等。

3. 不合理用药的后果

延误疾病治疗，浪费医药资源，发生药物不良反应甚至药源性疾病，酿成药疗事故等。

五、特殊药品使用管理

（一）麻醉药品管理

麻醉药品（Narcotic Drugs）是指具有依赖性潜力的药品，连续使用、滥用或不合理使用后，易产生生理依赖性和精神依赖性，能成瘾癖的药品。

麻醉药品的使用要符合以下规定：

（1）使用麻醉药品的医务人员必须具有医师以上专业技术职务，并经考核能正确使用麻醉药品。

（2）麻醉药品的每张处方注射剂不得超过二日常用量，片剂、酊剂、糖浆剂等不超过三日常用量，连续使用不得超过七天。处方应书写完整、字迹清楚，签写开方医生姓名，配方和核对人员均应签名，并建立麻醉药品处方登记册。

（二）精神药品管理

精神药品是指直接作用于中枢神经系统，使之兴奋或抑制，连续使用能产生依赖性的药品。依据精神药品使人体产生的依赖性和危害人体健康的程度，分为第一类和第二类。第一类精神药品比第二类作用更强，更易产生依赖性。各类品种目录由国务院药品监督管理部门会同公安部门、卫生主管部门制定、调整并公布。

（三）医疗用毒性药品管理

医疗用毒性药品（Medicinal Toxic Drug）是指毒性剧烈、治疗剂量与中毒剂量相近，使用不当会致人中毒或死亡的药品。

医疗用毒性药品的使用要符合以下规定：

（1）必须建立健全保管、验收、领发、核对等制度，严防收假、发错，严禁与其他药品混杂，做到划定仓间或仓位，专柜加锁并由专人保管。

（2）医疗单位供应和调配毒性药品，凭医生签名的正式处方。每次处方剂量不得超过二日剂量。调配处方时，由配方人员及具有药师以上技术职称的复核人员签名后方可发出。如发现处方有疑问时，须经原处方医生重新审定后再行调配。处方一次有效，取药后处方保存二年备查。

（3）对违反《医疗用毒性药品管理办法》规定，擅自生产、收购、经营毒性药品的单位或个人，由县级以上药品监督管理部门没收全部毒性药品，并处以警告或按非法所得的5～10倍罚款。情节严重、致人伤残或死亡，构成犯罪的，由司法机关依法追究其刑事责任。

（四）放射性药品管理

放射性药品是指用于临床诊断或者治疗的放射性核素制剂或者其标记药物。

放射性药品的使用要符合以下规定：

（1）医疗单位设置核医学科室，配备与其医疗任务相适应的并经核医学技术培训的技术人员。

（2）必须符合国家有关放射性同位素安全和防护的规定。所在地的省、自治区、直辖市药品监督管理部门，应当根据医疗单位核医疗技术人员的水平、设备条件，核发相应等级的"放射性药品使用许可证"。

（3）必须负责对使用的放射性药品进行临床质量检验，收集药品不良反应等项工作，并定期向所在地药品监督管理、卫生健康行政部门报告。由省、自治区、直辖市药品监督管理、卫生健康行政部门汇总后分别报国务院药品监督管理、卫生健康行政部门。

（4）放射性药品使用后的废物，必须按国家有关规定妥善处置。

（5）对违反本办法规定的单位或者个人，由县以上药品监督管理、卫生健康行政部门，按照《药品管理法》和有关法规的规定处罚。

导入案例评析

公安机关和检察机关依法惩治多起制售假药案

1. 我国负责药品服务管理的相关机构分为哪几类，各有哪些机构，它们的主要职责分别是什么？

我国负责药品服务管理的相关机构有药品监督管理行政机构、药品技术监督机构和其他药政组织机构与学术团体等。

药品监督管理行政机构包括国家药品监督管理局、省级药品监督管理局、地级药品监督管理局和县（区）级药品监督管理分局。国家药品监督管理局负责对药品的研究、生产、流通和使用进行行政监督和技术监督。省级药品监督管理机构，履行法定的药品监督管理职能。地级药品监督管理局是省药品监督管理局的直属机构。县（区）市场监督管理分局是上一级药品监督管理机构的派出机构。

药品技术监督机构是在药品监督管理部门领导下，执行国家对药品质量的监督、检验的法定专业技术机构，包括中国食品药品检定研究院及地方药品检验机构、口岸药品检验机构、药典委员会、药品评审中心、药品认证管理中心、国家中药品种保护审评委员会、药品评价中心和医疗器械技术审评中心等。

其他还有国家和地方各级中医药管理机构、药学会和经过政府批准的医药企业管理协会等学术团体、政府有关药品管理的部门。政府有关药品管理的部门包括：经济贸易部门负责宏观医药经济管理，为保证发生灾情等紧急情况时的药品供应，对国家药品储备和药品储备体系进行必要的行政管理；发展改革部门对药品价格进行必要的行政管理；人力资源与社会保障部门对医疗保险用药品种、给付标准、定点零售药店进行必要的行政管理；公安部门依法参与国家特殊药品的管理，对触犯刑法的药事违法犯罪依法进行查处。

2. 我国对开办互联网药品交易服务企业有什么法定条件？如何规范互联网药品交易行为？

互联网药品交易服务的主体应具备的条件是：①提供互联网药品交易服务的网站已获得从事互联网药品信息服务的资格；②具有健全的管理机构，具备网络与交易安全保障措施以及完整的管理制度；③具有完整保存交易记录的设施、设备；④具备网上查询，生成订单、电子合同等基本交易服务功能。

互联网药品交易行为规范主要内容包括：①从事为药品生产企业、经营企业与医疗机构之间的互联网药品交易提供服务的企业，不得参与药品生产、经营；不得与行政机关、医疗机构、药品生产及经营企业之间存在隶属关系或其他经济利益关系。②通过自身网站与本企业成员之外的其他企业进行互联网药品交易的药品生产企业、药品批发企业，只能交易本企业生产或经营的药品，不得利用自身网站提供其他互联网药品交易服务。③向个人消费者提供互联网药品交易服务的企业，只能在网上销售本企业经营的非处方药，不得向其他企业或者医疗机构销售药品。④参与互联网药品交易的医疗机构只能购买药品，不得上网销售药品。⑤各级药品监督管理部门及其管理的单位和医疗单位开办的网站不得从事任何类型、形式的互联网药品交易服务活动。⑥网络名称不得以"中国""中华""全国"等冠名，可以出现"电子商务""药品招标"等。⑦互联网交易达成后，产品配送应符合有关法规规定。零售药店网上售药应有完整的配送记录；记录保存至产品有效期满1年后，不得少于3年。

3. 我国对哪些药品实行特殊管理？案例中的舒芬太尼为什么被列为麻醉药品管理？

依据《药品管理法》第三十五条，国家对麻醉药品、精神药品、医疗用毒性药品、放射性药品实行特殊管理。

舒芬太尼是一种强效的阿片类镇痛药，可广泛应用于麻醉诱导、麻醉维持、术后镇痛及分娩镇痛等。根据《麻醉药品和精神药品管理条例》等相关法律规定，涉案药品舒芬太尼被列入国务院药品监督管理部门制定的《麻醉药品品种目录》，系受国家管制的麻醉药品。

案例分析与讨论

"浙药检查"应用入选2022年智慧监管典型案例——开辟药品智慧监管新路径

日前，2022年药品智慧监管典型案例发布，经过网络展示投票、专家评审等层层评选，省局推荐的"浙药检查"应用，从全国65个参评案例中脱颖而出，成功入选智慧监管典型案例（全国共14个），系全省唯一入选案例。浙江省药品检查中心深入推进药品检查技术支撑体系建设，打造"浙药检查"应用，以数字变革赋能检查方式创新。

"浙药检查"应用以"检查"为核心，开发检查员管理、线上检查、风险评价三大模块，通过强化算法模型，对药品检查工作进行全方位的制度重塑、流程再造、标准变革，实现检查员科学管理、业务集成多跨协同、现场检查模式革新、检查结果集成运用、企业风险预警评价等功能，全力打造药品检查"浙江模式"。

一是检查员管理模块。搭建检查员能力评估、人员准入、培训教育、绩效考核等四大子模块，结合检查员发现缺陷集成分析功能，运用AI技术为每位检查员精准画像，科学评价其能力和擅长的检查领域，为分级分类管理检查员提供数字化基础，实现检查员科学调派，有效打破仅凭个人主观评价的传统调派方式。

二是线上检查模块。检查全流程闭环管理应用场景实现检查任务科学制定、检查方案模式化切换、检查员科学合理调派、检查报告便捷生成、检查结果结构化处理等全流程线上处理，系统用户群体横向覆盖药械化各业务线，纵向贯穿省市两级，双通道面向检查员与企业。"掌上检查"内置知识图谱、检查要点、标准规范、检查缺陷等数据库，检查员可随时通过关键词查询、系统自动推送等方式，快速了解检查关键要点，打造身边的AI智能导师，全面改变以往"一张纸一支笔"传统检查模式。

三是风险评价模块。建立企业画像风险评价模型，通过质量雷达图、风险指数折线图、四色风险码等可视化场景，全面立体反映企业生产（经营）质量管理情况，准确分析存在的风险隐患。建立多重风险算法模型，与药品风险精密智控系统、浙药稽查系统、行政审批系统等实现数据多跨、功能协同，依托数据共享有效实施精准检查。

（资料来源："浙药检查"应用入选 2022 年智慧监管典型案例［EB/OL］．（2022-09-09）．http：//mpa．zj．gov．cn/art/2022/9/9/art_1228989351_58929872.html）

请思考，并回答以下问题：

1. 简述药品网络监督管理部门的职责。

2. 谈一谈"浙药检查"应用在药品网络监督管理过程中的优势。

案例评析

问题 1：

根据《药品网络销售监督管理办法》，药品监督管理部门应当依照法律法规、规章等规定，按照职责分工对第三方平台和药品网络销售企业实施监督检查。

对第三方平台、药品上市许可持有人、药品批发企业通过网络销售药品违法行为的查处，由省级药品监督管理部门负责。对药品网络零售企业违法行为的查处，由市县级药品监督管理部门负责。

药品网络销售违法行为由违法行为发生地的药品监督管理部门负责查处。因药品网络销售活动引发药品安全事件或者有证据证明可能危害人体健康的，也可以由违法行为结果地的药品监督管理部门负责。

问题 2：

"浙药检查"应用是浙江省药品检查中心深入推进药品检查的技术支撑体系建设，其中浙江省药品监督管理局属于药品监督管理行政机构，隶属于地方药品监督管理体制。本案例中"浙药检查"应用在地方药品监督管理过程中的优势包括：

（1）浙江省药品监督管理局打造"数字药监"体系和"浙药安全在线"应用。"浙药检查"应用实现了与"数字药监"框架下的其他应用之间高效的多跨协同，以数据汇聚整合、数据交换共享、数据融合应用为业务重点，推进多个系统相关数据互联互通，实现应用场景多跨协同。

此外，"浙药检查"应用建立更多数字计算模型和智能预警模型，不断提升知识图谱质量与体量；在贯通"数字药监"监管应用体系的基础上，探索与国家药监局相关应用系统、"互联网+监管"平台等的对接，努力为保障公众用药安全织起一张数字化防护网。

（2）设区市药品监督管理部门的相关监督执法人员可以采用"浙药检查"应用，根据线上检查模块和风险评价模块，协助和促进日常的药品监督检查工作，改变以往"一张纸一支笔"传统检查模式。

企业画像也为监管部门实施科学监管、精准监管提供了依据，让监督执法人员做到了心中有数，企业风险等级、历年检查情况、"老大难"问题等一目了然，监督执法人员可据此实施精准检查。

能力和知识拓展

强联动，促协同！2023 年长三角一体化赋能药品检查和服务合作

自长三角一体化发展上升为国家战略以来，"三省一市"（江苏、浙江、安徽和上海）药品检查机构合作不断拓展广度和深度，互通联动工作机制，实现检查员互派互认，集约检查资源，统一检查标准，2023 年已核查单位 156 家次。共享培训资源，利用各省不同的学科、领域优势制定针对性课程，定期交流，联合开展药品流通多仓协同课题研究，出台《药品多仓协同运营管理规范》团体标准，用标准化建设带动医药产业一体化发展。

为进一步落实落细长江三角洲一体化发展国家战略，促进长三角生物医药产业高质量发展，药品检查机构"第四协作区"第二次工作会议暨 2023 年长三角一体化药品检查和服务合作会议在浙江衢州召开。国家药监局药品审评检查长三角分中心及江浙沪皖药品审评检查机构共 6 家协作区成员单位参会。会上签署了《长三角一体化发展药品检查和服务合作备忘录》，将进一步推进药品检查联动合作、药品检查员队伍能力提升等工作，守牢区域药品安全底线，共同促进区域生物医药产业高质量创新发展。

会议期间，各单位围绕药品注册核查、质量体系建设、检查能力提升等内容做主题交流，并就药品检查管理办法实施过程中的问题、组建统一的长三角检查员队伍方案进行深入探讨，旨在进一步落实《长三角一体化发展药品检查和服务合作备忘录》，扎实推进药品检查联动合作、药品检查队伍能力提升、药品检查领域重难点课题联合攻关、药品检查区域联合服务等工作，坚决守牢区域药品安全底线，持续优化医药营商环境，大力支持企业研发免疫治疗、基因治疗、干细胞治疗等生物技术药物，全面促进中药传承创新发展，推动区域医药产业融合发展。

会议强调，设立省级药品检查机构协作区是推动全国检查"一盘棋"的有力举措，长三角是我国生物医药产业高地，要加强体系建设，筑牢安全屏障，以加入 PIC/S（国际药品认证合作组织）为契机，健全质量管理体系，提升药品检查工作规范化，推动药品检查工作全流程闭环管理；强化携手联动，提升检查能力，对标国际加快培塑适应产业发展的高精尖检查员队伍，深化省市协同着力建强基层检查员队伍；加强信息化建设，提高检查质效，强化数据资源共享与应用，迭代数字化模型，加快提升检查工作信息化、协同化水平。

（资料来源：2023 年长三角一体化药品检查和服务合作会议召开［EB/OL］.（2023-11-06）. http：//mpa. zj. gov. cn/art/2023/11/6/art_1228989351_58934293. html）

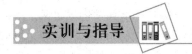
实训与指导

实训项目　互联网药品服务管理的实践应用

一、实训目标

1. 理解和掌握本章基本知识。

2. 培养查找资料及了解相关社会背景的能力。

3. 培养案例分析的能力。

二、实训内容与形式

根据以下实训材料进行分析与训练。

在线药学服务管理的实践和思考——英特集团"未来药房"案例分析

随着互联网以及民众需求的发展，网上购药已经成为当下消费的重要形式，线下买药困难对民众很多正常的用药需求产生了不便和困扰。线上购药模式经过了这几年的快速发展，为民众方便、快速地获得药品提供了便捷的渠道。为此，在线药学服务的配套建设与发展就成为需要持续关注的重点。

在最新颁布的《药品网络经营质量管理规范》征求意见稿中，对于在线药学服务有明确的定义：药品网络零售企业或第三方平台配备依法经过资格认定的药师或其他药学技术人员借助网站或网络客户端应用程序，利用文字、图片、音频、视频等多种方式向患者、患者家属及公众等提供药物信息、用药咨询、处方审核、用药说明、药品安全性监测、药学科普等药学专业技术服务。

英特集团作为浙江省药品流通主渠道、医药健康全产业链服务提供者和万亿健康产业的重要参与者，以"致力于人类的健康事业"为使命，在"为老百姓提供安全、有效、经济的医药产品"方面积极探索和实践。其中，英特未来药房是一种智能药房，旨在通过科技手段提供24小时无人值守的药学服务。该药房采用了人工智能、大数据、物联网等技术，具有以下特性：

1. 智能化：未来药房配备智能药柜，通过智能化的算法管理药品，提高配药效率和配药准确率；并通过人脸识别等技术认证消费者的身份信息，从而提高药品销售和管理的安全性和可靠性。

2. 无接触：满足人们对于社交距离的需求，未来药房提供无接触式服务，可以通过手机扫码，自主搜寻、挑选、支付和领取药品等。未来药房还支持人脸识别，可以支持刷脸自助支付、电子社保卡支付等服务。

3. 全天候：未来药房提供24小时自助服务，供消费者自由选择购药时间和自助购物方式，能够提供自动发药、自动售药、24小时自助买药、网订店取、远程订货等服务，同时实现智能自动销售和维护。

4. 医患互动及在线审方：未来药房能够与医疗机构、医生和保健机构进行信息共享，通过与杭州当地的多家医疗机构进行合作，可以提供名医预约，远程连线三甲医院医生，获得电子处方，为消费者提供更加全面的健康管理建议和服务。

5. 特药、慢性病管理：未来药房可以按照病种划分，对于特殊用药和慢性病用户进行整理，提供档案管理，社保连线，用药提醒，在线诊疗等服务，提升特药、慢性病管理的经济性、便捷性与安全性。

未来药房是英特集团实施"互联网+医疗健康"战略的重要载体之一，也是构建"智慧医疗"生态圈的重要组成部分。英特集团未来药房通过"云医院"平台，以"网上药店"为核心，采用"互联网+"模式，将线上与线下、药品与医疗服务、传统与现代、院内与院外、药学服务与健康管理有机结合，为在线药学服务的持续发展提供了重要的实践案例。

（资料来源：汪宝平，周祥顺. 互联网售药过程中的药学服务管理实践与思考 [J]. 中国处方药，2023，21（8）：101-104）

根据以上材料，完成以下实训任务：

1. 模拟线上药品交易的情景对话。

2. 基于情景模拟和案例材料，考虑英特未来药房的特点，分析其在实际应用过程中有哪些需要重点解决的问题。

三、实训要领

1. 了解案例涉及的我国互联网药品服务的现状。

2. 复习或检索案例分析涉及的主要知识点、法律规定。

3. 分析案例中提到的未来药房的特点、问题以及未来的实践和应用。

四、成果要求和评分

1. 情景模拟。学生通过观看案例报道、相关文献以及使用网上购药 App，记录和评析互联网购药管理过程中的操作要点。学生分别扮演"网上药店"的经营者和服务者的角色，结合案例内容和日常生活中的网上购药经验，模拟线上药品交易的情景对话，并上台进行模拟训练。

2. 提交书面报告。具体要求：情景模拟的具体实施计划以及案例分析；列出案例分析和情景模拟的主要知识依据；案例分析部分字数为 1 000 字左右，要求层次分明、观点明确、条理清晰；提供相关附件材料，包括实施计划、文献材料、调查资料与结果等。

3. 任课教师根据学生在情景模拟中的表现以及书面报告情况对学生进行打分，并总结角色扮演中学生的优点与不足及报告中出现的问题。

五、实训书面记录和作业

实训书面记录

1. 模拟情景对话计划和实施过程。

_____

_____

_____

_____

_____

_____

_____

_____

_____

2. 考虑英特未来药房的特点，分析其在实际应用过程中需要重点解决哪些问题。

_____

_____

_____

_____

_____

_____

_____

_____

_____

_____

学习资料推荐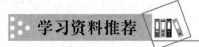

[1] 陈地龙，张庆．药学服务实务［M］．北京：中国医药科技出版社，2019.

[2] 陈志田．质量管理基础［M］.4 版．北京：中国质检出版社，2012.

[3] 梅怡．浅谈药物治疗管理对我国药学服务的启示［J］.中国卫生产业，2019，16（35）：48-50.

[4] 杨润．药学服务联合体服务模式的应用价值［J］.智慧健康，2022，8（17）：86-89.

[5] 视频解读：新修订的《中华人民共和国药品管理法》［EB/OL］.http://yjj.beijing.gov.cn/yjj/zwgk20/zcjd76/773289/index.html.

[6] 国务院办公厅．《全面加强药品监管能力建设的实施意见》［EB/OL］.（2021-04-27）.https://www.gov.cn/gongbao/content/2021/content_5609083.htm.

第十五章　基层卫生服务管理

📖 **学习目标**

通过本章案例分析与实训练习：

巩固　基层卫生服务管理的基本概念、原则；我国基层卫生服务的具体内容等知识点。

培养　对基层卫生服务机构的准入、安全和服务质量进行科学管理的基本能力。

拓展　对基层卫生服务的人力、财力、物力、时间、信息和技术等卫生资源进行系统优化管理的能力。

🔷 **导入案例**

优化家庭医生签约服务，助力基层卫生服务管理

党的十八大以来，国家卫生健康委贯彻落实党中央、国务院决策部署，持续加强社区医疗卫生服务体系建设，不断提升服务能力和服务质量。截至 2022 年年底，全国近 9 000 个街道共设置社区卫生服务中心（站）3.6 万个，基本实现了城市街道全覆盖。

2022 年，国家卫生健康委、财政部等 6 部门印发《关于推进家庭医生签约服务高质量发展的指导意见》，明确要扩大家庭医生队伍来源渠道，家庭医生既可以是全科医生，又可以是在医疗卫生机构执业的其他类别临床医师（含中医类别）、乡村医生及退休临床医师。同时，健全激励机制，原则上不低于 70% 的签约服务费用于参与家庭签约服务人员的薪酬分配，签约服务费在考核后拨付。加强家庭医生签约服务宣传，扩大签约服务群众知晓率，引导更多居民利用签约服务。

一、优化服务政策

家庭医生签约服务是贯彻新时代党的卫生与健康工作方针，推进实施健康中国战略的重要任务，也是强化基层医疗卫生服务网络功能、合理分配卫生资源、保障群众基本医疗服务可及性的重要途径。从 2016 年 5 月七部门联合出台《关于推进家庭医生签约服务的指导意见》，到 2022 年六部门联合印发《关于推进家庭医生签约服务高质量发展的指导意

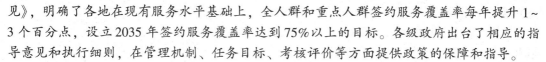

见》，明确了各地在现有服务水平基础上，全人群和重点人群签约服务覆盖率每年提升1~3个百分点，设立2035年签约服务覆盖率达到75%以上的目标。各级政府出台了相应的指导意见和执行细则，在管理机制、任务目标、考核评价等方面提供政策的保障和指导。

二、健全服务制度

国家卫生健康委员会《关于规范家庭医生签约服务管理的指导意见》明确了家庭医生服务主体提供的服务内容、服务对象和服务具体流程，为家庭医生签约服务制定了统一规范。在上海等地，通过根据当地实际情况细化服务标准，制定了家庭医生签约服务规范，对家庭医生资质、职责、签约实施、质量考核、服务标准进行详细规范，防止因地区差异和医疗资源不足导致服务差异，确保居民的就医感受一致。这些经验值得其他地区借鉴学习。

三、提升服务能力

家庭医生及其服务团队是签约服务的提供者，其服务能力是有效推行签约服务的关键。当前，从事家庭医生工作的全科医生大多经过短期培训后转岗，其专业知识主要局限于临床诊疗，对全科医学认识有限，缺乏必要的技能和家庭医生服务的管理能力。为了提供连续性、综合性和整体性的全科医疗服务，全科医生不仅需要掌握充足的基础医学、临床医学和人文社会科学等相关知识，还必须具备社区工作、领导管理、社区健康教育、自我发展和继续医学教育等方面的能力。国家卫生健康委会同有关部门按照中央决策部署，持续深化改革，优化人才队伍，加强卫生人才培养培训。2010—2022年，国家累计投入近21亿元，支持中西部省份培养本科层次定向医学生7.5万余人。22个省份也根据自身实际需要，每年培养约8 000名专科层次的定向医学生。2018年以来，共培训基层卫生人员65万人，其中村医43万人。培训内容涵盖常见病、多发病的诊疗能力、实操能力、突发公共卫生事件应急防控等方面。同时，各地采取远程教育、集中培训、临床进修、对口支援等方式，不断提升基层医务人员业务能力，优化家庭医生的临床诊疗服务能力和全科理念、知识、技能培训体系，发挥医联体的人力资源整合优势，加强具有针对性和操作性强的实用技能培训，以确保他们的临床知识得到及时更新和提升，以满足家庭医生工作的需求。

四、提高服务质量

目前，对家庭医生签约服务的绩效管理体系主要以签约率为主要考核指标。这一指标能够直观反映家庭医生签约的人群覆盖情况，并且易于量化，最终目标是通过签约服务实现"小病能治、大病能转、慢病能管、未病能防"，解决医疗资源不均衡的问题。根据自身的综合实力和资源，从重点人群和关系到群众健康的关键项目入手，制定个性化签约、逐级转诊等服务，使居民感受到签约与不签约的差别，提高服务质量以获得居民的获得感和满意度。

五、细化服务考核

自2016年起，国家连续颁布多个文件，为家庭医生服务制定了总体框架。根据地区医疗资源配置和群众健康需求，制定具有操作性、有指导意义的量化考核指标。这对于推进家庭医生团队的精细管理、提高团队工作效率、规范签约行为、评估服务效果以及促进家庭医生签约服务的健康发展至关重要。目前，各地主要以签约服务数量、续签率、履约率、慢病管理率等结果性指标作为考核标准。这些指标在推动和指导家庭医生履行签约服务任务、引导家庭医生为签约居民提供可及、综合、连续、有效的医疗卫生与健康管理服务方面发挥了较为有益的作用。

（资料来源：赵晓斌，叶文娟．关于开展家庭医生签约服务的一些思考与建议［J］．中国农村卫生，2023，15（08）：34-37）

请思考，并回答以下问题：

1. 根据我国家庭医生签约服务管理的内容，卫生健康行政部门应当如何优化基层卫生服务管理？

2. 根据我国家庭医生签约服务管理的经验，讨论应当如何加强基层卫生人员管理。

主要知识点

一、基层卫生服务的基本概念

（一）基层医疗卫生机构

基层的本义是建筑物的最底层，引申为各种组织的最底层。基层医疗卫生机构，是医疗卫生服务体系的重要组成部分，是医疗卫生服务体系的最底层，包括乡镇卫生院、社区卫生服务中心（站）、村卫生室、医务室、门诊部和诊所等。基层医疗卫生机构可由政府举办，也可由社会力量举办。

基层医疗卫生机构实现了卫生资源在基层汇集。条状的医疗资源、公共卫生资源（如妇幼保健、结核病防治、精神卫生等）在块状的基层医疗卫生机构聚集，统筹多方资源实现上下协同。基层医疗卫生机构与医院、专业公共卫生机构等组成城乡全覆盖、功能互补、连续协同的医疗卫生服务网络。

（二）基层卫生服务

1. 基层卫生服务的概念

基层卫生服务（Grassroots Health Care），也叫基层医疗卫生服务，是指由基层医疗卫生机构所提供的基本医疗卫生服务，内容包括社区诊断、预防、保健、健康教育、疾病管理，常见病、多发病的诊疗以及部分疾病的康复、护理，接收医院转诊患者，向医院转诊超出自身服务能力的患者等。

2. 基层卫生服务与初级卫生保健异同辨析

（1）相同点。

二者的目的都是维护和促进健康，服务对象都是全体居民，服务内容的确定都需要与社会经济发展水平相适应，都需要采用经实践检验的、有科学依据的、个人和政府支付得起其费用的方法与技术来提供服务，都需要社会主导、全社会参与，以预防为主。

（2）不同点。

基层卫生服务是初级卫生保健的核心内容，但初级卫生保健的内容更丰富；基层卫生服务的提供主体是基层医疗卫生机构，而初级卫生保健的提供主体更全面。

（三）基层卫生服务管理

基层卫生服务管理（Grassroots Health Care Management）是指综合运用管理学理论和

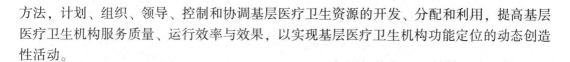

方法，计划、组织、领导、控制和协调基层医疗卫生资源的开发、分配和利用，提高基层医疗卫生机构服务质量、运行效率与效果，以实现基层医疗卫生机构功能定位的动态创造性活动。

二、基层卫生服务的原则与意义

（一）基层卫生服务的原则

基层卫生服务的原则主要包括：坚持社会效益优先；坚持政府主导；坚持与社会经济发展相适应；坚持预防为主。

（二）发展基层卫生服务的意义

（1）有利于优化卫生资源配置。发展基层卫生服务，可以引导卫生资源优先向基层配置，推动卫生资源向基层合理流动，使卫生资源的配置与需求相对应，改善卫生资源配置效率和效益。

（2）有利于适应社会需求的变化。家庭医生签约服务、双向转诊、远程医疗等服务方式的兴起，将基层卫生服务由被动服务转变为主动服务，且服务内涵逐渐丰富，服务质量有效提升，不断满足居民日益增长的基层卫生服务需求。

（3）有利于落实"预防为主"的卫生工作方针。通过开展健康管理服务，将基层卫生服务从"治已病"转变为"治未病"，维护和促进健康，促进预防保健社会化、经常化、主体化，更有效地贯彻预防为主的方针。

（4）有利于抑制医药费用的不合理增长。"价廉"是基层卫生服务的基本特征之一，推动基层卫生服务发展，引导患者非急性病在基层医疗卫生机构首诊，可以有效降低医疗卫生费用，控制医疗卫生费用不合理增长，降低居民疾病经济负担。

（5）有利于实现"人人享有卫生保健"的目标。基层卫生服务始终坚持保基本、广覆盖的原则，在社会经济水平和居民支付能力一定的情况下，广泛提供低成本的基层卫生服务，有利于达到"人人享有卫生保健"的目标。

（6）有利于医学模式的转变。全球医学发展的大趋势是从生物医学模式转变为生物—心理—社会医学模式。通过健康管理，从居民对健康服务的需求出发，将预防、保健、医疗、康复、健康教育和计划生育技术服务在基层医疗卫生机构融为一体，促进医学模式的转变。

三、我国基层卫生服务的内容、提供主体、服务对象与提供方式

（一）我国基层卫生服务的基本内容

我国基层卫生服务的基本内容包括两个部分，分别是基本医疗服务和基本公共卫生服务。

（二）我国基层卫生服务的提供主体

1. 城市社区卫生服务的提供主体

城市社区卫生服务的提供主体是提供社区卫生服务的各级各类组织机构、社会团体和个人。

2. 农村基层卫生服务的提供主体

农村基层卫生服务的提供主体是乡镇卫生院、村卫生室、医务室、门诊部、诊所等。

（三）我国基层卫生服务的对象

基层卫生服务对象主要包括四类：健康人群、高危人群、重点保健人群和患病人群。

（四）我国基层卫生服务的提供方式

我国基层医疗卫生机构提供门急诊服务和住院服务，以门急诊服务为主。基层医疗卫生机构也提供上门服务，为居民提供家庭照顾与访视、家庭病床等服务，帮助行动不便的患者得到及时、便利的诊疗服务，减轻患者家庭的出行负担。目前我国正在大力推进基层医疗卫生机构实行家庭医生签约服务，建立家庭医生服务团队，与居民签订协议，根据居民健康状况和医疗需求提供基本医疗和公共卫生服务；推进分级诊疗制度建设，引导非急诊患者到基层医疗卫生机构进行首诊，实行首诊负责制和转诊审核责任制。

1. 家庭医生签约服务

通常由家庭医生团队为居民提供全方位的健康服务，签约的家庭医生主要提供预防保健、常见病与多发病诊疗和转诊、病人康复和慢性病管理、健康管理等一体化服务。

2. 基层首诊服务

居民原则上应选择居住地或发病时所在地附近的基层医疗卫生机构接受首次服务，并由首诊医生根据病情确定是否需要转诊。

3. 双向转诊服务

双向转诊服务包括上转和下转服务。上转服务是指在接诊患者过程中，发现患者有转诊指征的，可将其转诊至二、三级医疗机构专科或专家处就诊。下转服务是指二、三级医疗机构将诊疗完毕或病情稳定的患者转回基层医疗卫生机构，患者在基层接受延续性治疗或健康管理服务。

4. 基层中医药服务

中医药文化在我国民间有着深厚的基础，中医"治未病"的理念与基层卫生服务核心内涵更是契合，因此在基层发展中医药文化是必然趋势。

5. 医防融合服务

医防融合要求医中有防、防中有医，防治结合。医防融合更强调医疗服务与公共卫生服务之间相互渗透、融为一体，更加体现医防间的紧密关系。医防融合不仅要求不能重医轻防，也不能过度重视预防而忽视医疗，医防之间相互融合、协同服务。

四、城市社区卫生服务的基本概念

（一）社区的概念

社区是社会的基本构成单位，是人们生活的基本区域，一个社区是一个完整的管理单元。

（二）社区卫生服务的概念

社区卫生服务（Community Health Service，CHS）是以人的健康为中心、家庭为单位、

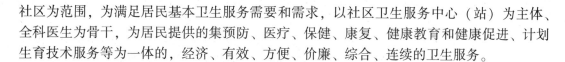

社区为范围，为满足居民基本卫生服务需要和需求，以社区卫生服务中心（站）为主体、全科医生为骨干，为居民提供的集预防、医疗、保健、康复、健康教育和健康促进、计划生育技术服务等为一体的，经济、有效、方便、价廉、综合、连续的卫生服务。

五、城市社区卫生服务机构功能和任务

社区卫生服务中心（站）是城市社区卫生服务体系的主体，也是体系的"网底"，承担着城市基层卫生服务提供的核心任务。

（一）基本功能

社区卫生服务中心是公益性、综合性的基层医疗卫生机构，承担常见病和多发病的诊疗、基本公共卫生服务和健康管理等功能任务，是城市医疗卫生服务体系的基础。社区卫生服务站通常设立在社区卫生服务中心服务无法覆盖的区域。部分社区卫生服务站是社区卫生服务中心的分支机构，部分社区卫生服务站是独立法人。

（二）主要任务

社区卫生服务中心的主要职责是提供预防、保健、健康教育、计划生育等基本公共卫生服务和常见病、多发病的诊疗服务以及部分疾病的康复、护理服务，向医院转诊超出自身服务能力的常见病、多发病及危急和疑难重症病人，并受区县级卫生健康行政部门委托，承担辖区内的公共卫生管理工作，负责对社区卫生服务站的技术指导、综合管理等工作。社区卫生服务站的主要任务是，提供一些最为基本的医疗、预防保健和健康管理服务。

六、城市社区卫生服务体系管理

（一）管理体制

卫生健康行政部门对社区卫生服务机构具有行政管理权，对社区卫生服务机构实施日常监督与管理，建立健全监督考核机制，实行信息公示和奖惩制度。建立社区卫生服务机构评审制度，加强社区卫生服务机构的服务质量建设。

（二）管理内容

1. 机构设置与准入管理

（1）机构设置管理。

社区卫生服务中心原则上按街道办事处范围设置，以政府举办为主。

（2）准入管理。

对社区卫生服务机构的准入管理主要遵循中国《医疗机构管理条例》和当地的医疗机构设置规划。

2. 服务管理

国务院卫生健康行政部门通过顶层设计，制定服务标准、规范与指南，对服务质量、安全、效率、费用提出具体要求，注重社区卫生服务中心（站）的公益性，以实现以人为中心，综合、全面、连续的服务目标。

3. 卫生人员管理

对社区卫生服务中心（站）卫生人员的管理，主要通过人才培养、吸引和使用三个环节，以用为本，提高社区卫生人员队伍的整体数量和质量，明确在基层建立全科医生制度和加强公共卫生人才建设的重要性，统筹指导各类卫生人才队伍建设，制定有利于基层卫生人才队伍数量扩充、质量提升的政策措施，营造良好的人才环境。

4. 药品、设备和技术管理

社区卫生服务中心（站）在药品、设备和技术方面，提倡利用基本药物、适宜技术和设备。

七、农村基层卫生服务机构功能和任务

乡镇卫生院和村卫生室是农村基层卫生服务体系的主体，也是体系的"网底"，承担着农村基层卫生服务提供的核心任务。

（一）乡镇卫生院

1. 基本功能

乡镇卫生院是公益性、综合性的基层医疗卫生机构，承担着常见病和多发病的诊疗、基本公共卫生服务、健康管理等功能任务，是农村医疗卫生服务体系的基础。

2. 主要任务

乡镇卫生院承担的主要任务基本上与社区卫生服务中心相同。乡镇卫生院还承担辖区村卫生室（所）的业务管理和技术指导任务。

（二）村卫生室

1. 基本功能

村卫生室承担与其功能相适应的公共卫生服务、基本医疗服务和上级卫生健康行政部门交办的其他工作。

2. 基本任务

村卫生室的主要任务有：①承担行政村的健康教育、预防保健等公共卫生服务；②承担基本医疗服务；③承担卫生健康行政部门交办的卫生计生政策和知识宣传、信息收集上报等工作；④提供与其功能相适应的中医药（民族医药）服务及计生药具药品服务。

八、农村基层卫生服务体系管理

切实筑牢农村基层卫生服务体系"网底"，是全面推进乡村振兴、加快农业农村现代化建设的基本保障。

（一）管理体制

国务院卫生健康行政部门负责全国乡镇卫生院的监督管理工作，县级以上地方人民政府卫生健康行政部门负责本行政区域内乡镇卫生院的监督管理工作。县级卫生健康行政部门合理规划乡镇卫生院、村卫生室设置，负责本行政区域内乡镇卫生院、村卫生室的设置审批、执业登记、监督管理等工作。

（二）管理内容

1. 机构设置与规划

县级以上地方人民政府卫生健康行政部门根据本行政区域内的人口、医疗资源、医疗需求和现有医疗机构的分布状况，制定本行政区域医疗机构设置规划。

2. 服务管理

国家对乡镇卫生院和村卫生室的服务管理有相同之处，服务管理内容和服务管理方式基本类似。

3. 卫生人员管理

各地乡镇卫生院在探索不同形式的引人用人机制基础上，统筹县域内人才使用，畅通人才发展通道，促进人才资源"下沉"。

4. 药品和技术管理

在农村基层卫生机构提倡利用基本药物、适宜技术和适宜设备。

导入案例评析

优化家庭医生签约服务，助力基层卫生服务管理

1. 根据我国家庭医生签约服务管理的内容，卫生健康行政部门应当如何优化基层卫生服务管理？

（1）卫生健康行政部门对基层卫生服务机构具有行政管理权，对基层卫生服务机构实施日常监督与管理。国务院卫生健康行政部门通过顶层设计，明确基层卫生服务机构的功能定位和主要任务，制定服务标准、规范与指南，对服务质量、安全、效率、费用提出具体要求，注重基层卫生服务机构的公益性，以实现以人为中心，综合、全面、连续的服务目标。

（2）卫生健康行政部门应不断完善基层卫生服务管理机制，不断发挥基层公共卫生服务功能，对医疗业务及疾病防治保健工作进行合理的整合与分离，充分做到较为重要的部门有专人负责，同时在管理机制的基础上建立并完善人员考核管理制度。需要充分加强基层卫生服务机构互相间的协作，落实国家要求的各项公共卫生服务项目，为居民提供更为全面的卫生服务，保障公共卫生服务的完整性。

（3）卫生健康行政部门应引导基层卫生服务机构建立完善的公共卫生服务体系，充分加强基层卫生的服务职能，通过现代设备以及信息技术的应用，保障居民信息能够得到全面收集与录入。要进一步扩展工作范围，提升工作效率，以更好地应对突发公共卫生事件及为居民提供公共卫生服务。在网络化以及信息化的基础上进一步探索，促使我国各个地区基层医疗机构公共卫生服务质量能够得到更进一步的提升。基层卫生服务机构也应依据自身需求加强成本投入，完善医疗设施的配备，保障基层医疗机构服务水平的提升。针对当地居民可能出现或已经出现的突发情况，提升处置效率，保障突发情况得到有效管控。

2. 根据我国家庭医生签约服务管理的经验，讨论应当如何加强基层卫生人员管理。

（1）人才队伍的建设主要体现在对高素质人才的需求上，高素质人才能够更好地保障

基层医疗公共卫生服务工作的发展。随着新医改的不断深入，在基层医疗机构实际发展过程中，应不断强化卫生队伍建设，以保障其整体素质的提升。因此，基层卫生服务机构必须加强对公共卫生人才的培养，主要包括专业技能培训、进入工作保持进修学习等方式，确保其综合素质水平的不断提升及后续服务水平的完善。

（2）对基层卫生服务机构人员的管理，主要通过人才培养、吸引和使用三个环节，以用为本，提高基层卫生人员队伍的整体数量和质量。卫生健康行政部门通过对基层卫生人员宏观管理，建立健全基层卫生人员宏观管理的体制机制。明确在基层建立全科医生制度和加强公共卫生人才建设的重要性，统筹指导各类卫生人才队伍建设，制定有利于基层卫生人才队伍数量扩充、质量提升的政策措施，营造良好的人才环境。

（3）同时，基层卫生服务机构应立足于长远发展的目标，充分加强与医学院校的工作，为学校内部的学生提供学习、实习的机会，积极招聘优秀的毕业生进入机构，提升卫生服务工作质量，保障人才队伍中新鲜血液的注入，为人才队伍增添新的活力。基层卫生服务机构主要为居民服务，在人才队伍建设逐渐完善、人员数量配备完善的前提下，能够更好地为居民提供更为具体的医疗服务，使居民不断提升对疾病的认知。

案例分析与讨论

长兴县强基层、筑高地、促医改，构建卫生健康事业高质量发展新格局

新一轮医改实施以来，长兴县委县政府高度重视，坚持一张蓝图绘到底，逐年列入全县重大改革项目，率先部署推进医改各项措施，医改步伐坚实有力，医改成效迭代显现，从"医共体"1.0版迭代升级至"整合型卫生健康体系"3.0版。具体分为三阶段。第一阶段：探索实践、夯基筑台，成为全国首批公立医院改革试点县，完成基层卫生院体制改革。第二阶段：大刀阔斧、系统集成，由"1+1"试点到"1+7""1+8"全域推进县域医共体建设并制度固化。第三阶段：蓄势谋远、拓面提质，发布全国首个《"两慢病"健康指数》地方标准，列入中国—世卫组织医改试点县、"一老一小"等国家级试点。

一、政策供给推陈出新，推进综合医改再深化

（1）健全稳定的财政投入机制。全面落实政府办医主体责任，有效落实公立医院"六项投入"等保障政策，出台基层补偿机制实施办法；累计投入17亿元对县乡村的三级医疗机构进行新建、改建和标准化建设；投入1亿元进行信息化平台建设；每年设立1 700万元的基层医疗设备和全科医生培养专项资金。

（2）深化"三医联动""六医统筹"集成改革。深化"总额预算、合理超支分担、结余留用"的多元复合式医保支付方式改革，实施医保基金市统筹管理；探索"两慢病"医保支付改革试点；全民推广商业补充医疗保险，"南太湖健康保"年均参保人数约40万。

（3）优化人才引育机制。县委县政府连续实施三轮医疗人才引育计划，县级层面对高层次人才财政每人最高补助达180万元，鼓励专家型人才参与医院决策和管理，目前已有13人兼任医共体集团班子和分院院长。

二、体系建设破旧立新，推进医疗资源再整合

（1）高水平建设县级强院。对上共建医联体，与浙大一院、浙大二院等名院深度合作，建成省县级龙头学科9个，市级重点学科和实验室25个，成熟运行肿瘤、胆石症等

13 个专病中心，"天天有专家、周周有名医"成为常态。三家县级医院"国考"均为 B 等及以上，县人民医院和妇保院为"三乙"医院、县中医院升级为"三甲"中医院。

（2）高质量建设紧密型医共体。对下深化县域医共体建设，统一全县慢病用药目录，总院专家每月常态化下沉坐诊超 500 人次。基层就诊人次增幅已连续 5 年超过县级，群众基层首诊意愿稳步提升。

（3）高标准建设全覆盖急救体系。构建乡镇全覆盖、陆空一体化、院前一站式的急救体系，县域急救点达 16 个，配备 26 辆救护车；在重点公共场所投放 140 台 AED，培训 4 000 余名急救志愿者；建立国内第一家县级应急医疗服务体系，成功创建国家示范卒中中心、国家标准版胸痛中心、国家级创伤中心。

三、数字健康迭代更新，推进健康管理再升级

（1）"健康大脑"发挥裂变效应。投入 1 亿元建成"全县通用、全程同质、全能管理"的区域信息化平台，"影像云""浙医互认"等共享模式年均惠及 60 余万人次，节省 4 000 多万元。推进"未来社区""未来乡村"等健康场景应用，实现"知健康、享健康、保健康"多跨应用。

（2）"健康银行"驱动素养提升。创新打造"健康银行"健康管理新模式，鼓励健康化生活方式，获《人民日报》等主流媒体报道。建设健康家庭、企业等健康细胞 2 500 余个，实现国家卫生乡镇和省级卫生村全覆盖。

（3）"健康画像"赋能精准管理。发布全国首个两慢病健康指数地方标准，开发两慢病"健康画像"，对慢病群体进行"三色网格化管理"，实现 9.2 万两慢病人群精准管控。目前，两慢病患者规范管理率均达到 72%，高于国家要求 10% 以上，糖尿病发病率呈现缓慢下降趋势。

四、治理模式突破求新，推进健康服务再提档

（1）聚焦共同富裕"浙里健康"跑道。迭代开稳"舒心就医"共富班车，所有公立医院完成就医流程改革优化，智慧结算率超 70%，高峰期挂号排队平均时间缩短至 3 分钟以内；全面推进检验检查"中午不停检"和"报告全互认"，减少重复检查，实现省—市—县—乡—村五级医疗机构全贯通。

（2）创新网格管理"三级联动"模式。2022 年在夹浦镇、水口乡试点开展网格化健康管理，将镇村干部纳入网格团队，突出乡镇政府主导作用，推动健康管理制度重塑。建立健康指数偏低、困难群体、体检异常人群三张清单，开展综合评估和分阶段健康服务；创新开展行政村"户主大会"，深化"健康融入万策"理念。

（3）夯实重点人群"健康服务"网底。大力实施各类民生实事项目，不断增加群众的获得感和幸福感，持续扩大肿瘤早诊早筛早治范围。

2021 年，长兴县列入国家卫生健康委—世界卫生组织"构建优质高效医疗卫生服务体系"试点县（全国共 6 个）。经过近 2 年的探索实践，逐步构建了层级清晰、特色鲜明、优质高效的整合型医疗卫生服务体系，率先实现人的全生命周期公共服务优质共享，主要健康指标优于中高收入国家水平，人均期望寿命 82.83 岁，县域就诊率提高至 90% 以上，基层首诊率提高至 71% 以上。世界卫生组织西太地区年度报告也再次将长兴县医改典型案例向全球推介，这是长兴县医改经验第二次入选。

（资料来源：浙江在线．浙江长兴：优化服务 走出县域特色医改路［EB/OL］.（2018-12-13）.https://m.medsci.cn/article/show_article.do?id=7bd5155e360a）

请思考，并回答以下问题：

1. 上述案例涉及基层卫生服务体系管理的哪些内容？

2. 根据上述案例谈一谈发展基层卫生服务的意义。

案例评析

问题1：

（1）机构设置与规划。长兴县人民政府卫生健康行政部门根据长兴县的人口、医疗资源、医疗需求和现有医疗机构的分布状况，制定本行政区域医疗机构设置规划。推进高水平县级强院建设，对上共建医联体，与浙大一院、浙大二院等名院深度合作，建成省县级龙头学科9个，市级重点学科和实验室25个，成熟运行肿瘤、胆石症等13个专病中心；建设高质量紧密型医共体，对下深化县域医共体建设，统一全县慢病用药目录，总院专家每月常态化下沉坐诊超500人次，推动体系建设破旧立新，推进医疗资源再整合。

（2）服务管理。长兴县政府主导制定服务标准、规范与指南，对服务质量、安全、效率、费用提出具体要求。建立健全各项规章制度，以提高服务质量和效率，保障服务安全性。积极推动乡镇卫生院和村卫生室使用适宜技术、适宜设备和基本药物。

（3）卫生人员管理。长兴县委县政府连续实施三轮医疗人才引育计划，县级层面对高层次人才实行财政补助，乡镇层面对中级以上职称直接面试进编，镇村层面实行财政全额订单式定向培养，统筹县域内人才使用，畅通人才发展通道，促进人才资源"下沉"。

（4）药品和技术管理。长兴县创新数字健康迭代更新，推进健康管理再升级，投入建成"全县通用、全程同质、全能管理"的区域信息化平台，推进"未来社区""未来乡村"等健康场景应用，实现"知健康、享健康、保健康"多跨应用；持续开展中医适宜技术推广应用，为百姓提供简、便、验、廉的中医药服务，按照国家要求，统一实施国家基本药物制度。

问题2：

（1）有利于优化卫生资源配置。卫生服务需求主要为基本需求，可由基层医疗卫生机构来满足，长兴县致力于深化县域医共体的建设，统一全县慢病用药目录，总院专家每月常态化下沉坐诊。通过"强基层"，发展基层卫生服务，引导卫生资源优先向基层配置，推动卫生资源向基层合理流动，使卫生资源的配置与需求相对应，改善卫生资源配置效率和效益。

（2）有利于适应社会需求的变化。随着人口老龄化进程的加快和疾病谱的转变，居民对卫生服务的便捷性、可及性提出了更高要求。长兴县创新采用"健康画像"赋能精准管理，创新网格管理"三级联动"模式。将"两慢病"改革内容向慢阻肺等常见病、多发病拓展，建立健康指数偏低、困难群体、体检异常人群三张清单，开展综合评估和分阶段健康服务，提供不同层次和不同类别医疗服务产品，以满足患者多层次就医需求。

（3）有利于落实"预防为主"的卫生工作方针。通过开展健康管理服务，将基层卫生服务从"治已病"转变为"治未病"，长兴县夯实重点人群"健康服务"网底，持续扩大肿瘤早诊早筛早治范围；深化校地合作，县中医院挂牌"浙江中医药大学教学医院"，推进治未病中心建设。维护和促进健康，促进预防保健社会化、经常化、主体化，更有效地贯彻预防为主的方针。

（4）有利于抑制医药费用的不合理增长。"价廉"是基层卫生服务的基本特征之一，推动基层卫生服务发展，引导患者非急性病在基层医疗卫生机构首诊，大力实施各类民生实事项目，不断增加群众的获得感和幸福感，实施特殊患者免费药物和监护补贴民生实事项目，配置移动药箱，有效降低医疗卫生费用，控制医疗卫生费用不合理增长，降低居民疾病经济负担。

（5）有利于实现"人人享有卫生保健"的目标。基层卫生服务始终坚持保基本、广覆盖的原则，从长兴县供需实际出发，夯实重点人群"健康服务"网底。大力实施各类民生实事项目，面向全人群提供医疗服务，充分发挥现有医疗资源的作用，在社会经济水平和居民支付能力一定的情况下，广泛提供低成本的基层卫生服务，有利于达到"人人享有卫生保健"的目标。

（6）有利于医学模式的转变。全球医学发展的大趋势是从生物医学模式转变为生物—心理—社会医学模式，长兴县通过构建优质高效医疗卫生服务体系，并从居民对健康服务的需求出发，将预防、保健、医疗、康复、健康教育和计划生育技术服务在基层医疗卫生机构融为一体，促进医学模式的转变。

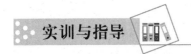

能力和知识拓展

加强基层医疗机构的医疗服务能力，守好传染病防控的第一道"门"

在以习近平同志为核心的党中央坚强领导下，我国传染病防控取得重大战略成果。加强基层医疗机构的建设，把优质的医疗资源下沉到基层医疗机构，强化城乡基层医疗卫生服务网底，加强乡镇卫生院和社区卫生服务中心规范化建设，发展社区医院，健全临床科室设置和设备配备。强化常见病和多发病诊治、公共卫生、健康管理和中医药服务能力，提升传染病筛查、防治水平。加强基层医疗机构的医疗服务能力，守好传染病防控的第一道"门"。

为真正普及卫生保健服务，需要从围绕疾病设计的卫生系统转向以人为本设计卫生系统。初级卫生保健是以人民需求为中心的加强卫生系统的方法，是加快实现全民健康覆盖进展的一个最有效的投资领域。采用初级卫生保健方针的国家能够更好地迅速建立更强大和更稳固的卫生系统，惠及最脆弱人群，并获得更高的卫生投资回报。最重要的是，它们能够确保更多的人获得基本卫生服务并参与做出影响其健康和福祉的决定。

实训与指导

实训项目　如何发展基层卫生服务

一、实训目标

1. 理解和掌握本章基本知识。

2. 训练查阅资料和文献综述的能力。

3. 培养应用基本知识和理论解决实际问题的能力。

二、实现内容与形式

根据以下实训材料进行分析与训练。

H县基层卫生服务机构发展之困境

（一）基层医疗卫生人才资源短缺

H县乡镇卫生院面临基层医疗卫生人才短缺的问题，乡村医生普遍综合素质和服务能力偏低，整体年龄结构偏大。相较于上级医疗机构的专科医生，乡镇卫生院医生总体学历较低，缺乏常见病诊断和治疗所需的知识和技能。这导致难以根据签约居民多层次的服务需求提供个性化服务，乡镇卫生院医务队伍建设亟待加强。

（二）基层基础设施、设备薄弱，服务能力差

1. 场地建设不合理：部分卫生院业务用房总体面积不足，布局不科学，对家庭医生建设工作的推进产生负面影响。基础设施问题严重制约了基层医疗卫生机构服务水平和质量的提高。

2. 医疗设备不齐全，除了4个中心乡镇卫生院外，其他乡镇卫生院的基本医疗设备配备不全，无法满足国家基本公共卫生服务规范要求，导致群众需求得不到满足。

（三）家庭医生数量不足，签约服务工作推动难度大

1. 签约人数多：乡镇卫生院人员编制相对较少，家庭医生团队主要由乡镇卫生院医务人员和村医组成。每名全科医生平均签约人数过多，难以满足辖区人口的卫生服务需求。

2. 服务难度大：外出务工人员较多，部分居民对体检认识不足，老年人参与积极性不高，给家庭医生签约服务工作带来一定难度。

3. 个性服务包难以实施：家庭医生签约服务中的个性化服务包难以顺利实施。H县为少数民族地区，整体生活水平较低，群众自我保健意识不强，在基本公共卫生服务工作中有一部分群众需要医院提供免费宣传物品才能积极合作。向其收费使这项工作更加难以实现。

了解到H县基层卫生服务机构面临的困境，市卫生健康行政部门组织座谈会，共同研究解决方案。

根据以上材料，完成以下实训任务：

1. 根据材料，模拟召开本次座谈会，各方畅谈意见。

2. 根据座谈会内容，提出推进H县基层卫生服务发展和完善的措施。

三、实训要领

1. 了解本案例涉及的社会背景和基本事实。

2. 学习和掌握本案例涉及的本章主要知识点。

3. 学习和掌握查找文献的基本技能与技巧。

4. 进行文献检索和文献述评。必要时进行社会调查研究，做到理论联系实际。

四、成果要求与评分

1. 开展角色扮演，主要角色为卫生健康行政部门负责人、相关部门责任人、基层卫生服务机构管理人员代表、群众代表、基层卫生服务机构医务人员代表等。可根据班级人数多少，采取两种方案：①增设其他合理角色；②增加每类角色的人数，尽可能使全班学生均有机会参加。

2. 提交书面报告。要求：①每个学生独立完成书面报告；②根据内容学习和角色扮演对案例进行有条理的系统分析；③论述部分的字数不少于1 000字，要求观点明确、思

路清晰、论据充分。

3. 结合角色扮演的参与程度和书面报告质量，由教师根据评分规则进行打分。

五、实训书面记录和作业

实训书面记录

1. 模拟召开座谈会，进行角色扮演，各方畅谈意见。

2. 根据座谈会内容，提出推进 H 县基层卫生服务发展和完善的措施。

学习资料推荐

［1］尹文强，傅华，安妮，等. 我国社区卫生服务发展阶段分析及可持续发展策略研究 ［J］. 中华医院管理杂志，2004（03）：18-22.

［2］LI X，LU J，HU S，et al. The primary health-care system in China ［J］. The Lancet，2017，390（10112）：2584-2594.

［3］LI X，KRUMHOLZ H M，YIP W，et al. Quality of primary health care in China：challenges and recommendations ［J］. The Lancet, 2020, 395 （10239）：1802-1812.

［4］全国人大常委会办公厅. 中华人民共和国基本医疗卫生与健康促进法 ［M］. 北京：中国民主法制出版社, 2019.

［5］国家卫生健康委, 财政部, 人力资源和社会保障部, 等. 关于推进家庭医生签约服务高质量发展的指导意见 ［EB/OL］.（2022-03-15）. https://www. gov. cn/zhengce/zhengceku/2022-03/15/content_5679177.htm.

第十六章　中医药服务管理

📝 **学习目标**

通过本章案例分析与实训练习：

巩固　中医药服务管理、中医药服务体系、中医药行政管理体制等概念，中西医结合、中西医结合服务、中西医结合服务管理等基本知识。

培养　深入理解中医药管理和中西医结合管理政策，科学合理地进行中医药服务管理和中西医结合服务管理的基本能力。

扩展　探究中医药和中西医结合面临的问题和困境，寻求发展中医药学和中西医结合的有效路径。

⬡ **导入案例**

青蒿素：造福世界的"中国神药"

4月25日是"世界防疟疾日"。1972年，中国科研人员成功提取青蒿素并研发成药物治疗疟疾。时至今日，"中国神药"青蒿素仍是全球抗疟利器，以青蒿素类药物为主的联合疗法仍是当下治疗疟疾的最有效手段。据世界卫生组织不完全统计，青蒿素在全球特别是发展中国家已挽救数百万人的生命，每年治疗患者上亿人。作为中国中医药献给世界的一份礼物，青蒿素正在持续为全球健康事业做出积极贡献。

疟疾是一种由寄生虫引起的威胁生命的疾病。统计数据显示，2020年全球疟疾感染病例达 2.41 亿，高于 2019 年的 2.27 亿；疟疾死亡病例约 62.7 万，较 2019 年的 55.8 万同比增长 12%。此外，非洲地区是全球疟疾最为严重的地区。2020 年，全球 95% 的疟疾病例集中在非洲，96% 的疟疾死亡病例也在该地区，其中 5 岁以下儿童占非洲地区疟疾总死亡人数的 80%。

青蒿素的出现，为全球抗疟带来新希望。世界卫生组织日前发布《世界疟疾报告2021》，称以青蒿素为基础的联合疗法目前仍是人类治疗疟疾的最好办法。疗效快、副作用小、价格低廉的青蒿素，挽救了数以百万计的生命。自 2000 年世界卫生组织把青蒿素类药物作为抗疟首选药物推广全球以来，撒哈拉以南非洲地区约2.4亿人受益于青蒿素联合疗法，其中约150万人免于死亡。世卫组织全球疟疾项目主任佩德罗·阿隆索说："屠呦呦团队开展的抗疟科研工作具有卓越性，贡献不可估量。"

自20世纪60年代起，屠呦呦领导科研团队以现代科学技术继承发扬中医药为指导思想，从系统整理历代医籍、本草入手，在收集2 000多种方药的基础上，归纳编撰成《抗疟方药集》，又从中选出200多方药，组织筛选。经380多个样品研制，特别结合古代用药经验，从东晋葛洪《肘后备急方》"青蒿一握，以水二升渍，绞取汁，尽服之"的记载中，考虑到温度、酶解等因素，不断改进提取方法，终于在1971年青蒿抗疟研制成功。2015年12月10日，在瑞典斯德哥尔摩音乐厅，屠呦呦从瑞典国王卡尔十六世古斯塔夫手中接过了诺贝尔奖证书和奖章。这是中国医学界迄今为止获得的最高奖项，也是中医药成果获得的最高奖项。

（资料来源：澎湃新闻.青蒿素：造福世界的"中国神药"［EB/OL］.（2023-12-22）.https://m. thepaper. cn/news）

请思考，并回答以下问题：

1. 中西医结合的原则有哪些？
2. 你对中医学和西医学关系是如何理解的？

主要知识点

一、中医药管理概述

（一）传统医学与中医药学

传统医学是在维护健康以及预防、诊断、改善或治疗身心疾病方面，使用不同文化固有的、可解释的或不可解释的理论、信仰和经验为基础的知识、技能和实践总和。有些国家将其称为"补充医学"或"替代医学"。传统医学包括中国传统医学、印度传统医学、古希腊医学、古埃及医学等。中医药学是包括汉族和少数民族医药在内的我国各民族医药的统称，反映了中华民族对生命、健康和疾病的认识，是具有悠久历史传统和独特理论及技术方法的医药学体系，有别于近代从西方传入的现代医学体系，故又称中国传统医学。从现代学科分类来看，中医药学是中医学和中药学的合称，但两者的基础理论是统一的，所以从古至今中医药学都是统一的医药体系。

（二）中医药服务的概念、内容和特点

1. 中医药服务的概念

中医药服务有广义和狭义之分。广义的中医药服务，又称中医药健康服务，是运用中医药理念、方法、技术维护和增进人民群众身心健康的活动，主要包括中医药养生、保健、医疗、康复等服务，涉及健康养老、中医药文化、健康旅游等相关服务。狭义的中医药服务，是各级各类医疗机构及其医务人员以中医药理论为指导，运用中医药技术方法，维护和增进人民群众身心健康的活动，主要包括中医药预防、保健、医疗、康复等服务。本章涉及的中医药服务指后者。

2. 中医药服务的内容

一是预防服务，包括传染病的预防服务以及常见病、多发病、慢性病的防治一体化服务。二是医疗服务，包括常见病、多发病、传染病、慢性病、重大疑难疾病的诊治。特色优势专科专病是中医药服务的重点。三是保健服务，包括老年人、妇女、儿童、慢性病患者等重点人群以及亚健康人群健康管理及特色保健服务。四是康复服务，针对慢性病和伤残患者等运用中医药方法开展中医康复医疗服务。五是健康教育服务，包括宣传中医药防病、保健知识等有中医药内容的健康教育服务。

3. 中医药服务的特点

在数千年的发展过程中，中医药不断吸收和融合各个时期先进的科学技术和人文思想，不断创新发展，理论体系日趋完善，技术方法更加丰富，形成了以整体观、唯物论、辩证法为指导，强调"辨证论治"，突出"治未病"，具有技术劳务价值高、医患关系和谐等特点。

（三）中华人民共和国成立后中医药政策概述

中华人民共和国成立以后，在不同时期、不同经济社会背景下，党和政府出台了一系列支持中医药发展的政策，中医药发展呈现出明显的阶段性特征。

1. "团结中西医"阶段

1950年，第一届全国卫生会议把"团结中西医"列为卫生工作方针之一，明确了卫生工作的主体和处理中西医关系的总原则。各地陆续开办预防医学讲习班和中医进修学校，成立中医研究机构，对中医师进行西医学和现代医疗设备方面培训，帮助中医师提高诊疗水平。

2. 加快发展阶段

1978年，党的十一届三中全会做出了实行改革开放的重大决策。1982年，"发展现代医药和中国传统医药"明确写入宪法，为中医药事业发展提供了法律保障。1986年，国务院成立国家中医管理局；1988年，改为国家中医药管理局。全国性中医、中西医结合学会等学术团体相继成立，中医药科研事业逐步推进，中医药行业标准陆续颁布。中医药行政能力进一步加强，话语权随之增加。

3. "中西医并重"阶段

1991年，《中华人民共和国国民经济和社会发展十年规划和第八个五年计划纲要》将"中西医并重"列入卫生工作方针。1997年，《中共中央、国务院关于卫生改革与发展的决定》进一步明确了"中西医并重"方针，中医地位得以明确。

4. "中医药传承创新发展"阶段

2009年，新一轮医改启动以来，中共中央、国务院先后印发《国务院关于扶持和促进中医药事业发展的若干意见》《中医药发展战略规划纲要（2016—2030年）》《关于中医药传承创新发展的意见》，中医药传承创新发展开启了新历史征程。

二、中医药服务管理

中医药服务管理是指政府中医药管理部门和社会按照国家相关法律法规及有关规定，

对各级各类中医医疗机构、中医药专业技术人员、中医药服务提供及其相关领域进行监督与管理的过程，以确保中医药服务质量和医疗安全。

（一）中医药行政管理体制

中医药行政管理体制是指中医药管理组织体系架构、机构设置、隶属关系、权限职责划分及其相互关系运作的制度化总称。中医药管理组织是对中医药工作进行管理活动的各级各类国家行政机关，包括中医药主管部门和具有中医药管理职责的其他职能部门。

（二）中医药服务体系

中医药服务体系是指中医医疗机构和其他医疗机构的中医药资源按照一定的秩序和内部联系组合而成的预防、医疗、保健、康复等中医药服务供给系统。中医药服务体系是中医药服务的提供主体。在城市，形成以中医医院（民族医、中西医结合），综合医院（专科医院、妇幼保健院）中医类临床科室、中医类门诊部和诊所以及社区卫生服务机构为主的城市中医医疗服务网络。在农村，形成以县级中医医院、综合医院（专科医院、妇幼保健院）中医临床科室、乡镇卫生院中医科和村卫生室为主的农村中医医疗服务网络。

（三）中医药服务准入管理

中医药服务准入管理是围绕中医医疗机构、中医药人员、中医医疗技术应用、大型医疗设备以及中药等中医药服务要素的准入实施管理，通过建立、完善和实施相应的准入管理制度，切实保障社会公众享有安全、有效、方便、价廉的中医药服务，实质是对中医药服务要素流入服务领域的准入管理，包括机构准入管理、人员准入管理、技术准入管理、中药准入管理、设备准入管理。

（四）中医医疗服务质量管理

中医医疗服务质量管理是指中医医疗机构及中医药人员所提供的中医医疗服务与中医医疗服务利用者的需要和需求的符合程度。这里的医疗是广义的概念，包括预防、医疗、保健、康复。中医医疗服务质量的监管主体包括中医药主管部门、行业组织、医疗机构和社会公众等。中药质量管理是中医药服务整体质量的重要保障，涉及中药材、中药饮片、中药配方颗粒、中成药、中药注射液、医疗机构中药制剂的研制与注册、生产、储存、流通、使用等各环节的质量与安全。

三、中西医结合服务管理

（一）中西医结合服务

1. 西医学与中医学

西医学即西方国家的医学，是相对于中国传统医学而言，它分为正在发展的"现代西方国家的医学体系"与已被淘汰的"古希腊医学体系"两个不同的体系。中国人常说的"西医学"指的是前者，即"现代西医学"，是近代西方学者在否定并摒弃了古希腊医学之后，以还原论观点来研究人体的生理现象与病理现象的过程中，发展出来的一门以解剖生理学、组织胚胎学、生物化学与分子生物学等为基础学科的全新医学体系。

中医学与西医学的发展源头、理论体系、思维模式和治疗方法有很大差异。但它们都以人为研究对象，探索人类生命活动的客观规律，以预防和治疗疾病、维护和促进健康为目的，都对人类的生存繁衍做出了巨大贡献，同时又有各自的局限和不足。

中医学与西医学之间的共性是两者结合的基础，中医学与西医学之间的差异和各自的优势、不足提示着结合的必要性。将现代医学先进的技术方法和中医学质朴的整体观念、系统观念相结合来研究人的健康和疾病问题，是推动西医学向更高境界提升和发展的必然趋势，也是中医学去伪存真、去粗存精，传承创新发展的必然要求。两者的结合能够丰富疾病防治视角，为人类健康提供更优的解决方案，提升医疗服务质量。因此，中医学与西医学之间不应是相互排斥、相互对立、相互取代的关系，而应是相互学习、相互补充、协调发展、发挥各自优势、和谐共处的关系。

2. 中西医结合服务

（1）中西医结合服务的界定。

中西医结合服务是各级各类医疗机构及其医务人员以现代医学等科学知识及手段来继承和发展中医药，中西医学相互补充，取长补短，维护和增进人民群众身心健康的活动。中西医结合服务的内容与中医药服务基本相同，包括预防、医疗、保健和康复等服务，不同在于结合了现代医学技术方法。

中西医结合是符合我国国情的特色医学模式，是实现中医学现代化和传承创新发展的重要途径。中西医结合的发展目标主要包括：运用现代科学技术验证传统中医学理论和方法，去伪存真，为中医学传承精华打下基础；充分吸收和运用现代医学理论和技术最新成果，提升临床疗效，为中医学创新发展提供助力；将中医学的整体观念和西医学的还原思想相结合，丰富健康疾病研究的视角和方式，为整合医学发展及创建医学新范式提供路径。

（2）中西医结合服务的原则。

一是从临床实践出发原则。中医学和西医学是建立在不同认知模式基础上的截然不同的理论体系。大量实践已经证明，在理论体系上将两者强行融合在一起是行不通的。两者的结合应是在明确各自优势和不足的基础上，在临床治疗上的相互结合。二是以提升临床疗效为原则。中西医结合不应是两种治疗方法的盲目、无原则结合甚至滥用，而是两者在治疗方案上有机、合理组合，扬长避短，优势互补，能够取得单独一种医学方法所不能取得的协同治疗效果。宜中则中，宜西则西，宜合则合，这是中西医结合最重要的原则。因此，明确中西医结合的优势病种和适宜的治疗方案是十分重要的。三是充分发挥中医药优势特色原则。中医学和西医学分别有完整的理论体系，应在原有理论体系的指导下，充分发挥自身优势，以取得治疗实效。中西医结合的本质是和而不同，不应用西医的思维替代或改变中医的思辨，不能将中医西化。

（3）中西医结合服务的提供机构。

原则上，凡是登记注册或备案时兼有中医、西医诊疗科目、范围或有中西医结合诊疗科目、范围的医疗机构均是中西医结合服务的提供机构，包括中医医院、中西医结合医院、综合医院、妇幼保健院、专科医院、基层医疗卫生机构等。综合医院是中医药服务体系的骨干之一，是中西医结合的重要平台，是中医药传承创新的重要阵地。

（二）中西医结合服务管理

中西医结合服务管理是指政府职能部门和社会按照国家相关法律法规及有关规定，对各级各类医疗机构、专业技术人员、中西医结合服务的提供及其相关领域进行监督与管理的过程，以确保中西医结合服务质量和医疗安全。中西医结合服务机构、人员、技术、药品、设备的准入管理应遵循医疗服务和中医药服务准入管理法律法规、规章的一般要求，也有其特殊性。中西医结合服务质量管理要遵循医疗服务质量管理和中医药服务质量管理的一般要求。在促进中西医结合、提升中西医结合服务质量方面还应着力做好创新中西医结合医疗模式、健全中西医协同疫病防治机制、完善西医学习中医制度、提高中西医结合临床研究水平、加强中西医结合医疗质量管理等工作。

导入案例评析

青蒿素：造福世界的"中国神药"

1. 中西医结合的原则有哪些？

一是从临床实践出发原则。中医学和西医学是建立在不同认知模式基础上的截然不同的理论体系。大量实践已经证明，在理论体系上将两者强行融合在一起是行不通的。两者的结合应是在明确各自优势和不足的基础上，在临床治疗上的相互结合。二是以提升临床疗效为原则。中西医结合不应是两种治疗方法的盲目、无原则结合甚至滥用，而是两者在治疗方案上有机、合理组合，扬长避短，优势互补，能够取得单独一种医学方法所不能取得的协同治疗效果。宜中则中，宜西则西，宜合则合，这是中西医结合最重要的原则。因此，明确中西医结合的优势病种和适宜的治疗方案是十分重要的。三是充分发挥中医药优势特色原则。中医学和西医学分别有完整的理论体系，应在原有理论体系的指导下，充分发挥自身优势，以取得治疗实效。中西医结合的本质是和而不同，不应用西医的思维替代或改变中医的思辨，不能将中医西化。

2. 你对中医学和西医学关系是如何理解的？

中医学与西医学的发展源头、理论体系、思维模式和治疗方法有很大差异。但它们都以人为研究对象，探索人类生命活动的客观规律，以预防和治疗疾病、维护和促进健康为目的，都对人类的生存繁衍做出了巨大贡献，同时又有各自的局限和不足。中医学与西医学之间的共性是两者结合的基础，中医学与西医学之间的差异和各自的优势、不足提示着结合的必要性。将现代医学先进的技术方法和中医学质朴的整体观念、系统观念相结合来研究人的健康和疾病问题，是推动西医学向更高境界提升和发展的必然趋势，也是中医学去伪存真、去粗存精，传承创新发展的必然要求。两者的结合能够丰富疾病防治视角，为人类健康提供更优的解决方案，提升医疗服务质量。因此，中医学与西医学之间不应是相互排斥、相互对立、相互取代的关系，而应是相互学习、相互补充、协调发展、发挥各自优势、和谐共处的关系。

案例分析与讨论

浙江不断夯实中医服务体系建设

浙江作为国家中医药综合改革示范区，在中医药服务模式、产业发展、质量监管、中医传承等方面加快先行先试步伐，着力把浙江打造成全国重要的中医药人才高地、创新高

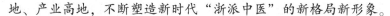

地、产业高地，不断塑造新时代"浙派中医"的新格局新形象。

（一）健全服务能力体系，做中医药发展方向排头兵

多年来，浙江发挥中医药整体医学的优势，建立以省、市、县级中医院为主体，综合医院中医药科室为骨干，基层医疗卫生机构为网底，其他中医医疗机构为补充，融预防保健、疾病治疗和康复服务于一体的整合型中医药服务体系。

如今，浙江已建成省级中医药重点专科280个，20个中医专科列入国家临床重点专科建设项目，数量居全国第三；国家中医药管理局重点专科70个。其中，浙江省中医院的血液病专科是全国首批16个国家中医临床研究基地重点研究疾病之一，同时还和杭州市中医院的肾病专科一起被列入国家区域中医（专科）诊疗中心，7个专科成为全国基层医疗机构中医药特色专科，实施22个县（市、区）基层中医优势病种建设项目。

（二）开展人才传帮带，传承推进中医药服务优势

2017年，浙江省启动实施中医药"杏林工程"人才培养项目以来，坚持中医药人才"引得进、育得优、用得上"，推进中医药人才代际传承。同时加强基层中医药人才培养，在实施省级基层名中医培养中，已培养三批200余名学员，组织开展中医全科医生岗位培训和转岗培训，累计培养中医全科医生3 000余人。

当下，浙江依托在建的94个全国名老中医药专家传承室、169个省级名老中医专家传承工作室，面向基层医疗卫生机构，开展人才帮带、基层帮扶、巡回医疗工作。支持名中医工作站县域医共体建设单位，将中医药基层服务纳入省级名老中医专家传承工作室建设任务和考核，有效带动了基层医疗机构中医药临床技术水平提高。

（三）夯实中医服务体系在基层传承创新发展

在浙江，86%的市级综合医院、94%的县级综合医院建有中医科和中药房，38家医院成为全国综合医院中医药工作示范单位，100%的乡镇卫生院和社区卫生服务中心建有中医馆。

在全面提升中医药服务体系扩面提质中，浙江省卫生健康委员会自2022年3月全面实施"中医处方一件事"改革以来，建立省市县医疗机构协同、中医处方共享、中医数据互联互通的服务新模式，推动中医医疗机构临床、科研、服务的系统性重塑，切实提高老百姓看中医用中药的获得感。今年以来，全省中医门诊量同比增长9.1%，中医处方贴均费用降低25%，群众看中医满意度位居全国前列。

（资料来源：中国县域经济报. 浙江不断夯实中医服务体系建设［EB/OL］. (2023-07-28). https://www.xyshjj.cn/detail-1482-103732.html）

请思考，并回答以下问题：

1. 结合浙江中医药服务体系建设，谈谈中医药服务体系的内容。

2. 结合案例，谈谈中医药服务体系建设重点。

案例评析

问题1：

中医药服务体系是指中医医疗机构和其他医疗机构的中医药资源按照一定的秩序和内部联系组合而成的预防、医疗、保健、康复等中医药服务供给系统。中医药服务体系是中医药服务的提供主体。中医药服务体系建设目标为构建以国家中医医学中心、区域中医医疗中心为龙头，各级各类中医医疗机构和其他医疗机构中医科室为骨干，基层医疗卫生机构为基础，融预防保健、疾病治疗、康复于一体的中医药服务体系，提供覆盖全民和全生命周期的中医药服务。在城市，形成以中医（民族医、中西医结合）医院，综合医院（专科医院、妇幼保健院）中医类临床科室、中医类门诊部和诊所以及社区卫生服务机构为主的城市中医医疗服务网络。在农村，形成以县级中医医院、综合医院（专科医院、妇幼保健院）中医临床科室、乡镇卫生院中医科和村卫生室为主的农村中医医疗服务网络。

问题2：

（1）打造中医药服务高地：依托综合实力强、管理水平高的中医医院、综合医院，推进国家中医医学中心、国家中医区域医疗中心、国家中西医结合医学中心、国家中西医结合区域医疗中心建设，推动优质中医资源扩容和均衡布局，在疑难危重症诊断与治疗、高层次中医药人才培养、高水平研究与创新转化、解决重大公共卫生问题、现代医院管理、传统医学国际交流等方面发挥全国性或区域性龙头作用。

（2）做优中医药服务骨干：加强各级各类中医医院建设，建设一批中医特色重点医院，以名医、名科、名药带动中医医院特色发展，发挥辐射和示范作用。提升地市级中医医院综合服务能力。持续加强县办中医医疗机构建设，实现县办中医医疗机构全覆盖。支持中医医院牵头组建医疗联合体，加强对基层中医药服务的指导。强化综合医院、专科医院和妇幼保健机构中医临床科室、中药房建设。

（3）筑牢中医药服务网底：加强基层医疗卫生机构中医药科室建设，实现全部社区卫生服务中心和乡镇卫生院设置中医馆、配备中医师。持续实施基层中医药服务能力提升工程，提高基层医疗卫生机构常见病、多发病、慢性病中医药防治能力，中医优势病种诊疗能力以及中医药综合服务能力，提高基层中医药服务的可及性和优质度。

（4）发挥中医药特色优势：加快中医养生保健服务体系建设，推动中医药与养老融合发展，促进中医特色康复服务机构发展，提升中医药疫病防治能力。

能力和知识拓展

国家中医药管理局关于印发"十四五"中医药信息化发展规划的通知
（节选）

专栏一：中医药信息化发展基础项目

中医药数据中心建设：依托现有资源建好国家、省级中医药数据中心，推动建立稳定的专业化技术团队，参与区域中医药信息化规划编制和实施，承担工程项目建设与管理，指导中医医院智慧化建设，研究和制定信息标准，开展统计调查，组织人才培训等。

中医药信息标准推广应用：组织开展中医药信息标准培训和推广应用。研究与制/修订50项信息分类、系统建设、数据治理、数据共享等基础性标准，中医医疗服务统计标准以及医疗健康信息共享标准。

专栏二：数字便民惠民服务项目

智慧中医医院试点建设：支持20家左右三级中医医院开展智慧医院建设，医院信息互联互通标准化成熟度测评、电子病历系统应用水平、智慧服务、智慧管理等达到国家要求。

中医药数字便民惠民试点建设：在二级以上中医医院遴选数字便民惠民应用场景，形成可推广、可复制的案例，发展普惠便捷的数字中医药便民服务。

中医馆健康信息平台提质升级：扩大中医馆健康信息平台覆盖范围，优化升级辨证论治、知识库、远程教育和治未病等核心功能。

智慧中医医共体建设试点：支持10家左右中医医共体开展远程医疗中心或共享中药房建设，实现中医医共体内医疗机构间双向转诊、检查检验结果互认共享、中药制剂共享、中药同质化服务等。

专栏三：中医药数据资源治理项目

中医药政务信息化网络建设：建设中医药政务信息化网络，推动核心业务线上流转、建设具有中医药政务信息化特色的跨地区跨部门应用，实现政务信息互联互通。

国家中医药综合统计制度：加强制度宣贯及人员培训，开展数据采集、数据汇总、分析研究、督导检查等工作，推动国家中医药综合统计制度落地实施。

全国一体化的中医药综合统计信息平台：建成国家—省级中医药综合统计信息平台，建立统一规范的中医药统计网络直报系统，构建统计设计、数据采集、加工处理、分析研究等统计生产流程，加强与业务应用系统互通衔接，实现统计渠道共建、数据集中共享。

专栏四：中医药数据资源创新应用项目

新一代信息技术与中医药结合应用研究：开展云计算、大数据、物联网、人工智能、5G、区块链、智能感知等新一代信息技术在中医药领域的集成应用研究，探索一批中医药数字化应用场景建设。

建设国家中医药古籍数字图书馆：组织实施名老中医学术经验、老药工传统技艺传承数字化、影像化，建立国家中医药古籍数字图书馆，推动中医古籍数字化。

建设国家中医药博物馆数字馆：从藏品的采集、保护、展陈以及藏品资源的数据挖掘，制作数字藏品，建立藏品数据库，以数字化的思维规划建设智慧型国家中医药博物馆。

中药资源基础数据库：持续开展中药资源动态监测，充实全国中药资源基础数据库，有序推进中药资源基础信息开放共享和应用创新。

中医药数字教育及管理示范：完善国家级中医药继续教育网络平台，开发一批以中医基础理论、中医临床实践为重点的慕课、微课、精品资源共享课和视频公开课；探索国家中医药考试数字化管理。

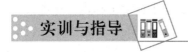
实训与指导

实训项目　如何加强中医养生保健服务管理

一、实训目标

1. 理解和掌握中医药服务管理的基本知识点。

2. 训练文献查找能力以及通过现场调查获取资料的能力。

3. 培养应用文献、调查资料、法规案例分析能力，以及归纳总结及解决实际问题的能力。

二、实训内容与形式

根据以下实训材料进行分析与训练。

中医养生保健纠纷案

近年来，按摩、针灸、刮痧、拔罐等中医技法迅速蹿红，成为许多中医诊所、门诊部，甚至足疗会所、洗浴中心，美容院、减肥机构等推出的服务亮点，它们以中医养生保健服务招揽生意。但随之而来的纠纷也日渐增多，案件数量不断攀升。

案例一：无证经营按摩馆给人针灸

赵女士因背部酸痛，前往家附近按摩馆推拿按摩。按摩馆工作人员告诉赵女士，其背部酸痛是工作压力大、运动锻炼少、血脉不畅通所致，建议她按摩后再进行针灸治疗。赵女士听从了该建议，交纳了五次针灸费用。在进行完第四次针灸后，赵女士明显感觉胸闷、背疼，按摩馆工作人员随即对赵女士进行调理。可调理两天后，症状并未减轻，赵女士遂前往医院诊治，经诊断为50%气胸，医院对赵女士进行倒流手术治疗。术后，赵女士欲找按摩馆理论，索赔针灸费和医疗费，但按摩馆已逃之夭夭，经营场所变成了服装店。赵女士随后到工商部门、卫生部门了解情况，才知道该按摩馆并未取得卫生许可证、营业执照等，属无证经营。赵女士欲向法院提起公诉，却因无法确定被告主体及住所地而无奈作罢。

案例二：洗浴中心拔火罐灼伤顾客

宋先生感觉腰酸背痛，在一家洗浴中心洗浴后，询问工作人员可否通过按摩缓解酸痛。服务员称宋先生体内湿气重，建议拔火罐理疗。宋先生觉得有理，表示同意，当场支付费用。洗浴中心没有开具凭证，宋先生也忘记索取任何交费凭证。服务员随后从宋先生的肩膀到臀部盖了十多个火罐后走开。十几分钟后，宋先生觉得后背越来越痛，叫喊服务员，服务员帮宋先生收罐，并称这属正常现象，是体内湿气重的表现。宋先生回家后，才发现背部火罐盖过的地方全是水泡，过了几天也没有消退，随后到医院治疗，被医生诊断为二度灼伤。随后宋先生携带诊断证明、医疗费单据找到洗浴中心索赔，洗浴中心却矢口否认宋先生在其处拔过火罐，并称该中心业务范围是洗浴按摩，从未开展过拔火罐活动。最后，宋先生因没有证据，交涉未果，只好自认倒霉。

案例三：医疗机构做推拿按摩不履行检查告知义务

王女士因偶感颈部不适，前往中医诊所就诊。挂号后，诊所安排医师张某为其进行按摩。张医师在未对王女士进行任何检查、记录，也未对治疗措施及病情可能发生的后果进行告知的情形下，就对王女士进行颈部按摩。当张医师强力扭掰王女士颈部时，王女士突然出现头晕、意识模糊、肢体不听支配等症状，并立即被送往附近医院急诊抢救，经过抢救及检查治疗，最终诊断为急性脑血管病、脑梗死。事后王女士走访有关部门，发现张医师未取得执业医师资格证书。王女士为此起诉至法院，要求该诊所赔偿医疗费、误工费等。

（资料来源：法律快车网.中医保健纠纷日增，无证经营等乱象亟待规范[EB/OL].（2023-07-12）.http://www.lawtime.cn/info/yiliao/yljf/2011071230255.html）

根据以上材料，完成以下实训任务：

1. 从上述中医养生保健纠纷案中你得到了什么启示？

2. 探究中医养生保健存在的突出问题及其成因。

3. 如何进一步加强中医养生保健服务管理？

三、实训要领

1. 了解中医养生保健服务走红的社会背景和基本事实。

2. 学习和掌握案例分析涉及的中医药管理知识点。

3. 检索并找出案例分析涉及的主要中医药政策与法规。

4. 查找文献资料，并适当开展调查研究，根据中医药管理知识以及有关法律制度，探讨中医养生保健纠纷的成因和对策。

四、实训要求与考核

1. 分组完成。班级学生分成若干小组，小组成员适当分工协作。在研究过程中，所有成员都应积极主动，熟悉所有过程、内容和结果。

2. 提交书面报告。具体要求：①制订小组完成案例分析的具体实施计划；②列出作为案例分析依据的主要法律法规；③分析部分的字数为 1 000 字左右，要求层次分明、观点明确、条理清楚；④提供相关附件材料，包括实施计划、文献材料、调查资料与结果等。

3. 小组案例分析报告评分。本部分由自我评价和他人评价组成。自我评价是小组成员根据自己的表现和贡献，给自己打分。他人评价主要由组长和教师完成。组长根据小组成员在参与资料查找、小组讨论、案例分析、报告撰写等过程中的贡献度给出初步评分。最后，由教师依据评分规则，根据提交的书面报告和相关附件材料进行打分。自我评价、组长评价和教师评价三者得分权重分别为 20%、30% 和 50%。

五、实训书面记录和作业

实训书面记录

1. 从上述中医养生保健纠纷案中你得到了什么启示？

_____

_____

_____

_____

_____

_____

_____

_____

_____

_____

_____

2. 中医养生保健存在的突出问题及其成因。

_____

_____

_____

_____

_____

_____

3. 如何进一步加强中医养生保健服务管理？

学习资料推荐

[1] 张亮，胡志. 卫生事业管理学 [M]. 北京：人民卫生出版社，2013.

[2] 梁万年. 卫生事业管理学 [M]. 4 版. 北京：人民卫生出版社，2017.

[3] 汪胜，黄仙红. 卫生事业管理学案例与实训教程 [M]. 杭州：浙江大学出版社，2016.

[4] 《新时代的中医药》纪录片，www. natcm. gov. cn/xinxifabu/shipinxinwen/2022-10-17/27917. html.

第十七章　卫生服务整合

学习目标

通过本章案例分析和实训练习：

巩固　卫生服务整合的概念、内容和模式；基本卫生保健制度的内容、面临的挑战；分级医疗与双向转诊的含义及其与卫生服务整合的关系等基本知识。

培养　运用垂直整合、水平整合、虚拟整合、实体整合等卫生服务体系整合形式的能力。

扩展　卫生服务整合基本理论与方法在中国卫生改革实践中的科学应用。

导入案例

医联体以人为本整合型服务（PCIC）实践

自 2009 年以来，中国新医改取得了突破性的进展，卫生基础设施得到了改善，基本医疗保险全覆盖基本实现，基本公共卫生服务均等化持续推进。然而，新医改进入深水区，碎片化的卫生体系限制了医疗卫生服务的可及性和公平性的进一步提升，如随着多重非传染性疾病、新现传染病、人口老龄化等问题的涌现，碎片化的卫生保健系统中无法满足人民日益增加的综合卫生服务的需求。2016 年，我国政府、世界卫生组织、世界银行联合发布《深化中国医药卫生体制改革研究报告》，提出实现以人为本的整合型服务（People Centered Integrated Care, PCIC）及其一揽子建议，即通过强有力的初级卫生保健体系，围绕居民及其家庭的健康需要，组织整合型卫生服务提供模式，并提出八大核心行动领域及实施策略，包括纵向整合及医院职能的转变、横向整合、建立基层首诊制、跨学科团队、医疗电子信息化、统一的临床路径和双向转诊制度、测量与反馈以及认证。

医联体是以人为本的整合型服务的重要载体，2009 年以来，我国为推动不同医疗卫生机构之间服务整合，促进分级诊疗，各地探索实践了多种形式的医联体。2017 年，国务院办公厅关于《推进医疗联合体建设和发展的指导意见》（国办发〔2017〕32 号）明确医疗联合体建设的四种模式——城市医疗集团、县域医共体、专科联盟和远程医疗协作，以期实现不同类型医疗卫生机构的资源共享、资源下沉和分工协作，从而为人民群众提供全周期全方位的医疗卫生服务。自 2017 年起，医联体进入蓬勃发展阶段。2018 年国家公布了 118 个城市医联体试点名单，2019 年卫健委发布医联体典型案例。截至 2022 年 9 月，我国已组建各种形式的医联体 1.5 万多组。PCIC 八大核心行动的举措融入了医联体建设的多个环节中。

纵向整合通过医联体建构的责任共同体、管理共同体、服务共同体和利益共同体实现。截至 2021 年 6 月，我国已建成县域医共体 4 028 个。通过医共体管理委员会与卫生健康部门建立的责权清单的形式，明确管理权限、领导任免权、绩效分配权，促成医院与基层医疗卫生机构之间的互动合作或一体化建设。横向整合的核心工作之一是医防融合，包括促进医联体县域内专业公共卫生机构之间的职能整合。如新疆拜城县医共体与县妇幼保健院、县疾控中心通过整体托管的形式组建了一体化的拜城县医共体总医院，行政后勤科室撤并到县人民医院，医疗和公共卫生工作实现了统一组织和协调。家庭医生签约服务是医联体实现基层首诊制、提供整合卫生服务的重要抓手。截至 2021 年年底，全国共有 143.5 万名家庭医生，组建 43.1 万个团队。在医联体模式下，基层家庭医生服务模式为以全科医生为核心，辅以中医医生、公卫医生、护士的派单制主动服务模式，组成跨专业团队，对辖区重点签约人群进行定期的主动追访，跟踪其健康状况，提供健康宣教服务，从而提升服务的可及性、连续性、协调性和综合性。通过信息和数据管理手段实现管理共同体，助推医联体成员单位之间人事、财务、药物等方面的统一管理，从而为服务共同体打下基础。服务共同体提升临床服务能力和服务连续性，促进医防融合，实现主动健康，服务连续性的核心是信息互联互通，包括电子健康档案、电子病历互联互通，实现全人群、全流程和全过程服务的连续性。通过搭建智慧医疗云平台、区域卫生信息平台，面向城市和乡村建设城市医疗集团和县域医共体，形成"县（区）—乡（街道）—村（社区）"的三级医疗服务体系，从而促进信息的整合与共享。国家进一步推动医联体建设的统一标准建设，例如，政府发布了《关于印发紧密型县域医疗卫生共同体建设评判标准和监测指标体系（试行）的通知》（国卫办基层发〔2020〕12 号），县域医共体建设监测指标体系由有序就医格局基本形成、县域医疗卫生服务能力提升、医疗卫生资源有效利用、医保基金使用效能提升四个方面构成。

请思考，并回答以下问题：

1. 医联体以人为本整合型服务实践有助于实现卫生服务体系整合的哪些目标？
2. 医联体以人为本整合型服务实践涉及卫生服务体系整合的哪些形式？

主要知识点

一、卫生服务整合的概念

（一）卫生服务整合

1. 整合的概念

整合（Integration）的意思是把零散的东西彼此衔接，形成一个统一体的建构、序化

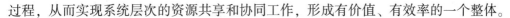

过程，从而实现系统层次的资源共享和协同工作，形成有价值、有效率的一个整体。

2. 卫生服务整合的概念

以患者（人群）健康需要为依据，秉持以人为中心的服务理念和协同服务理念，基于价值医疗原则，医疗机构内部、不同医疗机构之间及其医务人员协同、协调或协作，将医疗、预防、保健、康复、健康教育和健康促进等保健服务整合在一起，以提供一次、多次乃至覆盖患者全生命周期的可及性、综合性、连续性、协调性乃至无缝服务，包括个性化的健康管理、标准化的连续性服务、有管理的服务协调，更好满足老年人、慢性病患者和残疾人等的多元化服务需求。

3. 卫生服务整合的形式

坚持以人为本理念，针对不同人群实施不同的整合方式。对需要长期特殊照顾的人群进行服务整合，尽可能提供可及性的综合服务；对不同患者所需服务进行整合，以通过连续性服务提供确保服务的质量并获得更大的健康和经济价值，根据其偏好和贯穿其不同生命历程的需要而逐渐获得更加协调和连续性的医疗保健服务提供。

4. 卫生服务整合的目标

（1）改善卫生服务的可及性和综合性。

卫生服务可及性是指方便和快捷，基层医疗机构能够一站式（One-Stop Service）提供医疗、预防、保健、康复、心理、健康教育与健康促进、计划生育技术指导等综合性服务。

（2）提高卫生服务的连续性和协调性。

卫生服务的连续性和协调性是指为居民提供更加连续、有效、协调、及时、经济、安全、优质和可接受的医疗卫生服务，既要考虑患者在同一疾病周期内在不同医疗机构就诊服务的连续性和协调性，又要考虑患者在不同生命周期阶段获得连贯的服务。

（3）改善患者的就医体验和满意度。

整合要不断创造能被患者感知的健康结果改善、患者尊重、患者安全、患者参与，不断满足患者对医疗质量和非医疗质量的期望，不断提高患者的满意度。

（4）提高患者的健康水平。

卫生服务整合坚持以人为中心的服务理念、以患者（人群）的健康改善为最终目标，确保需要医疗卫生服务的人获得符合标准的甚至是个性化的服务需求，让人群更公平、更合理地享有躯体、精神和心理健康。

5. 卫生服务整合的程度

根据整合程度的高低，卫生服务整合可以分为完全分割、连接、网络协调、协作和完全整合。

（二）卫生服务体系整合

1. 卫生服务体系整合的概念

卫生服务体系整合以满足患者多元化需求，提升服务质量和控制成本为目标。通过规范管理体制、协调分散的卫生要素、衔接割裂的系统，统一区域差异，改变片段式诊疗模式。通过整合不同层次和功能的医疗机构，形成区域健康服务网络，构建整合的医疗卫生服务体系，提供高效、安全、优质的一体化健康服务，以提升卫生系统绩效。

2. 卫生服务体系整合的目标

医疗服务体系整合目标主要包括以下四个方面：通过资源要素和卫生服务要素的整合，实现医疗质量和服务水平提升；落实医疗机构都有其特定的功能定位；各医疗机构之间加强管理联动和服务衔接；提供"以健康为中心"的服务以适应居民健康的变化需求。

3. 卫生服务体系整合的形式

按形态结构划分，医疗服务体系整合分为横向整合（水平整合）和纵向整合（垂直整合），按联结方式划分，分为网络形式（虚拟整合）和系统形式（实体整合），具体如表17-1所示。

表17-1 卫生服务体系整合的主要形式

形式	含义	举例
垂直整合	不同层级和水平的医疗机构之间进行的服务整合	社区卫生服务机构和医院之间的联结，获得医疗设备和技术支持，提高服务能力，提供连续性服务，目的是获得范围经济
水平整合	同级或同类医疗机构之间进行的服务整合	社区卫生服务机构之间、医院之间的合并或共享某类或某些服务，目的是获得规模经济
虚拟整合	通过卫生资源要素进行联结，而不以资产所有权进行服务整合	以合同、协议、战略联盟等伙伴关系形式，形成类似于资产所有权整合，利益关系可与实体整合平行存在
实体整合	以所有权为基础的整合，对所属机构资产有统一所有权	以合并、建设分院等形式形成真正一体化的整合，统一安排发展战略和业务

4. 卫生服务体系整合的类型

医疗卫生服务体系的整合包括三个方面：医疗服务系统子系统内部要素的整合；医疗服务系统内部各子系统之间的整合；医疗服务系统与社会系统的整合。

（1）子系统内部要素的整合。

包括服务系统整合、筹资系统整合和管理系统整合。

（2）内部各子系统之间的整合。

包括"医—防"融合、"医—保"整合、"医—药"整合、医疗和其他卫生保健系统的整合。

（3）与社会系统的整合。

拓展了综合保健服务的边界，服务向社区保健、家庭保健延伸，大规模解决影响健康的非医疗驱动因素，通过社会服务在促进健康和支持医疗保健方面发挥更大作用。

二、分级诊疗服务与卫生服务整合

（一）医疗服务的分级

根据患者的健康与疾病诊疗需求以及医疗服务的难度，一般将医疗服务分为基本卫生保健（Primary Health Care，PHC）、二级医疗（Secondary Care）、三级医疗（Tertiary Care）。在城市地区可分为全科医疗和专科医疗。基本卫生保健大体等同于全科医疗服务，二级医疗和三级医疗均属于专科医疗服务。

分级诊疗（Hierarchical Diagnosis and Treatment）是按照疾病的轻、重、缓、急及治疗的难易程度进行分级。分级诊疗是一种基于不同群体服务需求的逐级筛选过程以及医疗资源配置和使用效率最大化、患者管理服务精细化的服务形态，是根据患者病情需要提供不同级别的医疗服务。分级诊疗服务的关键是通过构建分级管理的、上下协作互为一体的、分级诊疗秩序良好的医疗卫生服务体系网络框架，形成分级诊疗服务金字塔。

（二）基本卫生保健整合与分级诊疗

1. 基本卫生保健整合

基本卫生保健整合（Primary Health Care Integration）是指乡村两级医疗机构或城市社区卫生服务机构对医师团队、服务提供、共享的临床规范以及卫生筹资等诸多涉及服务整合的内容进行整合，以患者需求为重点，专注于制定个性化的整体保健方案和连续性的服务提供机制，医疗和预防合一，提供综合性卫生保健服务。

2. 基本卫生保健整合和分级诊疗的关系

服务整合成为基本卫生保健强调的基石。构建整合的卫生服务体系的基础就是做好基本卫生保健整合。基本卫生保健整合的好坏是衡量分级诊疗体系成功与否的基础标准。

3. 基本卫生保健整合策略

（1）强化全科人才培养。

培养优秀的全科医师是世界医学界公认的基本卫生保健的核心内容，在基层医疗服务中起着重要作用。

（2）建立强大的基本卫生保健系统。

建立强大的基本卫生保健系统以建立严格的基层首诊制度、落实家庭医生签约服务，是实现以治病为中心转变为以人的健康为中心的关键路径。

（3）促进一站式综合服务提供。

把全科医疗置于基本医疗卫生服务的核心，向社区提供以人为本的连续、可及、综合、协调的服务。

（4）以团队服务形式开展。

全科医师或家庭医生团队对患者开展服务，建立有效的病例管理机制，保障服务的连续性，加强信任，提高满意度。

（三）专科医疗服务与分级诊疗

1. 专科医疗服务的概念

专科医疗服务是指由专科医生及其团队共同协作，主要在医院提供服务，服务针对特定年龄或器官或疾病系统，以治疗为主要目标的判断性和针对性的医疗服务。

2. 双向转诊与分级诊疗的关系

首诊机制是分级诊疗体制的基础机制之一，双向转诊机制是建立和完善分级医疗体制中最为重要的一环，首诊机制和双向转诊机制的落实是分级诊疗体制实现的关键保障。

3. 实现双向转诊与分级诊疗的基础条件

其包括健全医疗卫生服务管理体系、完善转诊标准体系和程序、促进医疗服务信息化和完善医疗保障体系。

（四）整合的医疗服务网络

1. 整合的农村医疗服务网络

在县域范围内，县、乡、村三级医疗机构建立有效的合作伙伴关系，形成不同整合程度的医疗服务网络。

2. 整合的城市医疗服务网络

城市不同级别医疗机构之间在信任和互惠基础上结成合作伙伴关系，形成不同整合程度的医疗服务网络。

3. 整合的区域医疗服务网络

需要根据地理区域，建立分级诊疗机制和科学化、制度化的分工合作机制，建立可操作的服务规范和转诊标准，落实首诊和双向转诊服务，为患者提供以健康价值为基础的一体化服务。

三、卫生服务整合机制

（一）卫生服务整合机制的概念

卫生服务整合机制是通过系统化的互动和协同机制，对不同医疗机构的服务要素进行协调和管理，实现分级诊疗和有序转诊，最终达到为患者提供安全有效、经济、方便、及时、公平和整体、协调、连续的医疗卫生服务的目的。

（二）卫生服务整合机制分类

1. 管理机制

（1）政策协同机制。

政府及其管理部门从系统整合的视角出发，对所有层次的医疗机构制定连贯的规则和政策策略，统筹考虑各项政策的系统性、协同性和整体性以及服务项目要求和服务范围的活动。

（2）组织合作机制。

医疗机构之间以所有权、合同以及联盟等形式组成的合作关系，确立各医疗机构的地位、责任和沟通渠道，促进服务系统建立协作的责任领导团队。

（3）岗位责任机制。

根据各医疗机构合理的功能定位和业务分工要求，个体医生承担着特定岗位上的工作职责以及在整个系统中参与协调和合作服务提供的双重使命，能够跨越医疗机构、临床科室边界进行沟通。

2. 市场机制

（1）价格机制。

医疗服务价格改革涉及高度的利益调节和资源优化利用，是建立整合的医疗卫生服务系统过程中具有挑战性的一项工作。

（2）供求机制。

通过适度扩大资源的供给、精准满足多元化的需求、引导患者的理性就医行为、以价格信号为基础的方式方法来优化市场机制。

（3）竞争机制。

促进不同体系之间竞争，在不同系统层次上建立差异化的竞争，而在系统内部要强调互动与合作，以提高不同层级医疗服务提供的质量。

（三）卫生服务整合机制的耦合机理

建立不同层级医疗机构之间整合的管理机制体系。管理机制中的政策协同机制处于宏观层次，组织合作机制处于中观层次，岗位责任机制处于微观层次，而市场机制中的价格、供求和竞争机制则属于整合的医疗卫生服务系统的配套机制。

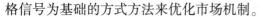

导入案例评析

医联体以人为本整合型服务（PCIC）实践

1. 医联体以人为本整合型服务实践有助于实现卫生服务体系整合的哪些目标？

卫生服务体系整合以满足患者对健康及卫生服务的多元化需求为出发点，以提升医疗卫生服务质量及控制服务成本为使命和目标。通过对卫生管理体制进行规范，对分散的卫生要素进行协调，对割裂的卫生系统进行衔接，对卫生服务的区域差异进行统一，改变现存的片段式诊疗服务模式，将不同层次、不同功能的医疗机构通过所有权或结盟等方式进行协调整合，组成水平或垂直的区域健康服务网络，形成整合的医疗卫生服务体系，为服务对象提供可及、高效、安全、优质、无缝隙的一体化健康及疾病相关服务，以改进医疗卫生服务的结果和卫生系统绩效。以医联体为依托的PCIC实践有助于实现以下目标：

（1）资源要素的整合。医联体建构的责任共同体、管理共同体，促进资源要素的整合。其中不同类型医疗卫生机构的资源共享、资源下沉和分工协作，医联体成员单位之间人事、财务、药物等方面的统一管理，使原来碎片化的医疗卫生资源得以整合、盘活、调配、利用。这为整个医联体不同层次的整合提供了基础。

（2）卫生服务的整合，实现医疗质量和服务水平提升。基层家庭医生服务模式是促进医疗卫生服务整合的重要方式，由跨专业整合的医疗卫生团队提供整合群众迫切需求的医疗卫生服务。其以全科医生为核心，辅以中医医生、公卫医生、护士等，共同提供医疗、公共卫生、康复、护理、健康宣教、定期随访等一系列整合卫生服务，从而提升服务的可及性、连续性、协调性和综合性。

（3）落实医疗机构特定的功能定位。医联体有助于实现不同级别的医疗卫生机构的职能，有利于卫生资源的合理利用。医联体包括不同级别的医疗卫生机构，基层卫生机构、二级医院和三级医院等，它们通过协作可以更好地实现患者的分级诊疗，使患者在合适的医疗机构接受合适的诊疗。在医联体中，高级别的医疗机构可以向低级别的医疗机构转移技术、提供培训和指导。这有助于提升基层医疗机构的技术水平，使其更好地发挥自身的职能。通过医联体的协同合作，各级医疗机构可以更好地发挥自身的职能，提供特色服务。

（4）各医疗机构之间加强管理联动和服务衔接。通过协同合作，医联体中不同级别的医疗卫生机构可以更加合理地分配资源和优化资源配置，避免了各个机构资源的重复和浪费。医联体可以更好地将各个医疗卫生机构的优势和专长整合起来，通过互相协作，为患者提供更加高效、优质的医疗服务。医联体的协同合作可以减少重复检查、诊断和治疗等不必要的医疗行为，降低患者的医疗费用。患者在医联体内可以得到更加连续、协调的医疗服务，从而提高患者的满意度。通过医联体，患者可以实现在不同级别的医疗卫生机构之间的合理转诊和流动，能够在合适的机构得到合适的诊疗服务。医联体可以推动各个医疗卫生机构共同开展健康管理和预防保健活动，从而降低患者的疾病风险，提高患者的健康水平。

2. 医联体以人为本整合型服务实践涉及卫生服务体系整合的哪些形式？

按形态结构划分，医疗服务体系整合分为横向整合（水平整合）和纵向整合（垂直整合）；按联结方式划分，分为网络形式（虚拟整合）和系统形式（实体整合）。医联体以人为本整合型服务（PCIC）实践涉及以下形式的整合：

（1）垂直整合。不同层级和水平的医疗机构之间进行的服务整合，县域医共体建设县—乡—村一体化医疗集团，实现对人、财、物的统一管理，提高服务能力，提供连续、协调的服务，是垂直整合的形式。

（2）水平整合。同级或同类医疗机构之间进行的服务整合，社区卫生服务机构之间、医院之间的合并或共享某类或某些服务，如新疆拜城县医共体与县妇幼保健院、县疾控中心通过整体托管的形式组建了一体化的拜城县医共体总医院，是水平整合的形式。

（3）虚拟整合。虚拟整合通过卫生资源要素进行联结，而不以资产所有权进行服务整合。如部分城市医联体以合同、协议、战略联盟等伙伴关系形式，以对口帮扶、技术支持为纽带形成松散型合作，引导优质医疗资源下沉，提升基层医疗服务能力。

（4）实体整合。"一院多区"模式是大型公立医院建设与发展的一种新趋势。以所有权为基础的整合，对所属机构资产有统一所有权，以合并、建设分院等形式形成真正一体化的整合，统一安排发展战略和业务，如大型公立医院的直控型分院区和中心。

案例分析与讨论

整合型医疗体系是怎样的"一盘棋"——入选世界卫生组织报告的长兴实践

2022 年 11 月，世界卫生组织西太地区年度报告将长兴县医改典型案例向全球推介，这是长兴县医改经验第二次入选。自 2017 年以来，长兴县构建优质高效的整合型医疗卫生服务体系，大力开展县域综合医改，全面推进医共体建设，具体举措如下：

（1）优化分级诊疗，构建融合发展格局，做强县级医院龙头。该县多样化开展高水平医联体合作，以"精准下沉、精准提升"思路打造"双下沉、两提升"升级版。截至2023 年 7 月，长兴县已实现三个"全覆盖"，即县级医院医联体建设全覆盖、县对乡镇医共体全覆盖、县乡村一体化管理全覆盖。

（2）坚持资源"统一统筹"，推动体系功能整合，建立县域医疗卫生管理新体制，完善医疗卫生服务运行新机制。围绕"责任共同体"，实现人力资源、财务管理、物资采购、医疗业务、院感管理、健康服务、医保管理、信息资源八个方面的统一。围绕"利益共同体"，统筹考虑医共体内县乡村三级医疗机构运行，实行面试进编、购房补助、生活补贴和县招乡用、定向委培、师徒结对等人才引育政策。促进机构间卫生资源的共享互通，重点打造辐射浙北区域的肿瘤中心、眼科中心、肝胆胰中心、呼吸中心和心脏中心等五大诊治中心，从而促进资源的整合与利用。

（3）推动专业整合，提升医疗卫生服务综合能力。该县以全科医生为主体，深化全—专联动、医防融合等全过程健康网格管理机制。建成多个县级基层特色专科、县级龙头学科、市级以上重点学科、专家（教授）工作站、县域专病中心。成立"医防融合"的慢病管理领导小组、慢病管理专家小组，形成医疗和公共卫生的整体合力。

（4）促进全过程健康管理服务，促进服务规范整合。该县以全科医生为主体，深化全—专联动、医防融合等全过程健康网格管理机制。1+1全专联合门诊，一名县级医院的专科医生和一名基层卫生院的全科医生，固定为该村的百姓提供健康服务。建立医共体集团"网格化"健康管理模式，分类梯次递进健康管理。开发"健康画像"和"慢性病地图"，对高血压、糖尿病等慢病群体进行"四色网格化管理"。建立"健康银行"，建立个人"健康储蓄数字账户"，鼓励居民参与线下健康活动。发布全国首个《"两慢病"健康指数评价技术规范》地方标准，制定全县分级诊疗疾病目录。升级再造慢病一体化门诊，实现"诊前、诊中、诊后"一站式服务和慢病全周期管理，构建"防、筛、报、诊、治、康、管"肿瘤防治"七大"闭环机制。

（5）巧借信息之基，助力"整合型"医疗服务体系构建。该县以全国首个"县域五级乙等""信息池"为基础，通过构建县域信息集成共享平台，实现连续性医疗健康服务和管理。覆盖全县医疗机构的"医后付无卡就诊工程"，为患者提供便捷智慧支付方式。迭代"互联网+医疗健康"服务，深化"未来社区""未来乡村"等健康场景应用，构建全程、实时、互动的智慧健康管理模式，齐北社区卫生服务站和港口村社区卫生服务站获评"五星级"智慧健康站。

目前长兴率先实现人的全生命周期公共服务优质共享，主要健康指标优于中高收入国家水平，人均期望寿命82.83岁，县域就诊率提高至90%以上，基层首诊率提高至71%以上，基层就诊比例从47%提高到67%以上，就诊人次增幅乡村两级超过县级，第三方测评群众满意度在90%以上。整合服务品质持续提高，县级医院疾病平均难度系数（CMI）与全省三甲（三乙）医院基本持平，RW值持续走高，100%基层卫生院能开展一、二类及以上手术，手术量同比提高25.78%，100%以上的基层卫生院/社区卫生服务中心达到国家"优质服务基层行"基本标准，其中10家达到推荐标准。三、四类手术占比提升了17.5%。慢病一体化管理升级再造慢病一体化门诊16家。依托县肿瘤中心拓展慢性病服务项目，开展结直肠癌等肿瘤筛查，三年累计筛查88 077人次。高血压、糖尿病患者规范管理率均达到72%。依托信息化手段的整合卫生服务体系带来了经费的节约和健康素养的提升。"影像云""浙医互认"等集约共享模式年均惠及60余万人次，节省4 000多万元。

（资料来源：长兴县医改经验两次入选世界卫生组织报告[EB/OL].（2022-11-08）.http://www.zjcx.gov.cn/art/2022/11/8/art_1229211240_58943541.html;

中国政府网.整合型医疗体系是怎样的"一盘棋"[EB/OL].（2019-04-14）https://www.gov.cn/xinwen/2019-04-14/content_5382599.htm）

请思考，并回答以下问题：

1. 长兴县域医共体建设的改革措施中涉及哪些基本卫生保健整合策略？

2. 长兴县域医共体建设的实践有利于解决哪些问题？

案例评析

问题1：

（1）强化全科人才培养。培养优秀的全科医师是世界医学界所公认的基本卫生保健的核心内容，在基层医疗服务中起着重要作用。长兴县域医共体建设的改革定向培养模式为基层服务站输送健康"守门人"379名，联合浙江中医药大学创新中医师承制培养30名，是强化全科人才培养的重要举措。

（2）建立强大的基本保健系统医疗服务体系。整合首先体现在能否建立一个以基本卫生保健为基础的高效率的医疗服务体系，开展首诊服务与连续性服务。而建立强大的基本卫生保健系统以建立严格的基层首诊制度，即"守门人"制度，落实家庭医生签约服务，被认为是实现以治病为中心转变为以人的健康为中心的关键路径。长兴县域医共体建设以全科医生为主体，深化全—专联动、医防融合等全过程健康网格管理机制。

（3）促进一站式综合服务提供。基本卫生服务整合的重要内容是由全科医师面向社区提供以人为本的预防、治疗、照护、健康促进及持续支持等贯穿健康全程的服务，是针对个人和家庭的全面性的、以解决常见健康问题为主的医疗保健服务。长兴县域医共体建设促进全过程健康管理服务，推进健康"关口前移"，实现"诊前、诊中、诊后"一站式服务和慢病全周期管理。肿瘤防治中心实体化运作，构建"防、筛、报、诊、治、康、管"肿瘤防治"七大"闭环机制。建立"健康银行"，建立个人"健康储蓄数字账户"，鼓励居民参与线下健康活动，促使居民健康管理由"被人管"变成"自我管"等举措均有利于提供以人为本的连续、可及、综合、协调的服务。

（4）以团队服务形式开展。跨专业的卫生人员团队是提供整合卫生服务的重要载体。长兴县医共体的团队服务包括：通过师徒结对、县级医院的专科医生和基层卫生院的全科医生组队开展"1+1全专联合门诊"，通过委派执行院长、科室固定帮扶、教授级专家工作站成立"医防融合"的慢病管理领导小组、慢病管理专家小组，发动专业人员参与慢性病健康服务管理，形成医疗和公共卫生的整体合力。成立以疾病预防控制中心为主体的医共体公共卫生指导服务团队，以"团组驻点"方式融入慢病管理服务，由专家小组制定慢病分级诊疗技术方案并制作培训课件，通过专家业务培训和技术指导，提升慢病早预防、早发现、早管理等规范化管理能力。

问题2：

"全面推进县域医共体建设 构建整合型医疗卫生服务体系"是我国为解决碎片化的医疗卫生服务问题而提出的战略，旨在应对以下困境：

（1）基层医疗资源不均匀。尽管中国已经建立了相当完备的基层医疗服务体系，但在医疗资源配置、医疗服务质量和效率等方面仍存在较大的差距。这导致了一部分地区，尤其是农村、偏远地区、基层医疗资源匮乏，与城市和发达地区形成鲜明的对比。

（2）患者流向问题。由于基层医疗服务的限制，许多患者倾向于直接到大医院就诊，造成三甲医院的拥挤和资源浪费，而基层医疗机构的资源则被较低效地利用。

（3）质量和效率问题：部分基层医疗机构，特别是农村和偏远地区的医疗机构，因技术、设备和管理水平的限制，医疗服务质量和效率难以得到保障。

（4）综合性医疗服务需求增长。随着人民生活水平的提高和健康观念的变化，对综合性、高质量和连续性的医疗服务的需求也在增长。因此为了构建更加公平和可持续的医疗卫生体系，中央政府加大了对基层医疗体系的投入和支持，鼓励创新和探索，推动整合型医疗卫生体系的改革和发展，旨在整合和优化基层医疗资源，提高基层医疗服务的质量和效率，促进医疗资源的均衡配置，满足人民的健康需求。

能力和知识拓展

深化中国医药卫生体制改革：建设基于价值的优质服务提供体系（节选）

建立、实施以以人为本的整合卫生服务（PCIC）为基础的服务提供模式所需的核心行动领域及相应的实施策略：国内外经验。本节的内容主要是基于联合研究委托开展的22个PCIC模式的案例研究，包括10个中国的案例和12个其他中等收入和高收入国家的案例。本报告根据这些案例及大量的文献，总结出八个核心行动领域，并明确了每个领域的关键实施策略（见表17-2），这八个领域是建立有效的PCIC制度的基础。

表 17-2 实现 PCIC 的核心行动领域及实施策略

1. 基层首诊制	● 病人登记签约服务 ● 风险分层 ● 守门人制度 ● 确保可及性
2. 跨学科团队	● 团队的构成、职能和领导 ● 为患者量身定制的个性化服务计划
3. 纵向整合，包括医院职能的转变	● 在纵向整合的网络中，明确各级各类机构的职责 ● 服务供方间的关系 ● 形成医疗卫生机构网络
4. 横向整合	各级各类医疗机构之间的整合
5. 医疗电子信息化	● 统一的电子病历系统 ● 沟通和服务管理功能 ● 互联互通
6. 统一的临床路径和双向转诊制度	● 统一的临床路径促进服务一体化和决策支持 ● 在一体化服务网络中的双向转诊路径
7. 测量标准与反馈	● 标准化绩效指标 ● 持续不断地反馈循环，促进质量改进
8. 认证	● 供地方和国家使用的认证标准 ● 机构要得到认证需达到的指标

核心行动领域一：基层首诊制

基层卫生服务为居民和社区解决健康问题，是建立以人为本的一体化服务的着力点。优秀的基层卫生服务体系的一个基本特征是能够作为首诊机构满足大多数患者的需要。当患者一直在自己信任的、合格的基层医疗机构首诊，可以得到具有连续性的、各级医疗机构（如医院、基层机构、专科）相互协调的服务。如果基层供方具备了这些核心特点，能够有效地开展服务，患者就可以在适当的地点得到所需服务，避免不必要的住院和治疗，从而也避免了不必要的风险和医疗费用。

核心行动领域二：行之有效的跨学科团队

跨学科团队是 PCIC 项目成功的重要组成部分。原则上，跨学科团队是由临床人员及非临床人员组成的没有级别的服务团队，旨在为患者提供一体化综合服务。该团队由不同专业背景的临床及非临床人员组成，能够提供更为全面的服务。在 22 个案例中有 17 个案例（77%）都有这样的安排，大都认为跨学科团队是有力的促进因素。案例研究中也包括一些成功的方法，包括保证合适的团队构成和领导，为患者提供综合性协调的服务。

核心行动领域三：包括转变医院职能在内的纵向整合

纵向整合是分级诊疗关键，涉及为患者提供持续性服务时，基层、二级和三级医疗机构之间的沟通和协调，包括重新定义这些机构（特别是医院）的职能及其相互之间的关系。这三级医疗机构必须携手实现"三合一"原则，即"一个系统、一个人群、统一的资源"。纵向整合还能够将各级供方联系起来，互相之间提供支持和技术援助，共同提高医疗服务质量。

核心行动领域四：横向整合

横向整合旨在提供更加全面、完整的服务，包括保健、预防、治疗、康复和临终关怀服务，由一线医疗机构进行协调。这样的整合是以患者的需要，而不是服务提供系统的需要为核心，可以提高医疗服务管理的有效性以及服务的协调性。横向整合还可以减少重复性服务，提高资源使用的效率。案例研究中的一半都对服务进行了横向整合。

核心行动领域五：先进的信息技术（电子健康系统）

信息技术不仅为卫生服务机构间的有效沟通打下了基础，也为医务人员和患者提供了全面参与服务过程、改善服务管理、进行决策的工具。因为有了信息技术，患者除了亲自去医疗机构就诊之外还可以通过其他方式与供方互动，这会推动 PCIC 的实现。比如，可以是涵盖多方面内容的共享型电子健康档案系统，包括挂号、远程或网络会诊以及在线预约系统。而且，信息技术可以通过连接供方实现信息的横向整合、纵向一体化、协调性及连续性，极大地提高基层卫生服务体系的功能性和有效性。事实证明这样的协调可以提高服务的效率，减少重复检查及不合理用药产生的不必要支出以及由于随访不到位造成的本可以避免的并发症。随着技术不断进步，强大的信息技术平台是以患者为中心的医疗服务体系实现互联互通的支柱。

核心行动领域六：统一的临床路径及行之有效的双向转诊制度

统一的临床路径旨在规范两层及两层以上供方处理某一病情时的治疗和转诊路径，同时明确各供方的关系和责任。这些临床路径中，最终结果常常是转诊到另一级医疗机构。因而只有在横向和纵向高度一体化的情况下临床路径才最为有效。双向转诊不仅包括从基层向二级机构转诊，还包括从二级机构转回基层。加强统一的路径和双向转诊制度，是实现"在恰当的时间提供正确服务"的关键。

核心行动领域七：测量标准与反馈

建立测量体系对于保证 PCIC 服务的质量和绩效至关重要。绩效测量指标需要反映国家标准，而国家标准则应该体现基于 PCIC 的服务提供系统的核心功能和目标（协调、全方位、一体化、专业性和体验性质量）。但是，仅仅收集绩效数据无法改善绩效，需要形成一个反馈的循环，保证绩效结果反馈给各级利益相关者，包括社区、供方、管理层和政策制定者。

核心行动领域八：认证

认证是指服务机构在规定时间内完成某些预先设定的结构性目标或绩效目标的过程，是一种从外部上确保服务机构达到最低标准的机制。进行认证需要设定标准，确立测量指标，并建立透明可靠的认证程序。这些最好是在国家层面设计。

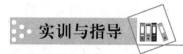

实训与指导

实训项目　如何使全科医生在整合卫生服务中发挥核心作用

一、实训目标

1. 理解和掌握本章基本知识点。
2. 训练查找资料尤其是检索案例分析涉及的有关政策规定并进行分析归纳的能力。
3. 培养应用文献、相关法规分析解决实际案例的能力。

二、实训内容与形式

根据以下实训材料进行分析与训练。

如何让罗湖"30万元年薪全科医生"当好"第一守门人"研讨会

2015年8月20日，罗湖医院集团挂牌成立。直面"看病难、看病贵"的世纪难题，提出让居民"少生病、少住院、看好病、少负担"的罗湖医改，正式拉开帷幕。2017年9月1日，国务院医改办在深圳召开全国医联体建设现场推进会，进一步落实国务院办公厅《关于推进医疗联合体建设和发展的指导意见》，总结全国医联体建设工作进展情况，现场交流和推广深圳市罗湖区、安徽省天长市以及其他典型地区工作经验，以点带面，推进全国医联体建设工作取得实效。2018年，世界卫生组织通报刊发罗湖医改实践，并翻译成6种语言，向全球展示。2020年，国际顶级医学杂志《柳叶刀》刊发了大型综述性文章《中国基层医疗卫生服务质量的挑战与建议》，罗湖医院集团模式获详细推介，被称为建立医联体和整合型卫生健康体系的成功试点。

这是一场在中心城市百万人口辖区展开的医改探索——医疗卫生服务能否从"以治病为中心"转向"以健康为中心"？罗湖医改，改变了什么？

医改伊始，罗湖"30万元年薪招聘全科医生"曾在中国的全科医生人群中引发强烈关注。从全国各地应聘而来的优秀全科医生，被充实到罗湖的基层社康中心。跟全科医生一同到来，让居民有获得感的，还有社康中心的"升级换代"。

孩子发烧、家人不适，深圳市罗湖区黄贝街道文华社区居民谢华萍（化名）第一时间在微信上找家庭医生吴天龙。"经常是深更半夜，吴医生差不多可以秒回信息。"吴天龙是罗湖医院集团文华社康中心的全科医生，也是谢华萍一家的签约服务家庭医生，日常服务着社区2 000位居民，充当他们健康防线的"第一守门人"。

缺医、少药、没检查，这是百姓集中反映的基层医疗机构的三大弊病。医改5年，罗湖财政医疗投入的6成投向基层，真金白银的投入，根本扭转了社康积弱的局面。居民"用脚投票"。统计显示，罗湖区社康中心基本诊疗量由2015年185万人次增加至2019年348万人次，增长88.11%。从构成来看，社康中心诊疗量占集团总诊疗量比例逐年提高，由24%提高至49%。到社康中心看病还是到医院看病，市民可以自由选择。选择社康中心，意味着人们改变就医习惯、改变观念，这样的成效难能可贵。这意味着，在罗湖，分级诊疗在相当程度上已经水到渠成。罗湖的社康中心条件好，已给许多深圳市民留下深刻印象。走进罗湖的社康中心，宽敞明亮，平均业务用房达到1 000平方米。基本医疗设施一应俱全。最引人注目的是全自动的智慧药房：常备药品600多种，基本满足社区需求。社康药品目录与罗湖医院集团最大的综合性医院罗湖区人民医院的药房一致，短缺药品24小时可以配送到患者家中。需要做心电图、拍X光片，集团的流动诊断车可以开到社区，在家门口就能做检查。

由此可见，要让罗湖"30万元年薪全科医生"当好"第一守门人"，不仅仅是高薪激励，还需要一系列配套政策举措协同发挥作用。目前，罗湖医疗集团拟召开一次研讨会，在总结已有经验的基础上，进一步讨论如何使全科医生在整合卫生服务中发挥核心作用。

根据以上材料，完成以下实训任务：

1. 采用角色扮演的形式，模拟开展本次研讨会。

2. 通过本次研讨会，谈一谈整合卫生服务中基层医疗卫生工作的难点。

三、实训要领

1. 掌握上述材料涉及的卫生服务整合的基本知识点。

2. 了解我国卫生服务整合的背景、发展路径、改革内容。

3. 检索并找出上述材料涉及的卫生服务整合的政策与法规、运作流程，并进行角色扮演。

4. 查找文献资料，结合必要的调查，根据卫生服务整合知识及有关法律制度，探讨我国基本卫生服务整合的难点、成因和对策。

四、成果要求和评分

1. 分组或独立完成。如果以分组形式完成，应当对案例分析过程实行任务分解，分成若干小组，小组成员适当分工与协作。可由2~3名成员分段承担资料查找、案例分析、书面报告撰写等工作。开展情景扮演：扮演的角色有罗湖医疗集团行政部门人员、全科医生代表、其他医务人员代表（护士、专科医生、公共卫生医师、医技人员等）、患者代表等。研究过程应当在充分发挥所有成员主动性、积极性的基础上，实现互助、交流和协作。

2. 提交书面报告。要求：①列出作为案例分析依据的相关知识和政策法规；②分析部分的字数为1 000字左右，要求观点明确、条理清楚，既要讲清楚作为理由与依据的基本知识和政策法规规定，又要针对案例事实进行分析并得出明确的结论。

3. 分组完成的案例分析报告由组长根据小组成员在参与资料查找、小组讨论、案例分析、报告撰写等过程中的贡献度进行初步评分，最后由教师根据评分规则打分。独立完成的案例分析报告由教师根据评分规则打分。

五、实训书面记录和作业

实训书面记录

1. 角色扮演计划。

_____

_____

2. 相关知识和政策法规。

_____

_____

_____

_____

3. 分析整合卫生服务中基层医疗卫生工作的难点。

_____

_____

_____

_____

_____

学习资料推荐

［1］国务院办公厅关于推进医疗联合体建设和发展的指导意见［EB/OL］.（2017-04-23）.https://www.gov.cn/gongbao/content/2017/content_5191699.htm.

［2］张亮，张研，唐文熙，等.健康整合：引领卫生系统变革［M］.北京：科学出版社，2014.

［3］董家鸿.中国整合式卫生医护体系发展报告（2021—2022）［M］.北京：社会科学文献出版社，2022.

［4］梁笛.整合型医疗卫生服务体系评价研究［M］.上海：复旦大学出版社，2022.

［5］金春林.整合型医疗卫生服务：实施路径与中国实践［M］.北京：科学出版社，2022.

［6］整合型医疗体系是怎样的"一盘棋"［EB/OL］.（2019-04-14）. https://www.gov.cn/xinwen/2019-04-14/content_5382599.htm.

第十八章 健康评价与健康治理

📐 **学习目标**

> 通过本章案例分析与实训练习：
>
> **巩固** 健康评价与健康治理的概念；健康影响评价的概念；健康评价的内容、程序和应用等基本知识点。
>
> **培养** 在现实管理中合理运用健康影响评价的方法与手段的能力。
>
> **扩展** 深入了解和应用健康评价、健康影响评价与健康治理的相关政策及法律法规。

⬡ **导入案例**

构建共建共享共治健康治理体系，走好健康共富路

党的二十大报告指出："健全共建共治共享的社会治理制度，提升社会治理效能。"共建共治共享的社会治理制度，是我们党在长期探索中形成的，是被实践证明符合国情、符合人民意愿、符合社会治理规律的科学制度，是习近平新时代中国特色社会主义思想的重要内容。新时代新征程，提升社会治理现代化水平，需要深刻领会健全共建共治共享的社会治理制度的重要意义、基本要求、重点任务，着眼于社会和谐有序、充满活力，落实防范化解社会矛盾风险的规划部署，真正把共建共治共享的社会治理制度坚持好、完善好，确保人民安居乐业、社会安定有序。

2022年春节假期后首个工作日，浙江省委召开高质量发展建设共同富裕示范区推进大会。2022年，构建"全民全程健康服务体系（浙里健康）"作为公共服务优质共享先行示范中的一项重要任务，被列入计划实现的"十大标志性成果"，为全省"共富"路上的人民健康医疗事业高质量发展设定目标。

构建全民全程健康服务体系"健康金东"怎么打造？

高质量发展的卫生健康服务是共同富裕的题中之义，赋予了"健康金东"建设工作更具时代内涵的使命，此次的部署则吹响了工作冲锋的号角。

一直以来，"健康金东"的建设以更好满足人民医疗健康需求，促进人的全面发展为根本目的，不断推动医疗健康服务的优质化和均衡化。2021年是共同富裕示范区建设的开局起步之年，对于"健康金东"来说，是坚守医疗卫生机构大基建年、数字化改革年、健康服务深化年。一年来，金东医疗卫生机构新建、迁建项目完成政府投资1.8亿元，金义新区中心医院的开建使金东区迎来首家"三甲"医院；医疗机构"智慧门禁"带来更多便利，"智慧卫监"应用使行业监管更加高效严密；此外，还有省中医院纳入金东区"医联体"，家庭医生签约率升至45.05%，成功创建省级健康促进区，澧浦镇下宅村成功入选首批全国示范性老年友好型社区等一批卫生健康工作成果，金东区卫生健康的综合实力正在加速提升，为接下来落实"共富"目标奠定基础。

落实"共富"目标，"健康金东"建设工作明确新体系。今后的"健康金东"建设，将以率先基本实现人的全生命周期公共医疗卫生服务优质共享，奋力打响"健康金东"品牌，为实现共同富裕提供强有力的健康支撑为目标。在此过程中，我们以数字化改革和体制机制改革创新为动力，全面提升公共卫生服务均等化水平和卫生应急处置能力，计划在2025年实现"病有良医、老有康养、幼有优育"，人人享有优质、均等、普惠的全生命周期医疗健康服务。

落实"共富"目标，"健康金东"建设工作明确新坐标。除了总目标的率先基本实现，在各个子目标中，"健康金东"也将按照区委的部署，拿出"扛旗争先"的势头。比如，在"城乡居民更加健康长寿"这一个综合性的评价指标上，省计划目标是80岁，金华市目标是80.69岁，金东设定的目标是在2025年实现人均期望寿命达80.7岁。在"优质资源更加充裕均衡"方面，金东区千人床位数目标为7.8张，省目标7.5张。此外，还有重大慢病过早死亡率、县域就诊率、基层就诊率等方面，高于省、市目标的工作要求已经建立。

把握新体系、找准新坐标，"健康金东"建设将向着全民全程健康服务体系建设不断奋楫前行。

如何确保"健康金东"各项目标得以高质量落实？

去年，金东区制定了《金东区卫生健康领域推进高质量发展建设共同富裕示范区县域样本实施方案》，将"全民全生命周期公共医疗卫生服务"工作进行清单式分解，大力推进卫生健康数字化改革、加快形成强大的公共卫生体系、健全完善整合型医疗卫生服务体系、持续深化"三医联动""六医统筹"改革、加快推进中医药传承创新发展、有效实施基本公共卫生服务优质共享、全力构建育儿友好型社会、全面加强老年健康服务供给等八大方面，形成了当前"健康金东"建设体系，同时在每个方面还设置牵一发动全身的突破性抓手共29个，确保目标实、举措实、效果实。

在全力以赴实现既定目标任务的同时，今年金东区也将把部分具有改革性、创新性的工作梳理出来，由区卫健局各科室、下属医疗机构等单位中具有争先积极性和统筹力、执行力、思考力和廉洁力等"四力"的团队揭榜挂帅先行先试，进一步激发奋进跨越的活力，推动2022年成为"健康金东"在"共富"路上的机制创新年、改革探索年、成果展示年。

（资料来源：今日金东. 全力构建全民全程健康服务体系　2022年"健康金东"这样走好"共富"路［EB/OL］.（2022-02-14）. https://www.jindong.gov.cn/art/2022/2/14/art_1229171399_59302752.html）

请思考，并回答以下问题：

1. 分析讨论构建共建共享共治健康治理体系背景下进行区域社会健康评价的必要性，并基于此背景设计金东区域社会健康评价方案。

2. 思考并回答健康影响评价如何促进"将健康融入所有政策"策略的实施与落地。

主要知识点

一、健康评价的相关概念

（一）健康评价概念

健康评价（Health Evaluation）是指分析、研究个体、群体和区域社会的健康状况及其变化发展，探讨个体、群体和区域社会存在的主要健康问题，筛选影响健康水平及发展变化的主要因素，寻找有效地维护和促进健康的途径、政策和实施策略的一种技术方法。通过开展不同范围、不同层次、不同对象的定期或不定期的健康评价，可掌握其健康状况及变化规律，及时发现健康或潜在健康问题，对长远确定卫生事业发展战略，有针对性地制订卫生服务计划及实施方案，改进卫生服务的内容、质量和管理水平，实现有效防治疾病、维护和促进其健康状态具有重要的基础作用和意义。

（二）区域社会健康评价

随着健康城市的概念和城市健康经营理念及建设项目的行动不断推进，区域社会健康的内容已发展延伸至健康社区以及涉及各行各业健康单位的范畴。健康城市和健康社区概念的提出拓宽了区域社会健康评价的内容和指标，主要包括区域社会经济发展、人口与社会结构、生活环境、生活模式等方面的指标，它们被认为是健康状况的相关或间接内容。常见的代表性指标有：国内生产总值（GDP）、人均GDP、消费结构和消费水平、人口职业构成、成年人文盲率、基本义务教育与高等教育入学率、居民健康素养、劳动人口就业率、人均住房面积、人均公园绿地面积、全年空气质量优良天数比例等。

（三）健康影响评价

1999年，世界卫生组织提出健康影响评价（Health Impact Assessment，HIA）是指系统地评价政策、规划、项目对人群健康的潜在影响，以及影响在人群中的分布情况的一系列程序、方法和工具。国际影响评价协会（International Association for Impact Assessment，IAIA）将健康影响评价定义为一种程序、方法和工具的组合，它能系统地判断政策、计划、方案或项目对人群健康的潜在或非预期的影响，以及影响在人群中的分布，并确定适宜的行动来管理这些影响。

二、健康评价的内容、程序、反馈与应用

（一）健康评价主要内容

随着人们对健康认识水平及医学科学技术水平的不断提高，健康评价的范围不断扩大，评价内容及测量指标也不断增加。这些诸多反映健康状况的评价指标体系，可以依照

评价对象、范围、内容和时间等要素，分类为个体和群体、生物—心理—社会、结构和功能、横断面和过程、直接和间接、综合性评价等。不同分类方式下的指标会有所交叉。直接指标包括直接度量个体或群体健康的指标，如生理、心理和社会适应与功能等方面健康状况的指标。间接指标包括度量社会发展的指标，如国内生产总值（GDP）、人均 GDP、国民收入、安全用水普及率、文盲率以及卫生事业发展水平与质量、卫生资源分布公平合理程度、疾病诊断符合率、病人治愈率、平均住院天数、居民健康素养等。

（二）区域健康评价主要内容

国务院办公厅印发的《"十四五"国民健康规划》中，围绕健康目标和健康中国战略，进一步明晰了区域性健康发展的评价指标，主要包括：①健康水平指标，如人均预期寿命、人均健康预期寿命、孕产妇死亡率、婴儿死亡率、5 岁以下儿童死亡率、重大慢性病过早死亡率；②健康生活指标，如居民健康素养水平、经常参加体育锻炼人数比例、15 岁以上人群吸烟率；③健康服务指标，如孕产妇系统管理率和 3 岁以下儿童系统管理率、以乡（镇、街道）为单位适龄儿童免疫规划疫苗接种率、严重精神障碍管理率、全国儿童青少年总体近视率、设置中医临床科室的二级以上公立综合医院比例；④健康保障指标，如个人卫生支出占卫生总费用的比重、职工和城乡居民基本医疗保险政策范围内住院费用基金支付比例；⑤健康环境指标，如地级及以上城市空气质量优良天数比例、地表水达到或好于Ⅲ类水体比例、国家卫生城市占比；⑥健康产业指标，如健康服务业总规模。

通过内涵丰富的区域社会健康评价，聚焦主要健康危险因素和重点人群健康，构建保障人民健康优先发展的制度体系，推动把健康融入所有政策，统筹预防、诊疗、康复，优化生命全周期、健康全过程服务，培养有利于健康的生活方式、生产方式，完善政府、社会、个人共同行动的体制机制，形成共建共治共享格局。

（三）健康评价的主要程序

1. 收集健康状况资料

主要资料类型包括：年鉴和统计报表；经常性工作记录，如卫生监测记录、健康检查记录、门诊病历、住院病历、孕妇保健记录、新生儿健康监测记录等；登记资料，如出生与死亡登记、人口的迁入与迁出登记、结婚登记、单位职工因病（伤）缺勤登记等；文献资料，如统计年鉴和统计数据专辑、人口普查资料、学术论文等可在各种相关出版物或期刊中查阅；专题调查；根据健康评价的目的，通过专题调查或实验获得的资料，如为了解高血压、糖尿病、结核病、恶性肿瘤等重大疾病在人群中的分布情况而进行的专门调查；为了解某区域一般自然环境和社会环境、城乡居民的生活习惯及对社区健康管理服务的认识和基本健康知识与技能的需求等而进行的专门调查；实验性研究与仪器测量等类型资料。

2. 资料的分析和解释

分析健康评价资料是运用建立在数学科学基础之上的各种方法来收集、整理和分析健康评价资料的工作过程，常常采用交叉学科的定性或定量的评价方法。通过分析，认识复杂的健康问题，找出其中的内在联系及规律性，这有利于准确地预测人口健康的发展趋势，评估相关因素对健康结果的影响程度和机制。能否充分利用已获健康状况的相关资料，主要取决于能否正确地进行资料分析。资料分析具有数量性、工具性、客观性、综合性和科学性的特点。

健康评价结果只有得到科学解释以及积极有效、充分地应用于健康治理，才能发挥健康评价功能并实现促进健康的目标。健康评价结果的解释方法需根据健康评价性质和标准来进行调整。健康评价中针对指标的内容，每个被评价对象在每个指标上都有一个描述性的原始数据，把原始数据放在一定的参照体系中，和一定的标准比较解释，明确其高低或多少。健康评价结果的解释可分为相对评价结果的解释、绝对评价结果的解释和个体内差异评价结果的解释。

（四）健康评价的反馈与应用

健康评价的结果获得之后要及时将评价结果进行反馈和有效应用于健康治理。健康评价广泛应用于医学及卫生事业管理的各个领域，既可用于评价各种卫生计划、方案和措施的效果，又是对卫生工作成绩和效果的衡量。例如：用于反映临床治疗方法及病人的预后效果；用于分析个人或群体健康干预计划和方案的成本效果；用于确定一个国家或地区的卫生工作重点，为制定卫生规划提供依据等。

1. 健康危险因素的识别和确定

健康评价在个体健康指导上的应用可以帮助个体全面认识健康危险因素，及早发现潜在健康危险因素，提前采用针对性的干预措施和策略，以帮助个体修正不健康的行为，保持健康状态。健康风险评价在人群管理中的一个重要应用就是将健康管理群体进行分类。分类标准主要有两种：健康风险的高低和医疗花费的高低。按这两个标准分类后的群体，由于已经有效地鉴别了个体及由每个个体组成的群体的健康危险状态，可以提高干预的针对性和有效性。通过对不同风险人群采取不同的群体干预手段，如采取需求管理、生活方式管理、疾病管理、残疾管理等相应策略实施健康管理，可以达到卫生资源的最大利用和健康维护的最大效果。

2. 卫生服务的改进和资源的合理配置

健康评价结果可以应用于对预定医疗卫生服务目标取得的数量、质量、进展和价值的判定中，为改进医疗卫生服务体系、促进卫生资源的合理配置和调整优化指明方向。其有利于提高基本医疗卫生服务的普及程度和人人公平享有与利用基本医疗卫生服务的能力，持续改善卫生服务的质量和卫生服务体系的综合效益，提高居民的健康水平。

3. 卫生政策和策略的制订

在一定区域内通过健康评价分析人群的健康需求，找出存在的主要健康问题，并在卫生资源的配置和有效利用分析的基础上，提出满足人群健康需求的对策与措施，为评价和提高卫生事业的绩效、确定卫生工作的优先领域和重点、制订适宜卫生政策和策略，以及指导区域性的卫生改革与发展等提供了科学依据。

三、健康治理

（一）健康治理的定义

作为国家治理体系的组成部分，在一个由政府、医药市场、社会团体和公众等构成的健康治理体系中，管理者采用正式或非正式制度规范进行沟通，最终达到善治目标。健康治理（Health Governance）的概念最早由 Reinhardt 在《2000 年世界卫生报告——卫生系统：改进绩效》中首先提出，其中，健康系统的四项主要功能包括健康治理、筹资支付、资源管理和服务提供。其后国内外学者对健康治理的重要性进行了不少阐释。中国学界也发出建立科学的健康治理模式的倡议。韩启德院士提出，中国应建立科学的健康治理模式，针对决定健康的各种社会因素，通过社会发展与制定促进健康的公共政策增进全民健康。这些公共政策可能通过影响经济环境、社会环境、生活环境、生活方式和医疗卫生服务，从而改善健康。2019年党的十九届四中全会通过的《中共中央关于坚持和完善中国特色社会主义制度、推进国家治理体系和治理能力现代化若干重大问题的决定》指出，"必须加强和创新社会治理，完善党委领导、政府负责、民主协商、社会协同、公众参与、法治保障、科技支撑的社会治理体系"。

（二）健康治理的主体和内容

随着对健康及其影响因素认识的不断深入，越来越多的国家认识到健康的首要决定因素不仅仅是健康服务，它还受到社会、文化、经济和环境的影响。改善人群健康并不仅是卫生一个部门的责任，所有部门制定的政策都会对人群健康及健康公平性产生深刻的影响。因此，健康治理需要开展跨部门的行动，卫生部门需要与其他部门协同合作，共同改善健康，提高健康公平性。健康治理是个体和社会的共同目标，也是所有公共部门共同的责任。《"健康中国2030"规划纲要》指出，共建共享是实现健康治理的基本路径，从供给侧和需求侧两端发力，统筹社会、行业和个人三个层面，形成维护和促进健康的强大合力。

1. 健康治理的社会主体

健康治理的社会主体包括政府部门、专业机构和社会力量，以公共健康利益为导向，以跨部门行动为主要形式，关注公共健康的需求与健康资源的公平合理配置。政府部门从社会经济、文化教育、健康服务、环境资源等方面承担着不同的管理职能，通过跨部门协作，发挥专业机构的作用，调动社会力量的积极性和创造性，加强环境治理，保障食品药品安全，预防和减少伤害，有效控制影响健康的生态和社会环境危险因素，形成多层次、多元化的社会共治格局，协调各项资源共同服务于人群健康。

2. 健康治理的行业主体

健康治理的行业主体以实现资源优化配置为理念导向，以医疗、医保、医药为基本形式，融合医疗卫生相关的利益相关者，围绕健康服务进行资源共享与协同治理。在健康治理中应主动适应人民健康需求，优化多元办医格局，加强政府监管、行业自律与社会监督，促进非公立医疗机构规范发展；发展健康服务新业态，积极促进健康与养老、旅游、互联网、健身休闲、食品融合，发展健身休闲运动产业，促进医药产业发展，加强医药技术创新，提升产业发展水平。通过健康资源的市场运行，深化体制机制改革，优化要素配置和服务供给，补齐发展短板，推动健康产业转型升级，满足人民群众不断增长的健康需求。

3. 健康治理的个体参与

健康治理以社会动员为核心形式，关注全体社会成员的健康集体行动，需要全社会的动员参与，以保证人民能够拥有获得健康的条件。在社会层面建立公开的社会参与机制，鼓励与培育社会组织在提供公共卫生与医疗服务、扩大公众参与监督管理等方面发挥积极作用，使其成为构建健康治理新格局的重要力量，形成新型的社会伙伴关系。通过提高每个个体的健康素养，引导形成自主自律、符合自身特点的健康生活方式，有效控制影响健康的生活行为因素，在热爱健康、追求健康、促进健康的社会氛围中实现健康治理的目标。

健康治理一方面强调个体对健康的负责，另一方面也强调全社会的共同参与和共同创建，即全社会通过制度政策、技术工具等协同治理公共健康问题，进行以健康为目标的预防、治疗、康复与健康促进，实现对健康风险的消除、国民健康需求的满足和健康资本的保值增值，直至公共健康目标的达成，即将健康融入所有政策，引导全人群全社会共同参与公共健康的保护和治理行动。

导入案例评析

构建共建共享共治健康治理体系，走好健康共富路

1. 分析讨论构建共建共享共治健康治理体系背景下进行区域社会健康评价的必要性，并基于此背景设计金东区域社会健康评价方案。

健康社会治理是指全社会通过制度政策、技术工具等媒介治理公共健康问题，进行公共健康的预防、治疗、康复与提升，实现对健康风险的消除、国民健康需求的满足和健康资本的保值增值，直至公共健康目标的达成，即将健康融入所有政策，引导全人群全社会共同参与公共健康的保护和治理行动。《"健康中国 2030"规划纲要》指出，共建共享是实现健康治理的基本路径，从供给侧和需求侧两端发力，统筹社会、行业和个人三个层面，形成维护和促进健康的强大合力。而进行共建共享共治健康治理体系的前提是挖掘区域社会健康问题，在一定区域内通过健康评价分析人群的健康需求，找出存在的主要健康问题，并在卫生资源的配置和有效利用分析的基础上，提出满足人群健康需求的对策与措施，为评价和提高卫生事业的绩效、确定卫生工作的优先领域和重点、制订适宜卫生政策和策略，以及指导区域性的卫生改革与发展等提供了科学依据，因此对区域进行社会健康评价十分必要。

金东区域社会健康评价方案：①确定评价指标：包括健康水平指标、健康生活指标、健康服务指标、健康保障指标、健康环境指标、健康产业指标等；②收集健康状况资料；③资料分析和解释；④健康评价的反馈以及在全民共建共享共治健康服务治理体系中进行应用。

2. 思考并回答健康影响评价如何促进"将健康融入所有政策"策略的实施与落地。

（1）健康影响评价可以鉴别和定性出每一项可替换的决策给健康带来的潜在伤害或益处，包括给一些特定人群所带来的不利影响，为大众和政策制定者提供一个了解每一项议案对健康影响的途径。同时，健康影响评价可以为计划、政策、程序、项目推荐一些缓解措施和备选设计，以保护和提升健康水平、防止健康不公平现象的发生。

（2）健康影响评价确保决策制订过程中，对健康影响方面保持透明性和负责性。健康影响评价提供了一种特别机制，能使受影响人群参与相关政策制定的过程，有助于解决公众关注和争议的健康问题，尽可能地对政策的实施产生更大的推动作用。

（3）健康影响评价可成为一种工具，构建针对人群健康需求的公众意识和体制意识。作为体制研究的承载物，健康影响评价将影响到政策制定者对于决策的健康效应的思考方式、体制机构将健康考量与政策设计的结合方式、公共健康领域与公共机构（除健康部门外）的关系模式。健康影响评价是实施健康中国战略的核心策略之一。《"健康中国 2030"

规划纲要》把"将健康融入所有政策"作为推进健康中国建设的重要保障机制，要求加强各部门各行业的沟通协作，形成促进健康的合力。全国卫生与健康大会把"将健康融入所有政策"上升为新时期卫生与健康工作方针的内容之一，要从战略的、全局的高度，全面推进实施这一方针。如何落实"将健康融入所有政策"策略，其核心是全面建立健康影响评价评估制度，系统评估各项经济社会发展规划和政策、重大工程项目对健康的影响，并健全监督机制。

案例分析与讨论

构建全民全程健康服务体系——以四个"实"构建全民全程健康服务体系

健康是人全面发展的基础，也是全面小康的重要内涵。党的十八大以来，浙江的医药卫生体制改革领先于全国。在优化县域医疗健康资源布局和推进系统资源整合方面尤为突出。从城市医院与县市医院紧密合作的"双下沉、两提升"，到"山海"提升工程；从全面开展县域医共体建设，到开展"构建优质高效医疗卫生服务体系、实现全民健康覆盖地方试点"，都与健康中国的建设目标、建立"优质高效的医疗卫生服务体系"的重点任务保持高度一致，给全体城乡居民带来更加公平可及、优质高效的医疗健康福祉。

建立优质高效的医疗卫生服务体系，为人民群众提供全方位全周期健康服务是实施健康中国战略的重要内容，也是深化医改的重要任务。浙江扎实落实中央的决策部署，全面深化"三医"联动改革，统筹"六医"协调发展，以县域医共体建设为重点切入，在构建全民全程健康服务体系上不断创新。近年来，省委出台了县域医共体建设文件，省人大做出了促进县域医共体健康发展的决定，省政府相关部门出台了20余个配套文件，在关键点上有了新的政策突破和制度安排。

浙江作为紧密型县域医疗卫生共同体建设试点省份之一，已将200家县级医院、1 160家乡镇卫生院组建成162个医共体。改革实践表明，浙江省医共体建设推进工作踏实，体制机制转换深入，建设成效明显，百姓实惠良多。特别是在重大公共卫生事件，如突发公共卫生事件应急响应、抗台救灾医疗救治等处置工作中，有效整合利用所有资源，形成上下联动、医防融合、中西医并重和线上线下结合的服务模式，让老百姓在家门口获得了更优质便捷的医疗健康服务。

扎实构建好全民全程健康服务体系是高质量发展建设共同富裕示范区的必然要求。要坚持"细化、量化、闭环管理"的工作要求，在智治、精密、机制上下功夫，在系统性变革中求实效。结合浙江经济社会发展和医疗健康服务体系改革发展的实际，建好全民全程健康服务体系要从四个"实"出发。

一是在丰富资源供给上，要紧扣县域医疗卫生，把县域医共体建设的体制机制做实。通过人事、医保、投入、监管等方面的政策突破和落实，真正促进医疗健康资源的有机整合。在县域医共体层面，实现总院与分院人、财、物的充分融合，形成高水平县级强院与标准化乡镇卫生院（社区医院）一体发展，创新实施医防结合、业务协同、信息互通、服务连续的全方位全周期的健康服务供给模式。

二是在促进区域均衡上，要聚焦山区26县和6个海岛县，把医疗卫生新"山海"提升工程做实。通过打造省、市医学高峰，建设国家和省域医学中心和医疗中心，整体提升全省医疗健康服务能力。同时，以"双精准"为要求，提升13家省市三甲医院新签约的32个山区海岛县级医院综合能力。以全域完善分级诊疗制度为要求、以减少病人外流为目标，真正让群众在家门口享有同质化、较高水平的基本医疗健康服务。

三是在创新服务模式上，要完善"健康大脑+"体系建设，把数字化健康服务做实。以数字化改革为契机，加快构建健康大脑，建设未来医院。围绕服务流程优化推进数字赋能"最多跑一次"；围绕慢病管理实现"云医+名医+家医+护理"服务联动；围绕机构社区居家医养护协同搭建智能终端应用场景；围绕自我健康保健方式养成创建自助式医疗保健系统和建立个人健康门户。

四是在满足服务需求上，要补齐"一老一小"短板，把全生命周期医疗健康服务做实。强化老年健康支撑体系建设，创新实施"口福""眼福"等老年健康专项行动。以孕产妇、新生儿最低死亡率和妇幼儿童最优保健管理为主要目标，着力打造母婴安全省份。创新建立同质同标城乡居民免费健康体检制度，推进重点疾病早筛早诊早治，加快构建预防、治疗、康复融会贯通的全民全程健康服务链。

（资料来源：浙江新闻．构建全民全程健康服务体系｜以四个"实"构建全民全程健康服务体系［EB/OL］.（2022-02-14）. https://zj. zjol. com. cn/news. html?id=1815043）

请思考，并回答以下问题：

请根据以上案例内容，分析讨论如何高质量构建全民全程健康治理体系。

案例评析

健康治理基于人群的健康风险与健康需求，基于疾病消除、健康维护与健康促进的治理目标，实现公共健康治理需要在跨部门协同体系、健康管理服务、健康保障制度、健康环境改善、健康教育促进和健康素养提升方面形成健康合作网络，实现健康治理的目标。

（1）跨部门协同体系。

浙江省通过人事、医保、投入、监管等方面的政策突破和落实，真正促进医疗健康资源的有机整合。公共健康的公共治理体系以公共健康利益为导向，以跨部门行动为主要形式，关注公共健康的需求回应与健康资源的公正分配。2018年的机构改革方案对国家医疗保障局和国家卫生健康委员会的组建，是对国民健康政策制定、基本医疗保障制度、药品与医疗服务价格、职业安全健康监督管理等不同领域分散管理职能的整合，为建立更加合理的跨部门行动提供了组织机构的支持。公共健康跨部门治理需要公正的跨部门协同体系，既通过网格化治理明确具体的责任归属，又通过合作机制优化和分享公共资源，合力提升公共健康治理成果。

（2）健康管理服务。

浙江省完善"健康大脑+"体系建设，把数字化健康服务做实，围绕自我健康保健方式养成创建自助式医疗保健系统和建立个人健康门户。而健康管理是在健康评价的基础上，调动个人及集体的积极性，有效利用有限的资源来达到最大的健康改善效果。在健康管理服务内容上，强化覆盖全民的公共卫生服务，推进基本公共卫生服务均等化，防治重大疾病；完善医疗卫生服务体系，创新医疗卫生服务供给模式，提供优质高效的医疗服务；提高中医药服务能力，发展中医养生保健治未病服务，推进中医药继承创新，充分发挥中医药独特优势；加强重点人群健康服务，提高妇幼健康水平，促进健康老龄化，维护残疾人健康，实现信息化覆盖全民全程健康管理与服务。

（3）健康保障制度。

基于健康公平和疾病经济风险分担的机制，在医疗救助、医疗保险、健康保障等多环节实现健康治理。我国已经形成以基本医疗保障为主体、其他多种形式补充医疗保险和商业健康保险为补充的多层次、全民覆盖的医疗保障体系。随着医学模式由重治疗的"疾病医学"向重预防的"健康医学"转变，在生物医学模式基础上建立的医疗保险制度，已经难以保障人类生命健康的延续和生活质量的提高。因此，以疾病治疗为中心的医疗保障制度也在向着以疾病预防和健康维护为中心的健康保障制度转变，优化健康保障的筹资策略与偿付机制，健全医保管理服务体系，提高保障福利水平。

（4）健康环境改善。

环境在健康影响因素中占据了较大比重，清洁健康的环境是人群身心健康的重要保障，反之污染的环境会恶化人群的健康。健康环境改善旨在通过改善人们赖以生存的环境基础进而改善群体健康。一方面，需要将健康城市、健康社区、健康家庭建设融入城市规划、家居设计等的设计理念，开展爱国卫生运动，加强城乡环境卫生综合整治，建设健康城市和健康村镇；另一方面，需要公众合作应对环境风险，深入开展大气、水、土壤等污染防治，实施工业污染源全面达标排放计划，建立健全环境与健康监测、调查和风险评估制度，通过全社会的积极配合，严格执行环保政策，加强影响健康的环境问题治理。

（5）健康教育与健康促进。

健康教育致力于健康知识的普及与健康理念的传播，把健康素养的提高融入文化信仰，促进健康文化作为一种公共精神纳入健康治理体系。教育部门、卫生部门多方合作将健康教育纳入国民教育体系，推进健康促进医院建设和中小学健康促进行动，将健康教育作为素质教育的重要内容，关注全生命阶段、全人群的健康教育。同时，以居住社区和工作场所为单元的生活工作区域，通过健康教育提高个体健康意识，引导个体对自身健康负责，正确评估不良健康生活方式可能带来的健康风险因素，提高对个人健康问题的防范意识以及参与公共健康治理的责任感，普及健康的生活方式。

（6）健康素养提升。

健康素养提升是以人为核心的健康治理的重要目标，是健康治理成果的体现。健康素养能够赋权于公民个体，并使他们能够参与到集体的健康促进行动中，促进全民健康覆盖的实现。健康素养是健康教育的一个主要结果，提高健康素养不仅仅需要传播健康信息，还需要改善人们对健康信息的获取途径，提高对健康信息的利用能力。通过推进全民健康生活方式行动，加强健康教育，把健康教育作为所有教育阶段素质教育的重要内容，提高全民健康素养。引导合理膳食，开展控烟限酒，促进心理健康，减少不安全性行为和毒品危害，塑造自主自律的健康行为。完善全民健身公共服务体系，广泛开展全民健身运动，加强体医融合和非医疗健康干预，促进重点人群体育活动，提高全民身体素质。

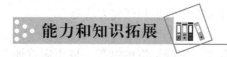

能力和知识拓展

健康影响评价的工作基础和法律依据

习近平总书记在 2016 年全国卫生与健康大会上做出重要指示，"要全面建立健康影响评价评估制度，系统评估各项经济社会发展规划和政策、重大工程项目对健康的影响。"

我国新时期卫生与健康工作方针、《"健康中国2030"规划纲要》《"十三五"全国健康促进与教育工作规划的通知》以及2020年6月1日实施的《基本医疗卫生与健康促进法》均明确提出要落实"将健康融入所有政策"，推进健康中国建设。2020年6月，习近平总书记在主持召开专家学者座谈会时再次强调，要推动将健康融入所有政策，把全生命周期健康管理理念贯穿城市规划、建设、管理全过程各环节。国家卫生和计划生育委员会于2014年启动全国健康促进县（区）试点项目，要求在县（区）范围内全面实施"将健康融入所有政策"策略，开展跨部门行动，探索健康影响评价研究。

健康影响评价的内容和技术程序

与世界卫生组织对健康的定义，即"健康是指一个人的身体、心理和社会适应力的完全健康，而不仅仅是指无疾病、不虚弱"相呼应，健康影响评价的内容涵盖了疾病、教育、就业、人口、生态环境等方面。健康影响评价与环境影响评价、社会影响评价的具体内容，既有交叉，也各有不同。即使是针对相同的内容进行评估，三者也因为各自不同的领域而评估的侧重点存在明显差异。如健康影响评价和社会影响评价均涉及公共健康、就业、教育和个人行为方面，社会影响评价研究的重点是项目或政策如何影响就业率、收入和住房等，而健康影响评价的重点是项目引起的就业率、住房变化如何最终影响居民健康，例如就业和收入如何影响总体发病率、高密度和低质量住房环境如何影响呼吸系统疾病传播、犯罪率和暴力事件如何影响伤害发生率等。

健康影响评价使用最为广泛的领域存在于环境、交通和土地使用规划方面，并逐渐应用到劳动、教育、司法、食物供应系统以及其他公共机构。健康影响评价为规划师提供了预判规划潜在健康影响的方法，同时使决策者和居民都可以从健康角度参与规划过程，了解其潜在影响并提出相关建议，开展公众参与。健康影响评价的技术程序与环境影响评价、社会影响评价（SIA）类似。世界卫生组织推荐健康影响评价核心步骤为筛选、范围界定、评估、报告、监测。

1. 筛选。

筛选阶段的目的是快速确定某一项提案（政策、规划或建设项目）是否需要做健康影响评价。筛选的内容包括该提案是否对社会经济、环境、生活方式等健康因素产生潜在的积极影响或负面影响，潜在的影响是否会带来伤害或影响到较多的人群等，最终确定是否需要进行健康影响评价。由于不可能对所有的工程、政策或项目进行健康影响评价，所以通过筛查来判断何时需要进行健康影响评价。

2. 范围界定。

此阶段为评估过程界定范围，明确哪些部门或决策者应该参与健康影响评价过程，通过会议的方式决定各个部门和成员在评估过程中具体参与哪些内容、确定需要调查哪些潜在的健康影响，以及健康影响评价实施的地理范围和相关人群。从政策变动的紧迫性、影响、利益、时间及可用资源等方面确定健康影响评价要优先考虑的问题，确定健康影响评价实施框架，包括执行计划、时间安排和职责范围，确定证据收集和研究方法等。

3. 评估。

评估阶段是确定是否存在健康危害和寻找对健康存在影响的证据的过程。健康影响评价的大部分工作在这个阶段完成，评估过程中先由专家小组对该提案进行详细的审查，包括提案的相关文件中有关健康决定因素、社会经济等问题与提案关键要素的关系，从而列出提案可能对实施区域造成的具体健康危害。评估是健康影响评价的主要工作内容。

　　健康影响评价专家组结合政策制定背景、拟订政策相关资料以及可能涉及人群的现状资料，逐条阅读政策条款，识别拟订政策涉及的健康决定因素，预测和识别所制定政策潜在影响的人群有哪些、这些潜在影响人群健康现状、受拟定政策实施的影响可能有哪些、拟定政策实施产生健康损害的形式有哪些、对哪些弱势群体会产生影响和这些具体影响是什么，以及拟定政策实施会使哪些新的弱势群体产生。预测和描述拟订政策所产生的健康影响，从维护和促进人群健康的角度确定政策实施的可行性，给出评估结论，提出维护和促进人群健康的建议。评价专家组各专家结合政策条款对拟修改的政策条款独立作业，提出个人修改建议。健康影响评价专家组组长对各专家意见进行汇总，并引导专家组进一步对公共政策健康影响评价分析评估内容进行集中梳理和讨论，对拟订政策的健康影响评价结果形成专家组意见。

　　4. 报告。

　　报告是健康影响评价对提案的修改建议，即对评估过程以及结果进行书面报告，最终得出相应的行动框架。评估专家小组应在提案被批准许可之前，及时向决策者交付建议书，在提出的建议中明确提出利益相关方的意见，摆明健康影响与提案的冲突，为决策者提供衡量整体影响是积极或消极的方法。一份完整的健康影响评价报告至少包括以下因素：健康影响评价的背景；健康影响评价过程（按照健康影响评价的步骤和技术流程进行描述）；健康影响评价涉及的人员、组织和资源；对健康影响评价过程中的合作和参与程度的评估；对该政策健康影响的预估；健康影响评价的结论；提出最大程度加强积极影响和将消极影响减至最小化的建议。

　　5. 监测。

　　监测是评价健康影响评价是否影响了提案的后续决策过程和潜在健康影响的过程，是在政策实施阶段的跟踪监测，监控决策和缓解措施的执行情况以及对健康决定因素和健康结局的影响。如结果不如预期则通常需做行动调整并再次评估。较大的提案则需要更长期的人口健康监测，用来评价健康影响评价过程中的评估预测是否准确，以及人群健康是否得到促进和改善。

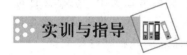

实训与指导

实训项目　公共政策健康影响评价实训

一、实训目标

1. 理解和掌握社会健康评价和健康治理的基本知识点。

2. 加强文献检索和归纳总结的能力。

3. 培养应用文献、理论知识对公共政策进行健康影响评价及解决实际问题的能力。

二、实现内容与形式

　　根据以下实训材料进行分析与训练。

W 市人民政府办公室关于贯彻落实《W 市居家养老服务促进条例》的实施意见（节选）

　　各县（市、区）人民政府，市政府各部门、各直属单位：

　　为加快构建居家社区机构相协调、医养康养相结合的养老服务体系和健康支撑体系，精准有效地为老年人提供多样化多层次居家养老服务需求，提高老年人居家生活质量，经市人民政府同意，结合我市实际，提出以下实施意见。

（一）发展目标

（1）居家养老服务责任更明确。

（2）居家养老服务设施更完善。

（3）居家养老服务供给更高效。

（4）居家养老扶持保障更精准。

（5）居家养老服务监督管理更严格。

（二）主要任务

1. 强化居家养老服务责任。

（1）凸显家庭养老基础地位。

（2）全面履行政府主导责任。

（3）强化属地管理服务职能。

（4）引导社会力量广泛参与。支持各类市场主体和社会组织参与居家养老服务，引入优质机构、培育发展本土企业，鼓励公益慈善等社会组织开展互助、志愿养老服务。

2. 完善居家养老服务设施。

（1）强化养老设施顶层规划。市、县（市）民政部门应当组织编制养老服务设施布局专项规划。城镇新建住宅小区要严格落实居家养老服务用房配建标准，并与住宅项目同步规划、同步建设、同步验收、同步交付使用；支持按照养老服务设施布局专项规划，适度集中居家养老服务用房配套建设指标，设置不少于 3 000 平方米的镇街级综合型养老服务中心。各地要结合农村实际配置居家养老服务用房，一般每个行政村至少配置一处；相邻行政村集中配置一处能够满足需求的，可以集中配置；每处套内建筑面积原则上不少于200 平方米。

（2）推进城镇老旧住宅小区配套建设。各县（市、区）人民政府应当制定城镇老旧小区居家养老服务用房配置计划，通过新（改、扩）建、购置、置换、租赁等方式在2027 年 7 月 1 日前配置到位。鼓励组织和个人将闲置的场所、设施用于居家养老服务。统筹推进城镇老旧小区公共设施无障碍环境改造及老年人居家环境适老化改造，优先支持符合改造条件的老年人居住比例较高的既有住宅和养老服务用房加装电梯。推进康复辅具租赁进社区，设区市及 50 万人口以上的县（市）争取建有一个康复辅具租赁适配平台。

（3）加强居家养老服务设施（用房）管理。

3. 提升居家养老服务供给质量。

（1）加强居家养老服务基本保障供给。按规定为具有本市户籍并居住在本市的老年人提供服务。其中重点优抚对象家庭成员、人体器官捐献人家庭成员、最低生活保障家庭成员、最低生活保障边缘家庭成员中的重度失能失智老年人，每月可以享受不少于 45 小时的免费居家养老服务，中度失能失智老年人，每月可以享受不少于 30 小时的免费居家养老服务；赡养人死亡或者伤病残无力进行赡养的重度失能失智老年人，每月可以享受不少于 45 小时的免费居家养老服务，中度失能失智老年人，每月可以享受不少于 30 小时的免费居家养老服务。

（2）有效拓展社区居家养老服务。

（3）加快智慧养老服务融合发展。依托省级统建平台，以破解养老服务供需链接不精准为导向，推进数字化应用场景建设，实现养老政务经办、咨询查询、供需对接等一站式办理。建立健全养老服务信息资源共享机制，推进养老服务数据互联互通。积极培育智能化养老服务新兴业态，支持大数据、物联网、云计算等新技术在养老服务领域的深度集成应用与研发推广，鼓励社会力量开发的养老服务平台接入统建平台。

（4）推动医养康养结合不断深入。不断完善健康支撑体系，加快医养康养机构和设施建设，推动建设一批定位清晰、职责明确、上下联通、转接有序的康养联合体。完善基层医疗卫生服务设施布局，推进老年医学科规范化建设，提升安宁疗护国家试点成效，支持医疗机构为老年人开通绿色通道，不断完善医保支付政策，为老年人就医和续方配药、费用结算提供便利。支持签约责任医生按照服务规范和服务协议，为居家老年人提供上门服务。深入推进长期护理保险制度试点提质扩面，探索建立普惠性长期照护制度。到2025年，建成康养联合体100家，实现基层智慧健康站千人以上村居基本覆盖。

4. 加大居家养老服务激励保障。

（1）加大扶持优惠力度。建立健全居家养老服务补助政策，对符合条件的居家养老服务机构给予建设补助，并按照星级评定结果给予日常运营补助；对参加养老服务机构综合保险予以适当补助。居家养老服务设施的用水、用电、用气等价格，执行居民生活类价格。居家养老服务机构按照规定对其从业人员开展培训，应享受相应的补贴。

（2）加强人才队伍保障。加强基层养老服务队伍建设，按照常住老年人口的数量落实工作力量。到2025年，每个乡镇（街道）每万名老年人至少配备1名以上专兼职的工作人员，乡镇（街道）居家养老服务中心至少配置2名养老服务顾问；村居（社区）至少配置1名养老服务顾问。鼓励高职院校和专业培训机构开设养老服务与管理相关专业，进一步扩大与养老机构的合作、交流，推进实训基地建设，持续开展养老护理人员职业技能提升。完善养老服务褒扬机制，落实人才入职奖补政策，建立养老护理员岗位津贴制度。支持医疗卫生人员到居家养老服务机构内设医疗机构依法开展多点执业，执行与医疗机构同类人员相同政策待遇。

根据以上材料，完成以下实训任务：

1. 该公共政策是否需要进行健康影响评价？请阐述原因。

2. 根据健康影响评价流程与方法，分组对该政策文本（节选）进行健康影响评价。

三、实训要领

1. 了解案例的基本事实和社会背景。

2. 学习和掌握案例分析涉及的本章主要知识点，如健康影响评价方法与流程。

3. 检索与本案例相关的政策、法律法规。

4. 参考相关资料，掌握健康影响评价工具的使用。

四、成果要求与评分

1. 分组完成。班级学生分成若干小组，小组成员适当分工与协作。可由2~3名成员分段承担资料查找、案例分析、书面报告撰写等工作。

2. 提交书面报告。具体要求：案例分析部分字数为1 000字左右，要求层次分明、观点明确、条理清晰；提供相关附件材料，包括实施计划、文献材料、调查资料与结果、公共政策的健康影响评价报告。其中，健康影响评价报告中应包括：健康影响评价的背景；健康影响评价过程（按照健康影响评价的步骤和技术流程进行描述）；健康影响评价涉及的人员、组织和资源；对健康影响评价过程中的合作和参与程度的评估；对该政策健康影响的预估；健康影响评价的结论；提出最大程度加强积极影响和将消极影响减至最小化的建议。健康影响评价的建议可根据拟订政策起草、修订、执行等不同阶段提出具体建议。提出的建议应充分考虑政策执行的适宜性和可行性。

3. 评分依据。书面报告评分，由自我评价和他人评价组成。自我评价是成员根据自己的参与度和贡献度，给自己打分。他人评价主要由组长和教师完成。组长根据小组成员在资料收集、研讨、报告撰写等过程中的表现评分。最后，由教师依据评分规则，根据提交的书面报告和相关附件材料进行打分。小组案例分析书面报告中自我评价、组长评价和教师评价三者得分权重分别为20%、30%和50%。

五、实训书面记录和作业

实训书面记录

1. 该公共政策进行健康影响评价的原因阐述。

2. 该公共政策的健康影响评价报告。

学习资料推荐

[1] 张萌. 浙江省健康影响评价工作手册（2022版）[M]. 杭州：浙江大学出版社. 2023.

[2] 钱东福，孙振宇. 数字健康助力卫生健康治理变革 [N]. 健康报，2022-11-21.

第十九章　卫生系统绩效评价与绩效管理

📝 **学习目标**

> 通过本章案例分析与实训练习：
>
> **巩固**　绩效评价、绩效管理、卫生系统绩效与卫生系统绩效评价的概念；绩效评价的基本原理；绩效指标体系的构建原则。
>
> **培养**　利用卫生系统绩效评价指标开展卫生系统绩效管理的能力。
>
> **扩展**　深入理解典型卫生绩效评价框架的特点以及它们之间的差异性和共同规律性。

🔷 **导入案例**

卫生体系绩效评价研究进展

卫生体系绩效评价旨在衡量在现有资源下卫生体系目标的实现程度。卫生体系绩效具有相对性，其差异受多种政策环境因素影响。富裕地区的健康水平可能高于贫困地区，但其卫生体系绩效不一定更高，这取决于所拥有的卫生资源。不同地区社会发展背景各异，人群健康预期和卫生体系目标也相应不同。高社会发展水平地区的卫生体系绩效关注点在于服务质量、公平可及性和费用控制，而中低发展水平地区更重视人群健康水平，如死亡率、患病率等健康状况指标。卫生体系结构的描述方式多样，包括功能、模块、控制把手、层级等，这些描述方式之间存在交叉和差异，但基本要素主要包括管理、筹资、服务、资源和健康影响因素等。

一、国际卫生体系绩效评价框架体系

国际卫生体系绩效评价的框架主要包括WHO、世界银行、OECD、国际卫生伙伴关系和欧洲共同体健康指标方案等。尽管各框架在具体指标选择上存在差异，但对卫生体系目标的内涵理解基本一致。WHO框架以健康促进、反应性和筹资风险保护为最终目标，中间目标包括质量、覆盖、可及和安全。世界银行框架强调将健康状况、公众满意度和风险保护作为最终目标，特别关注患者满意度，而质量、可及和效率则作为其中间目标。

OECD框架则将健康状况、效率和公平视为最终目标，中间目标着重于成本和支出，如表19-1所示。这些框架共同为全球卫生体系绩效评价提供了多元化的参考和指导。

表 19-1　国际卫生体系绩效评价框架体系

框架	中间目标	最终目标	指标
世界卫生组织	质量、安全、可及、覆盖	健康改善、反应性、社会和筹资风险保护、效率提高	模块结构：①服务提供；②卫生人力；③基本药物；④卫生筹资；⑤信息系统；⑥领导管理
世界银行	可及性、质量、效率	健康状况、公众满意度、保险/风险保障	控制把手：①筹资制度；②支付制度；③宏观体制框架；④法制和规制条例；⑤教育和宣传
经济合作与发展组织	质量、效果、安全、患者为中心、成本和费用、可及	健康状况、效率、公平	层级结构：①健康状况；②非医学决定因素；③卫生体系绩效；④卫生体系设计和背景

二、国家卫生体系绩效评价框架体系

许多国家根据自身国情制定了适合本国的卫生体系绩效评价指标体系，用于监测和评估卫生体系绩效或改革效果。本研究选择了四个不同体制下的发达国家代表——英国、美国、澳大利亚和荷兰，全面考虑了这些国家在管理、筹资和服务等领域的国家、社会和个人层面差异及其绩效评价的发展状况。研究从绩效评价监管主体、绩效评价概念模型、绩效评价激励机制以及绩效评价框架特点等方面对这四个国家进行了比较分析，具体信息如表19-2所示。这样的比较旨在深入理解各国卫生体系绩效评价的异同及其背后的驱动因素。

表 19-2　不同国家卫生体系绩效评价框架比较

维度	英国	美国	澳大利亚	荷兰
监管主体	平衡计分卡	卫生保健研究与质量局、医学研究所、卫生与人类服务部部门间工作组	卫生和社会福利研究所、卫生保健安全和质量委员会、国家卫生绩效管理局、医院定价管理局	卫生福利与体育部、国家公共卫生和环境研究所利益相关者
概念模型	保健质量委员会、福斯特医生情报网、国家统计办公室	健康促进系统模型、美国医学研究所（IOM）卫生质量框架	Lalonde 健康影响因素模型	平衡计分卡和Lalonde 健康影响因素模型
激励机制	①评价结果用于机构排名；②监督检查未达到评价要求的机构；③奖励绩效基金；④公布评价结果	①公开报告；②经济责任	①发布绩效和保健协议信息；②国家内部和国际比较；③专业机构评价；④卫生质量行动；⑤流行病学分析；⑥设置经济奖励	①评价结果用于卫生资源配置规划；②问责出现问题的地区或机构
框架特点	①追求公平可及；②关注服务质量；③提高服务效率	①政府指导；②社区参与；③适时调整	①全面清晰；②强调公平；③关注服务；④指导框架；⑤标杆分析	①视角全面；②突出服务；③支持决策；④同责

1948 年英国建立了国家卫生服务体系（NHS），并在 2001 年实施星级评审制度。英国

卫生体系的终极目标是健康促进，而中间目标包括服务的可及性、公平性、效率和质量。美国医疗体系具有高度多元化和分散化的特点，重点在于追求医疗质量，主要从有效性、安全性、患者中心和服务及时性这几个方面进行绩效评价。1999 年，澳大利亚设立了国家卫生绩效委员会（NHPC），并开发实施了国家卫生系统绩效评价框架（NHPF）。该框架涵盖了有效性、适当性、效率、响应性、可及性、安全性、连续性、能力以及可持续性等九个维度的评价内容。在政府调控和自由竞争的双重影响下，荷兰卫生体系形成了供方、需方、支付方三足鼎立的立体锥形结构。其主要目标是实现可及的、高质量的和费用可控的卫生服务。

（资料来源：张晓溪，宗莲，王海银，等. 超大城市卫生体系绩效评价框架构建［J］. 中国卫生资源，2018，21（2）：167-175）

请思考，并回答以下问题：

1. 卫生系统绩效指标体系的构建原则有哪些？
2. 学习卫生体系绩效评价具有哪些重要意义和价值？

主要知识点

一、绩效评价概述

（一）绩效

绩效概念的界定分为三个层次：一是组织系统的绩效，包括系统内部子系统的绩效，如卫生系统的绩效、行政系统的绩效及卫生系统中的公共卫生子系统、医疗服务子系统的绩效等；二是组织机构的绩效，也包括各组织机构内部科（室）的绩效；三是个人绩效。

（二）绩效评价

绩效评价，又称绩效评估，是指运用数理统计和运筹学方法，采用特定的指标体系，对照统一的标准，按照一定的程序，通过定量定性对比，对企业或组织一定经营时期内的经营效益和经营者的业绩做出客观、公正和准确的综合评判。

（三）绩效管理

绩效管理是指基于组织的战略目标，管理者与被管理者达成关于目标、标准以及双方如何共同努力以维持和完善绩效的协议，通过双向式互动的沟通过程，使组织取得更好绩效的循环往复的管理方法。

（四）绩效评价与绩效管理的区别与联系

绩效管理是一个完整的管理过程，侧重于信息沟通与绩效提高，强调评价实施前的计划与沟通，以及评价实施后的反馈与改进。因此，绩效管理具有前瞻性，能够帮助管理者和被管理者前瞻性地对待绩效问题，并从可持续性的角度规划组织未来的发展。而绩效评价是绩效管理过程中的局部环节和获取绩效信息的手段工具，侧重于管理者单向的判断和评估，并强调阶段性的回顾与总结。因此，绩效评价不具有前瞻性，孤立地使用绩效考核将不利于组织的可持续发展。

二、绩效评价相关理论和方法

（一）绩效评价的基本原理

绩效评价是组织决策的依据、人力资源开发和控制的手段、绩效改进的动力和创造公平的杠杆，它具有很强大的反馈、控制、激励和开发功能。绩效评价是绩效管理的核心，而构建绩效评价模式是评价工作的核心问题。评价模式主要包括评价主题、评价维度和评价指标三个方面。

（二）绩效评价的常用方法

在组织绩效管理实践过程中，发展出了多种绩效评价的方法。目前，国内外针对医疗机构层面的绩效考核方法主要有：以英国为代表的欧洲国家普遍采用的关键指标法和系统综合集成法，美国国家卫生部采用360度绩效考核法和目标管理法，我国多数医疗机构采用平衡计分卡。绩效评价受到诸多因素的影响，如评价目的、评价工具、被评价者因素、评价者的信息加工过程及其主观情感等。

三、卫生系统绩效评价理论方法

（一）卫生系统绩效与卫生系统绩效评价

卫生系统的绩效评价是指在给定的卫生资源下，对卫生系统目标完成情况进行评估的过程。卫生系统的绩效评价是根据卫生系统的总体结构、过程和最终目标，采用定性和定量的方法，将卫生系统内外的多个指标纳入系统的评价模型或指标体系，对卫生系统的运行状况进行科学、合理的评价，以期实现持续改进卫生系统绩效的目标。

（二）卫生系统绩效评价理论模型

卫生系统绩效评价主要基于两种理论模型构建：一种是投入产出模型，另一种是健康决定因素模型。

（三）卫生系统绩效评价的层级

1. 微观层面

微观层面即个体/机构层面。在微观层面上，绩效评价关注的是单个医疗机构、诊所或卫生工作者的绩效。评价指标包括服务质量、患者满意度、诊疗效果、资源利用效率（如床位周转率、设备使用率）、医疗差错和并发症发生率等。

2. 中观层面

中观层面即组织/网络层面。中观层面的绩效评价着眼于区域性的卫生服务提供系统，如医院网络、社区卫生服务中心、疾病防控机构等。评价指标包括服务覆盖范围、服务连续性、协作与转诊效率、公共卫生项目执行情况、预防保健服务效果等。

3. 宏观层面

宏观层面即系统/政策层面。在宏观层面上，卫生系统绩效评价关注整个国家或地区的卫生系统的整体表现和成效。评价指标包括健康状况指标（如平均期望寿命、婴儿死亡

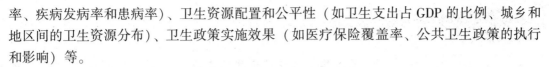

率、疾病发病率和患病率）、卫生资源配置和公平性（如卫生支出占 GDP 的比例、城乡和地区间的卫生资源分布）、卫生政策实施效果（如医疗保险覆盖率、公共卫生政策的执行和影响）等。

4. 跨部门/跨领域层面

在跨部门/跨领域层面上，绩效评价关注卫生系统与其他社会经济系统（如教育、环境、社会保障等）之间的相互作用和影响。评价指标包括健康的社会决定因素（如教育水平、收入分配、居住条件）、卫生系统的经济贡献（如就业机会、经济增长）以及卫生政策与其他公共政策的协调性和一致性。

四、卫生系统绩效评价框架构建方法

（一）卫生系统绩效评价框架构建步骤

卫生系统绩效评价框架构建需要五个步骤：①确定卫生系统绩效评价框架的构建目的；②确定卫生系统的边界；③确定卫生系统目标；④确定卫生系统的结构；⑤确定卫生绩效评价框架。

（二）卫生系统绩效维度主要指标及测量方法

指标体系的构建原则具体包括：科学性、代表性、可操作性、导向性、动态性以及定量与定性相结合。

卫生系统绩效维度常用指标及测量方法，具体包括四个类别，即卫生系统最终目标、非医学健康影响因素、卫生系统产出以及卫生系统投入。卫生系统最终目标指标包括健康状况、反应性和财务风险保护；卫生系统产出指标包括可及性、可接受性、安全性、有效性、适宜性、效率和连续性；卫生系统投入指标包括领导、制度和治理、财物支持、卫生人力、基础设施和技术系统。

五、卫生系统绩效管理

（一）卫生系统绩效管理的核心内涵

卫生系统绩效管理不仅扩展和完善了卫生系统绩效评价的功能，更是一种基于明确战略目标的综合性管理系统实践，即在明确的卫生系统战略目标指导下，通过持续且开放的卫生系统绩效沟通机制，构建所有利益相关者共同期待的利益和产出。这一过程旨在激励卫生系统各组成部分采取有利于实现战略目标的行为模式，并积累相应的能力资源，以推动卫生系统向着既定战略目标的方向发展和优化。

（二）卫生系统绩效管理流程与方法

卫生系统绩效管理流程：①确立绩效管理目的；②制订绩效计划；③落实绩效沟通；④开展绩效评价；⑤推动绩效改进。

卫生系统绩效管理方法包括四大类，即规制、筹资、服务提供和资源开发。

导入案例评析 •

卫生体系绩效评价研究进展

1. 卫生系统绩效指标体系的构建原则有哪些？

构建卫生系统绩效指标体系需遵循以下原则：

科学性：确保指标体系符合绩效评价理论框架的逻辑层次，准确全面反映卫生系统各方面的特性。指标既应相互独立又应相互联系，形成有机整体，并考虑时空范围和地域特点，确保纵向和横向的可比性，揭示实际有意义的差异。

代表性：选择能综合反映绩效情况且具有代表性的指标，同时纳入反映区域特色和国家卫生系统建设重要目标的指标，构建全面反映国家和区域卫生系统绩效的指标体系。

可操作性：注重指标含义清晰和数据资料可获取性，结合评价国家和地区的卫生管理情况，设计实用、评价结果清晰的指标体系，其中的关键指标可用于周期性监督和评价。

导向性：指标体系应具有导向和监控功能，引导卫生系统符合区域特点和卫生改革方向。选取指标应紧跟政策和国际趋势，同时考虑国家和地区实际情况，促进卫生系统管理水平提升和持续发展。

动态性：指标体系的基本框架应保持稳定，但指标的内涵、权重和标准值应随着社会、经济发展和地区变化而调整。

定量与定性相结合：定量指标具体直观，可计算实际数值并制定明确评价标准；定性指标则可弥补定量指标的不足，纠正过度依赖定量指标对长远目标的影响。两者结合能使卫生系统绩效评价指标更具综合性与导向性。

2. 学习卫生体系绩效评价具有哪些重要意义和价值？

学习卫生体系绩效评价对于提升卫生系统的整体效能、保障人民健康权益、指导卫生政策制定、推动改革与创新、确保资金合理使用、增强透明度与问责制以及促进国际交流与学习都具有重要意义和价值。具体而言，包括以下几方面：

优化医疗卫生服务质量与效率提升：卫生体系绩效评价有助于深入剖析卫生服务的优点和不足，从而推动服务质量和效率的提升，以及资源分配的合理化。通过评价，可以辨别哪些医疗服务或公共卫生项目的效果显著，哪些需要改进，进而制定相应的改善措施。

保障人民健康权益的有效实现：卫生体系的核心目标是维护和增进公众健康。绩效评价能够对卫生系统在疾病预防、医疗服务提供以及促进健康公平等领域的表现进行评估，确保公众能够获得必要的、高质量的卫生服务，从而实现其健康权益。

指导卫生政策制定与执行的科学性：绩效评价的结果为卫生政策的制定和调整提供了科学依据。通过对数据和指标的深入分析，政策制定者可以准确了解当前卫生政策的实际效果，以便制定更为精准和针对性的政策来应对卫生系统所面临的各种挑战。

激励卫生系统改革与创新的推进：学习卫生系统绩效评价有助于识别卫生系统的瓶颈和创新机遇，从而推动系统性的改革和创新举措的实施。这包括改进服务模式、引入新技术、优化组织结构或调整资源配置等多元化的改革路径。

确保财政投入的合理配置与使用：卫生体系通常需要大量的公共和私人资金支持。绩效评价能在确保这些资金被合理、高效使用，以在实现最大健康效益和价值方面发挥关键作用。

强化透明度与问责机制的建设：绩效评价能够增强卫生系统的透明度，使包括公众、政府、医疗机构和专业人员在内的所有利益相关者能够清晰了解卫生系统的实际运作情况，并要求相关人员对结果负责，从而建立和完善问责机制。

推动卫生系统的国际比较与经验借鉴：通过学习卫生体系绩效评价，可以开展跨国或跨地区的比较研究，借鉴其他国家或地区的成功经验和最佳实践，以提升本国或本地区的卫生系统效能和表现。

案例分析与讨论

2025 年实现"病有良医、老有康养、幼有优育"
——浙江卫生健康领域明确共同富裕路线图

到 2025 年，基本建成健康浙江，实现"病有良医、老有康养、幼有优育"，人人享有优质、均等、普惠的全生命周期医疗健康服务。

一、大力建设卫生健康数字化高地

工作目标：全省域推行"健康大脑+"体系建设，建成"互联网+医疗健康"示范省。全省各级各类医疗机构实现检查检验互认共享，健康医保卡覆盖 90% 以上医院，电子健康档案开放率达 80% 以上，新增 5 项以上智慧医疗应用贯穿省、市、县、乡、村。突破性抓手：建设"1+N"浙江健康云；打造"健康大脑+"应用场景；推进一批新技术融合应用。

二、加快形成强大公共卫生体系

工作目标：重大突发公共卫生事件防控救治能力处于国内领先水平，成为公共卫生最安全省份之一。全省疾病预防控制机构标准化率达 100%，传染病收治能力达 1.5 床/万人，县级以上公立医院公共卫生科设置率达 100%，每 10 万人口精神科执业（助理）医师达 4.5 名，居民心理健康素养水平达 30%。突破性抓手：推进疾病预防控制机构标准化建设；提升突发公共卫生事件医疗救治能力；完善重大传染病应急调度机制；完善精神卫生和心理健康服务体系；推动健康知识技能普及。

三、健全完善整合型医疗卫生服务体系

工作目标：基本实现"大病不出省，一般病在市县解决，日常疾病在基层解决"。32 家山区海岛县县级医院的医疗服务能力达到国家推荐标准。新增 3 000 家规范化村卫生室（社区卫生服务站），分别有 1 000 家、350 家乡镇卫生院（社区卫生服务中心）达到国家能力提升基本标准、推荐标准。突破性抓手：深入推进医疗卫生"山海"提升工程；有序推进三甲医院从中心城市向县市延伸；深化县域医共体、城市医联体建设。

四、超常规推进"医学高峰"建设

工作目标：医疗临床服务能力进入全国第一梯队，打造全国卫生健康重要科技中心和创新策源地。建成 8 个委省共建国家区域医疗中心、3 个专科类别国家区域医疗中心、4 个省级区域医疗中心，三甲综合医院三四类手术占比达 45% 以上，进入全国前三的学科数量达 10 个以上，前 10 的学科数量达 30 个以上，省域外转病人比例持续下降。突破性抓手：建设国家医学中心和国家区域医疗中心；布局省级区域医疗中心；打造高能级科创平台；加强高层次人才培养。

五、持续深化"三医联动""六医统筹"改革

工作目标：公立医院公益性运行机制、人事薪酬制度等重点领域和关键环节改革取得突破性成果。公立医院药品、耗材等非医疗服务收入占比降到65%以下，公立医院人员支出占业务支出的比例达45%左右。突破性抓手：纵深推进"三医"联动改革；深化公立医院薪酬制度改革；争创国家公立医院高质量发展试点。

六、加快推进中医药传承创新发展

工作目标：基本建成中医药强省。创建5个以上国家级中医类别的医学中心、基地和特色医院，新增国家级中医类学科（专科）8个以上，全省中医医疗服务量持续保持全国前三，基层中医药服务量占基层总服务量的35%以上，全省65岁以上老年人和0~3岁儿童中医药健康管理服务率达80%。公立中医医院在全国绩效考核中总体排名进入全国前十。每千人口中医类执业（助理）医师数达到0.66人。突破性抓手：创建国家中医药综合改革示范区；健全中医医疗服务体系；提升中医药服务能力；加强中西医临床协作。

七、有效实现基本公共卫生服务优质共享

工作目标：基本公共卫生服务均等化水平持续保持全国领先。城乡居民健康体检制度全覆盖，常住人口家庭医生签约服务率达50%以上，重点人群家庭医生签约覆盖率达80%以上，高血压、2型糖尿病患者基层规范管理服务率达65%以上。突破性抓手：推进家庭医生签约服务扩面提质；优化城乡居民健康体检制度；推进重点疾病早筛早诊早治；积极推进"两慢病"全周期健康管理；实施青少年明眸皓齿工程。

八、率先构建育儿友好型社会

工作目标：基本建立积极生育的支持体系。全省总和生育率高于全国平均水平，孕产妇和儿童系统管理率均巩固在90%以上，乡镇（街道）婴幼儿照护服务机构基本全覆盖，每千名儿童儿科执业（助理）医师数达1名以上，所有母婴室达到省级地方标准。突破性抓手：推动构建生育支持政策体系；实施母婴安全行动提升计划；大力发展普惠托育服务；补齐儿童医疗服务短板；推进母婴室标准化建设。

九、全面加强老年健康服务供给

工作目标：基本建立综合连续、中西医结合、覆盖城乡的老年健康服务体系。全省二级及以上综合医院和二甲及以上中医医院规范设置老年医学科的比例达60%以上。每个设区市至少设立1个安宁疗护培训基地，每个县（市、区）至少建设1个安宁疗护病区，开展安宁疗护服务的乡镇卫生院（社区卫生服务中心）达20%以上，每千名老年人拥有医疗卫生机构康复护理床位5.5张。突破性抓手：健全老年健康服务体系；深入推进医养结合；加强安宁疗护服务。

（资料来源：2025年实现"病有良医、老有康养、幼有优育"[EB/OL].（2021-09-25）. https：//baijiahao. baidu. com/s？id=1711837562789529582&wfr=spider&for=pc）

请思考，并回答以下问题：

1. 举例说明案例材料"工作目标"中的卫生系统绩效维度常用指标，并说明哪些常用指标没有明显列出。

2. 辨析案例中的"工作目标"和"突破性抓手"之间的关系。

案例评析

问题1：

在"工作目标"中，卫生系统绩效评价的常用指标包括：

卫生人力："每10万人口精神科执业（助理）医师达4.5名；每千名儿童儿科执业（助理）医师数达1名以上。"

基础设施："建成8个委省共建国家区域医疗中心、3个专科类别国家区域医疗中心、4个省级区域医疗中心；每千名老年人拥有医疗卫生机构康复护理床位5.5张。"

技术系统："全省各级各类医疗机构实现检查检验互认共享，健康医保卡覆盖90%以上医院，电子健康档案开放率达80%以上，新增5项以上智慧医疗应用贯穿省市县乡村。"

在"工作目标"中，未明显列出的卫生系统绩效评价指标包括"非医学健康影响因素""领导、制度和治理""财物支持"。

问题2：

案例材料中，"工作目标"和"突破性抓手"既存在区别又存在联系。区别在于："工作目标"主要是为界定卫生系统战略目标而设计的抽象的以及具体的绩效目标和内容；"突破性抓手"主要是为了实现绩效目标而预先设计的前瞻性的谋划。"突破性抓手"是绩效管理活动的组成部分，侧重于绩效目标的实现。二者之间的关联："突破性抓手"是对"工作目标"进行针对性、有效的回应，二者相互呼应，彼此关联。

能力和知识拓展

卫生系统嵌入在社会经济系统之内。既往的卫生系统绩效评价多聚焦于医疗卫生单一领域，而忽视了卫生系统与其他社会子系统的有机联系。健康共富理念将打破卫生系统绩效评价和绩效管理的边界，将健康治理与共富治理进行交叉融合，潜在更新和拓展卫生系统绩效评价理论和实践。

以改革创新探索健康共富之路

2022年4月以来，浙江省丽水市紧紧围绕人民群众全方位全周期健康服务需求，以入选国家公立医院改革与高质量发展示范项目为契机，锚定"浙江特征、丽水特色、山区特点"的健康共富之路发展目标，全面推动公立医院高质量发展，取得明显成效。

2022年，全市三级公立医院出院患者四级手术比例达19.6%，同比增加7.6个百分点；平均住院天数8.44天，同比缩短0.56天；医疗服务收入占比36.05%，同比增加1.63个百分点，超过全省均值1.17个百分点；县域就诊率91.59%，同比增加0.41个百分点；全市公立医院门（急）诊和住院均次费用增幅低于5%。

一、推进联动改革，减轻群众负担

丽水市加大政府投入，实施县级医院债务化解三年行动计划。2022年，全市公立医院财政补助19.2亿元，占医院总收入比例达22.2%。近三年财政补助（不含专项债）年均增长率为6.7%。2022年，81.82%的医院实现收支平衡，同比增加22.73个百分点。

丽水市建立药品耗材采购月度监测和约谈制度，将医疗机构采购和使用中选产品情况纳入公立医疗机构绩效考核，确保国家和省药品耗材集中采购政策落实。2022年，全市共执行带量采购药品、医用耗材371个品种，超过年度目标任务71个品种；全部完成带量采购年度协议任务，采购量达到协议采购量的177%，全年节约资金约6亿元。

同时，丽水市积极推进医疗服务价格改革。出台医疗服务价格改革工作方案，通过降低检验检查价格，减少药品耗材、检验检查使用等方式腾出空间，持续开展全市医疗服务价格评估、调整，逐渐理顺医疗服务比价关系，逐步优化公立医院收入结构。2022年，新增、调整医疗服务价格75项，全市公立医院医疗服务收入占比达36.05%。

此外，丽水市还大力推广"浙丽保"补充保险。2022年，"浙丽保"参保率达93.32%，总筹资近2.3亿元，70.5万人次享受报销待遇，赔付率高达93%，有效破解群众大病高额医疗费用负担难题。2023年，参保率再创新高，达93.5%。

二、提升服务能力，优化诊疗格局

丽水市围绕"做强市直两家综合医院、做专两大专科医院、做优一家中医医院"的"221"项目综合施策，推进市直医院差异化发展。推动市级医院分别与上海交大医学院、复旦大学上海医学院、上海市第九人民医院等名院名校合作，初步达成35个合作意向。推进6个省市共建学科，实现省一级重点专科"零的突破"。丽水市中医院成功创建省三甲中医院，丽水市第二人民医院通过省三甲精神专科医院复评。

依托浙江省医疗卫生"山海"提升工程，丽水市积极实施县级龙头医院"登攀"工程，制订"一院一策"计划，按照"争创一批、辅导一批、培育一批、支持一批"的原则，分类推进县级医院等级创建，县级医院能力全面提升。2022年，县级医院开展新技术新项目101项，9个县（市、区）实现五大救治中心和三大共享中心全覆盖，其中胸痛、卒中中心实现国家认证全覆盖。

丽水市还实施了基层服务"网底"工程，基本完成"县域医共体牵头医院+30个片区医疗中心+智慧流动医院+综合应急联动急救"山区医疗服务模式构建。30个片区医疗中心中，有9个达到国家推荐标准、16个达到国家基本标准。全市46辆巡回诊疗车迭代升级，搭载5G网络，建成智慧流动医院，实现山区常态化巡回诊疗。2022年，智慧流动医院累计开展巡回医疗服务5547次，构建了高效便捷、线上线下同步、地上空中一体的山区医疗急救服务新模式；全市急救服务半径从32公里缩小至19公里，平均急救反应时间从34分钟缩短至18分钟。推进家庭医生签约服务，建成2家省级培训基地和18家规范化全科医疗服务示范点。

三、数字技术赋能，改善就医体验

围绕浙江省卫生健康领域"健康大脑+"体系，丽水市坚持统建平台、统一规划、统筹推进，大力推动健康云、数据高铁、智慧医院建设，不断规范医疗数据质量，提升数据采集和支持服务能力。目前，全市7家医院电子病历系统应用达到4级水平，2家医院互联互通成熟度达到四级甲等水平，2家医院5级电子病历通过省级初评。

丽水市积极推进"医检互认"工作，不断完善检查检验质控体系，建立互认规则，设立互认范围，优化业务流程。目前，"医检互认"已覆盖全市22家公立医院和216家基层卫生院，互认结果43万余项次，累计为患者节省费用1110万余元，实现医疗资源高效利用、群众看病省时省钱。

此外，丽水市还打通卫生健康、公安等 8 个部门数据"壁垒"，创新建成"救在丽水"应用场景；上线"浙里办"App，形成医疗急救闭环服务体系，可为群众提供就医查询、一键呼救等 10 余项医疗服务，累计服务群众 11.37 万人次。该项改革成果先后获全省数字社会系统评比最佳案例、最佳应用、最优理论。

四、人才科技驱动，注入发展动能

丽水市在 2021 年出台卫生健康人才新政的基础上，2022 年，又出台促进人才科技跨越式高质量发展、百千青年博硕成长计划等人才政策。3 年投入 3 亿元以上，从全市硕士、博士人才中遴选 160 名进行重点培养。项目实施以来，全市新增卫生 5 类以上人才 692 名，引进博士、硕士较上年增长 65%，市直医院柔性引进学术副院长，人才引进数量和质量均创历史新高。2022 年，丽水市"新增卫生健康人才指数"排名全省第三。

丽水市还出台医学类重点学科建设管理办法，开启市级高峰学科培育，全方位推进重点学科建设。2022 年，市级以上科研立项 273 项，较上年增长 38.9%。丽水市中心医院获批国家级博士后科研工作站，心血管内科入选国家临床重点专科项目，实现丽水市卫生健康系统国家级科技人才培养平台、国家临床重点专科 2 个突破。丽水市中医院获批浙江省中医药重点实验室、浙江省老年肺结核中医药诊治多学科交叉创新团队。温州医科大学—丽水市中心医院研究生培养基地被认定为浙江省级研究生联合培养基地。

（资料来源：以改革创新探索健康共富之路［EB/OL］.（2023－05－15）. https：// m. thepaper. cn/baijiahao_23091798）

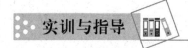

实训项目　国际组织卫生绩效评价框架

一、实训目标

1. 理解和掌握本章的基本知识点。
2. 学习编制卫生系统绩效评价指标体系。
3. 培养运用基本知识进行案例分析的能力。

二、实训内容与形式

根据以下实训材料进行分析与训练。

国际组织卫生绩效评价框架的特点

国际组织开发的卫生系统绩效评价框架主要包括：WHO 卫生系统绩效评价框架（2000）、WHO 卫生系统模块框架（2007）、OECD 卫生保健质量评价框架（2001）、世界银行控制柄框架（2004）、世界标准组织健康指标框架（ISO 框架，2010）以及国际卫生伙伴关系和相关举措组织框架（HIP ＋ 框架，2011）等。各框架的主要评价维度与指标，如表 19-3 所示。

（一）国际组织卫生系统绩效评价框架

表 19-3　国际组织卫生系统绩效评价框架

模型	框架	卫生系统绩效评价				其他领域评价
		投入与产出		最终结果		
投入产出模型	WHO 卫生系统绩效评价框架	健康水平指数、健康公平指数、反应性水平指数、反应性分布指数、筹资公平指数		健康促进、反应性、卫生筹资公平性		—
	世界银行框架	投入与过程	中间产出	最终结果		—
		筹资、支付、组织、规制、行为	效率、质量、可及	健康状态、满意度、风险保护		
	WHO 卫生系统模块框架	投入与过程	中间产出	最终结果		—
		领导管理、卫生筹资、卫生人力、基本药物、信息系统、服务提供	可及、覆盖、质量、安全	健康改善、反应性、社会和筹资风险保护、效率提高		
	HIP+框架	投入与过程	中间产出	结果	影响	
		治理、筹资、基础设施、信息技术、卫生人力、供应链、卫生信息	可及性、服务、质量、安全	干预覆盖、患病风险、行为和危险因素	健康改善和公平，社会与财务风险、反应性、效率	数据来源、分析综合、沟通应用
健康决定因素回归模型	OECD 框架	卫生需要、质量（有效、安全、反应性、可及性）、获取、成本和支出、效率、公平				卫生系统设计和背景、非医学决定因素、健康状况
	ISO 框架	可接受性、可及性、安全性、效率、可胜任性、效果、连续性等				社区和卫生系统、非医学影响因素、健康状况

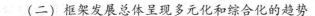

（二）框架发展总体呈现多元化和综合化的趋势

国际组织的卫生系统绩效评价框架在发展过程中展现出多元化和综合性的趋势，相互吸取优点并不断改进。其中，WHO 在 2000 年世界卫生报告中率先提出了简洁的"三面五项"评估体系。随后，世界银行框架进一步明确了控制柄、中间绩效测量和总体绩效目标的关系，引入了"控制柄"概念，并强调根据各国实际情况灵活赋权指标的重要性。WHO 的卫生系统模块框架将五大"控制旋钮"扩展为六个模块，并增加了覆盖、安全、反应性等评价内容。

HIP+框架则将模型发展为包括投入、过程、产出、结果和影响的完整评价链，并在指标领域之外补充了数据来源、分析综合和沟通应用三个部分，以促进框架的广泛应用。在健康决定因素模型中，OECD 的卫生保健质量评价框架综合考虑了健康状况、非医学影响因素、卫生系统设计和背景等内容，而 ISO 框架还包含了社区和卫生系统的评价维度，其用途已从单纯的卫生系统绩效评价扩展到指导健康指标的选择。这些框架的演变体现了对卫生系统绩效评价全面性和实用性的持续追求。

（三）不同卫生制度国家卫生系统绩效评价框架的特点

卫生系统绩效评价与各国的卫生体制、卫生系统目标以及经济社会发展背景密不可分。英国、美国和荷兰分别是国民卫生服务制度、商业保险制度和社会保险制度的典型国家，本文选取以上三个国家的卫生系统绩效评价框架进行比较和分析，总结以下特点：

（1）卫生系统绩效评价框架随卫生发展阶段的不同而不断更新完善。

各国卫生系统绩效评价的方法不是一成不变的，而是随着卫生事业和经济社会的发展而不断更新变化。在建立卫生系统绩效评价之初，质量和效率往往是各国关注的重点。随着健康需求的多样化和日益上涨的卫生费用，建立高效、可持续的卫生系统成为各国卫生体系改革的优先事项。因此，卫生系统绩效评价的维度不断丰富，且与卫生体系改革逐步建立日益密切的联系。

（2）卫生系统绩效评价框架的差异性与规律性并存。

各国卫生系统绩效评价框架受其卫生制度和发展目标影响，资源组织、配置和提供方式的差异导致目标各有侧重。绩效评价与各国制度和目标紧密相关。

英国国民卫生服务制度追求公平可及、质量提升、效率改进和人群健康改善。美国商业保险制度下，市场环境使医疗服务质量成为绩效评估重点，深入研究指标体系和评价方法。荷兰以政府主导的社会保险体制为主，其绩效评价基于 OECD 框架，通过 Lalonde 模型分析健康决定因素，关注质量、可及性和可支付性三大目标。

尽管各国社会背景和卫生发展目标各有特点，但其卫生系统绩效评价框架仍展现出一定的规律性。普遍来说，各国都关注卫生服务的质量和系统效率。随着"全民健康覆盖"理念的深化和"可持续发展目标"的推动，公平性、可及性、可负担性和健康产出等维度已成为全球共识，并被纳入各国的绩效评价框架中，受到不同程度的关注。面对全球卫生费用上涨的问题，如何合理控制费用并满足公众期待，是各国卫生体系改革的关键挑战。因此，根据卫生改革目标调整和完善绩效评价体系，以便更好地监测改革效果和干预薄弱环节，使绩效评价成为推动卫生改革的有效工具，这一趋势在各国中日益明显。

（3）建立公开透明的卫生系统绩效动态监测机制成为共识。

英国、美国和荷兰等国都将绩效评价作为提升卫生系统绩效的战略工具。英国公开发布 *The Quarter* 和年度报告，设立 NHS 绩效基金奖励表现优良的医疗机构，并对绩效不佳的机构采取干预措施。美国通过立法确定国家卫生系统绩效评价与报告体系，自 2003 年起每年发布国家医疗服务质量年度报告。荷兰自 2006 年起每四年进行一次卫生系统绩效评价，并公开报告结果。

各国在国家层面建立了定期评估制度，动态监测卫生系统绩效和改革效果，为政策制定提供信息和决策依据，推动卫生系统改革。这一机制需要稳定的数据来源、专门负责的组织安排以及对绩效不佳环节的及时干预。各国投入大量精力建立可靠的数据系统，并设立固定部门负责绩效评价工作。

通过公开透明的评估机制和信息发布机制，全社会可以监督并推动持续改进卫生系统绩效。这种披露绩效评价信息的做法有助于促进卫生系统的公正、公平和高效运行。

（资料来源：谭鹏，代涛，傅鸿鹏，等. 国际卫生系统绩效评价框架的特点及启示[J]. 中国卫生政策研究，2019，12（4）：6-12）

根据以上材料，完成以下实训任务：

1. 卫生系统绩效评价与各国的卫生体制、卫生系统目标以及经济社会发展背景密不可分。在对比中国与英国、美国和荷兰三个国家卫生系统绩效评价框架时，应该考虑到哪些差异性？

2. 在借鉴国际组织卫生绩效评价框架的特点和发展趋势的基础上，为你所在省份构建一套符合地方特色的卫生绩效评价指标框架。

三、实训要领

1. 了解国际组织卫生绩效评价框架的特点和趋势。

2. 了解不同卫生制度国家卫生系统绩效评价框架的特点以及差异背后的原因。

四、成果要求与评分

1. 以小组形式完成。记录小组分工和操作步骤以及各环节的细节，教师根据规则为个人打分和团队打分。

2. 提交书面报告。提交具有地区特色的卫生绩效评价指标框架，标注出指标的入选理由或参考文献的出处。

五、实训书面记录和作业

实训书面记录

1. 卫生系统绩效评价与各国的卫生体制、卫生系统目标以及经济社会发展背景密不可分。在对比中国与英国、美国和荷兰三个国家卫生系统绩效评价框架时，应该考虑到哪些差异性？

_____

_____

_____

_____

_____

_____

_____

2. 在借鉴国际组织卫生绩效评价框架的特点和发展趋势的基础上，为你所在省份构建一套符合地方特色的卫生绩效评价指标框架。

学习资料推荐

［1］姚强. 国家卫生系统绩效评价：理论与实证研究［M］. 北京：中国社会科学出版社，2020.

［2］谭鹏，代涛，傅鸿鹏，等. 国际卫生系统绩效评价框架的特点及启示［J］. 中国卫生政策研究，2019，12（04）：6-12.

［3］张晓溪，宗莲，王海银，等. 超大城市卫生体系绩效评价框架构建［J］. 中国卫生资源，2018，21（02）：167-175.

第二十章 卫生服务机构绩效评价与绩效控制

学习目标

通过本章的案例分析与实训练习：

巩固 卫生服务机构绩效评价的概念、框架和指标体系等主要知识点。

培养 运用卫生服务机构绩效评价与控制方法的能力。

扩展 探究卫生服务机构绩效评价的新方法并提升对不同类型卫生服务机构绩效评价的应用能力。

导入案例

重磅！2022年三级公立医院国考将新增这4个指标

2022年4月2日，国家卫健委发布《国家三级公立医院绩效考核操作手册（2022版）》。《国家三级公立医院绩效考核操作手册》（以下简称《操作手册》）最早始于2019年国考的需要。为贯彻落实《国务院办公厅关于加强三级公立医院绩效考核工作的意见》（国办发〔2019〕4号），保证三级公立医院绩效考核工作规范化、标准化、同质化，国家卫健委组织于2019年制定了国家三级公立医院绩效考核操作手册，并根据实际工作需要和最新政策要求进行修订。

此次《操作手册（2022修订版）》延续《操作手册（2020修订版）》《操作手册（2019修订版）》中明确的绩效考核范围、指标架构和顺序。指标名称、指标属性、计算公式、指标来源和指标导向等内容基本不变。在本次三级公立医院绩效考核指标体系中，包含一级指标4个、二级指标14个、三级指标55个（定量50个，定性5个）、单独新增指标1个，为重点监控高值医用耗材收入占比。

1. 新增"重点监控高值医用耗材收入占比"考核：考核年度医院重点监控高值医用耗材收入同期耗材总收入比例。《国务院办公厅关于印发治理高值医用耗材改革方案的通知》（国办发〔2019〕37号）要求完善高值医用耗材临床应用管理，并将其纳入公立医疗机构绩效考核评价体系，《操作手册（2022修订版）》故增设该指标。同时，《关于印发医疗机构医用耗材管理办法（试行）的通知》（国卫医发〔2019〕43号）也要求，加强高值医用耗材规范化管理，明确治理范围，将单价和资源消耗占比相对较高的高值医用耗材作为重点治理对象。完善高值医用耗材临床应用管理，并将其纳入公立医疗机构绩效考核评价体系，以全面深入治理高值医用耗材，规范医疗服务行为，控制医疗费用不合理增长，维护人民群众健康权益。

2. 新增"门诊、住院基药处方使用品种数量占比"考核：在门诊、住院患者基药处方占比考核的基础上，增设对于基本药物处方使用品种数量占比的考核内容。

（1）考核年度门诊患者处方中使用基本药物品种数量占同期门诊使用药品品种数量的比例。其中，分子为门诊使用基本药物品种数量，按全部门诊处方中累计使用的基本药物品种数量统计。分母为门诊使用药品品种数量，按同期全部门诊处方累计使用药品品种数量统计，不包括急诊患者、健康体检者及未开具药物处方患者。

（2）考核年度出院患者在住院期间医嘱中使用基本药物品种数量占同期住院使用药品品种数量的比例。其中，分子为出院患者使用基本药物品种数量，按全部出院患者住院医嘱中累计使用的基本药物品种数量统计。分母为住院使用药品品种数量，按同期全部出院患者住院医嘱中累计使用药品品种数量统计，不包括出院患者在住院期间未使用药物者。

3. 新增"国采药品完成比"考核：在国采药品使用比纳入绩效考核的基础上，增设国家组织药品集中采购中选药品完成比例的考核内容。分子为考核年度医院完成国家组织药品集中采购的中选药品带量购销合同用量的品种数。分母为同期医院应完成国家组织药品集中采购的中选药品带量购销合同用量的品种数。带量购销合同未到期的中选药品不计入该延伸指标的考核。

4. 新增"感染科医师占比"考核：增设感染性疾病科医师在全院同期医师总数占比的考核内容。

除了以上4个新增考核项目外，《操作手册（2022修订版）》还对医疗收入增幅部分进行了修改。

在指标37中，医疗收入增幅保持不变，而在别除有关项后的医疗收入增幅中，《操作手册（2022修订版）》将原先别除中药饮片，纳入国家医保目录中谈判类药物部分，扩增至散装中药饮片、小包装中药饮片、中药配方颗粒剂、医疗机构中药制剂、罕见病用药收入，长期处方产生的药品收入，以及纳入国家医保目录中谈判类药物。

这一变化也相应适用于指标38~41中：别除有关项后的门诊次均费用增幅、别除有关项后的门诊次均药品费用增幅、别除有关项后的住院次均费用增幅、别除有关项后的住院次均药品费用增幅。

关于别除"中药饮片，纳入国家医保目录中谈判类药物"，《操作手册（2020修订版）》指出是为体现医院推动和促进中医药事业发展，以及减轻患者的医药费用负担，增设此项延伸指标。本次别除范围的扩大，可以说在更大程度上减轻了包括罕见病患者在内的更广大患者的医药费用负担。

（资料来源：医学界：重磅！2022年三级公立医院国考将新增这4个指标［EB/OL］.（2022-04-02）.https://mp.weixin.qq.com/s/npkK9ne47zXMOCoI6YpDOA）

请思考，并回答以下问题：

1.2022年三级公立医院国考的新增指标与删除指标属于绩效评价的哪些维度？

2.根据本案例，谈谈国家为何要定期对公立医院国考的指标进行调整。

主要知识点

一、卫生服务机构绩效评价概述

（一）卫生服务机构绩效评价的概念

卫生服务机构绩效（Performance of Health Service Institution）是卫生服务机构在一定的卫生资源、服务条件和政策环境下，完成卫生服务目标任务的程度，是对目标实现程度及达成效率的衡量与反馈。卫生服务机构绩效评价（Performance Evaluation of Health Service Institution）是指按照一定的标准，运用科学的方法，对卫生服务单位、个人一定时期内的工作或生产效能做出客观公正评价的过程。

（二）卫生服务机构绩效评价的意义

1. 有利于政府对卫生服务机构的监管指导

卫生服务机构绩效评价有利于政府督促卫生服务机构落实各项卫生工作，在全方位、深层次把握卫生服务目标任务实现程度的基础上，从宏观层面指明卫生服务机构战略发展方向和重点任务。

2. 有利于提高卫生服务机构的管理水平

通过卫生服务机构内外部的绩效评价，评价主体以考核促工作，了解部门、科室、人员的工作状况以及绩效目标达成程度，及时纠正偏差，从而提高机构的服务质量以及运行效率。

3. 有利于提高医务人员和患者的满意度

卫生服务机构绩效评价有助于规范机构内部管理，优化薪酬制度，提升医务人员的满意度，进而持续改进服务质量，改善患者的就医体验。

二、卫生服务机构绩效评价范式

（一）卫生服务机构绩效评价框架

1. 卫生服务机构绩效评价基本要素

卫生服务机构绩效评价系统由以下八个基本要素构成：①评价主体，即由谁进行评价。②评价客体，即对谁进行评价。③评价目标。卫生服务机构绩效评价的目标是整个卫生服务机构设计运行的指南和目的。④评价内容，即对哪些方面进行评价。⑤评价指标，即对评价内容进行计量分析所采取的评价单位。⑥评价标准，即评价的参照体系，或评价的对比标尺。⑦评价方法，指获取绩效评价信息、取得评价结果的手段。⑧评价结论，是卫生服务机构绩效评价体系的输出信息，也是结论性总结。

2. 卫生服务机构绩效评价基本程序

(1) 评价机构设立。

评价机构主要分为评价管理机构、专家咨询机构、评价中介机构三种类型。其中，评价管理机构的职能是：拟订方案，制订计划，指导工作。专家咨询机构的职能是：论证结果，提供意见，指标打分，参与审议。评价中介机构的主要职能是作为中立方做出绩效评价。

(2) 评价主体选择。

评价主体多元化是保证机构绩效评价有效性的基本原则。评价主体应包括综合评价组织、直管领导、公众或行政相对人、自我评价主体以及特定评价主体等。

(3) 评价步骤确定。

卫生服务机构绩效评价分为七步：明确目的与时机；确定对象与方案；设定内容与标准；通知并搜集资料；评价小组审议；形成结果报告；结果分析运用。

(二) 卫生服务机构绩效评价指标体系

1. 指标体系建构需要遵循的原则

(1) 公平公正。

包括内容上的公平和标准上的公平。内容上的公平意味着评价指标对于每个被评价部门的难度在理论上是一致的。标准上的公正意味着相同的评价信息将出现相同的评价结果。

(2) 系统全面。

卫生服务的特点决定了绩效评价指标体系必须是相对开放的系统，这个开放系统可以划分为包含着若干相互联系或相互补充的评价内容的若干维度，每个评价内容由一项主要评价指标和几项修正指标构成。

(3) 连续稳定。

卫生服务机构绩效评价是一个需要长期坚持的过程，相关法律政策不可能朝令夕改，这就决定了绩效评价指标体系应当保持稳定性和连续性。如果系统全面是对指标体系空间上完整性的要求，那么连续稳定就是对指标体系在时间上完整性的要求。

(4) 客观可靠。

建构绩效评价指标体系必须采取严谨的态度，应以事实为准绳，排除个人主观影响，尊重客观计算结果。指标体系建构过程和结果要符合实证性和逻辑性。

(5) 操作简便。

多层次评价体系需层层递进，逐级加权修正。在评价指标体系确立后，日常评价应当简便。

(6) 适用宽广。

绩效评价指标体系建立后，应适用于对某一类型或领域的机构进行综合性评价，从而减少评价的个性化，保证评价的全面性和适用性。

2. 绩效评价指标体系建构的步骤

(1) 明确目标。确定评价目的和可量化的目标。

(2) 设计结构。卫生服务机构绩效评价的指标体系是为实现评价目标按照系统方法建构的，由一系列反映评价对象各个侧面相关指标组成的系统结构。

（3）拟订指标。有效选择评价指标，必须把握好以下几对关系：内部指标与外部指标相结合；数量指标与质量指标相结合；肯定性指标与否定性指标相结合；技术性指标与民主性指标相结合；支出指标与回报指标相结合；客观指标与主观指标相结合；工作指标与业绩指标相结合；行政成本指标与业务指标相结合；个体指标与团体指标相结合。根据前述指标体系结构，评价指标的设计可以具体化为基本指标的设定和修正指标的设定。

（4）设定权重。卫生服务机构绩效评价涉及指标数量较多，往往采用专家咨询法、熵权赋值法等定性定量相结合的方法对每项评价指标的权值进行设定。

三、卫生服务机构绩效评价方法

（一）平衡计分卡法

平衡计分卡法（Balanced Score Card，BSC）是一种组织战略管理和绩效评价的方法。BSC 从利益相关者的视角出发，以信息流为媒介，从财务、客户、内部流程、学习与成长四个维度对组织的绩效进行全面衡量与评价管理，突破了以财务指标为主的传统绩效评价模式，保障了组织全面平衡发展。BSC 最初主要应用于企业，以提高企业的盈利能力为目标，近年来，我国卫生服务机构也逐渐改进和应用了这一方法。

1. 财务维度

财务维度主要体现卫生服务机构的经济效益，对卫生服务机构整体业绩通过数字报表形式进行呈现，是其他三个维度的驱动因素。财务维度既要作为卫生服务机构发展战略的中心关键点，以最直观的方式集中反映战略情况，又要作为其他三个维度的衡量标准和最终目标。

2. 患者满意度维度

提升患者各方面满意度，是提高卫生服务机构财务回报率的根本途径。在激烈的行业竞争中，医疗机构要把外部环境控制作为发展的重要战略目标，并从服务质量、就医环境、看病成本等关键性因素入手，来衡量卫生服务机构能给患者带来多少价值。就具体措施而言，卫生服务机构可通过开辟绿色通道、实施药品零差价、及时处理医疗纠纷等，加强对外部环境的调控，持续提升患者满意度。

3. 内部流程维度

内部流程维度体现卫生服务机构服务价值链的整个过程。以往的绩效评价方法有利于调动职能科室工作的积极性，绩效指标值与个人收益相关联，激励作用显而易见，但短期经济行为所形成的弊端也很显著。平衡计分卡法不仅强调卫生服务机构内部控制，更弥补了外部控制不足的问题，通过关注医疗质量、护理质量、服务效率等指标，不断创新业务流程，满足不同服务对象的多元化需求，实现机构整体效能最优化，提高综合竞争力。

4. 学习和成长维度

学习和成长维度主要反映医务人员的职业级别、科研能力等。卫生服务机构通过加强职业培训、运用激励机制督促员工自我学习，不断提高自身能力，进而提高机构服务能力。

（二）关键绩效指标法

关键绩效指标法（Key Performance Indicator，KPI）是指将卫生服务机构的使命和战略目标经过层层分解而产生的具体的、可操作的用于衡量卫生服务机构战略实施效果评价的关键性绩效指标的方法。KPI 的核心思想是"80/20"原则，在卫生服务机构管理中，KPI 体系通过研究机构内部工作流程的输入、输出情况，从中发掘关键参数，把完成 80% 工作的 20% 关键指标进行量化设计，变成切实可行的 KPI。

KPI 同 BSC 一样，也是一种系统化的绩效评价方法。第一，KPI 是用于考核和管理被考核者绩效的可量化的或可行为化的标准体系。也就是说，KPI 是一个标准化的体系，它必须是可量化的，如果难以量化，那么也必须是可以行为化的。如果可量化和可行为化这两个特征都无法满足，那么就不是符合要求的关键绩效指标。第二，KPI 体现对卫生服务机构战略目标有增值作用的绩效指标。这就是说，KPI 是连接个体绩效与组织战略目标的一个桥梁。既然 KPI 是针对机构战略目标起到增值作用的工作产出而设定的指标，那么基于 KPI 对绩效进行评价，就可以保证真正对组织有贡献的行为受到鼓励。第三，KPI 是进行绩效沟通的基石，通过在关键绩效指标上达成的承诺，卫生服务机构员工和管理者就可以进行工作期望、工作表现和未来发展等方面的沟通。

KPI 的具体实施步骤包括以下几方面。

1. 确定关键领域

根据国家医改的目标和卫生服务机构的使命及战略目标，寻找使卫生服务机构保持竞争优势并实现战略目标的关键成功领域和实现国家要求的关键指标。

2. 确定关键绩效要素

对国家要求的目标和关键成功领域指标进行解析和细化，找出关键绩效包含的内容、如何设置指标权重，分配到各科室的目标各是多少，保证各科室目标实现的关键措施和手段以及完成的标准。

3. 确定关键绩效指标

卫生服务机构从战略发展角度确定关键指标，关键指标内容既要符合国家医疗卫生体制改革要求又要符合卫生服务机构发展战略要求。

4. 构建卫生服务机构关键绩效考核内容和目标要求

按照实现卫生服务机构目标的关键绩效、绩效内容和目标要求三个维度汇总卫生服务机构的关键绩效指标，从而建立一套完整的关键绩效指标库作为科室和个人绩效评价的依据。

5. 确定科室和个人的绩效指标

卫生服务机构质控科要根据以往情况将关键绩效要素分解细化，根据各科室的性质筛选确定出关键绩效指标的目标要求，从而把卫生服务机构的战略目标分解成各个科室具体绩效目标要求，进而落实个人绩效指标。

（三）目标管理法

目标管理法（Management by Objectives，MBO），是指将卫生服务机构的目标和任务转化为具体可行的员工目标，经过一段时间，对每位员工的工作结果与制定的员工目标进行比较，从而进行绩效评价。MBO 最终目的是保证员工朝着卫生服务机构发展的方向努力并完成所制定的目标，进而实现卫生服务机构的目标和任务。MBO 是一种典型的结果导向绩效评价方法。

在实施 MBO 时，卫生服务机构首先要和每个员工共同制定一套具体可行且便于衡量的工作目标；其次要与每个员工讨论各自的工作任务和目标完成情况，具体实施步骤如下。

1. 计划目标

卫生服务机构领导和员工需要根据机构的目标和任务共同制定具体可行的工作目标。

2. 实施目标

卫生服务机构根据计划目标的具体执行情况以及对其的监控，掌握进度，发现问题，予以修正。

3. 评价结果

卫生服务机构将员工实际达到的工作目标与预先设定的目标进行比较，进而帮助卫生服务机构管理者进行科学合理的决策。

4. 反馈

卫生服务机构管理者和员工共同回顾整个目标管理周期，进行分析和讨论，为制定下一个周期的目标计划提供参考，并做好相应准备。

四、卫生服务机构绩效控制模式

卫生服务机构绩效控制模式可以划分为产出绩效控制模式、投入—内部过程绩效控制模式和投入—产出平衡绩效控制模式三类。

（一）产出绩效控制模式

此模式为分权型管理，只对产出进行绩效控制。优点是有利于调动卫生服务机构管理者的积极性，提高市场反应能力，节省管理卫生服务机构的成本。缺点是无法全面掌控卫生服务机构的运营，特别是投入与过程阶段，不利于全面评价卫生服务机构的真实经营绩效及发展潜力。

（二）投入—内部过程绩效控制模式

此模式为集权型管理，这种绩效评价涵盖整个控制流程，包括投入绩效、过程绩效以及结果绩效控制，其重点是内部过程绩效控制和投入绩效控制。

（三）投入—产出平衡绩效控制模式

此模式为治理型管理，这是一种主要对投入、产出进行绩效控制的模式。该模式的目标是降低发生错误的可能性和加快纠正错误的速度。该模式以尊重卫生服务机构独立法人地位为前提，通过完善机构治理实现对卫生服务机构的管理，对卫生服务提供过程，卫生主管部门不过多干预，也不严格考核。

五、不同类型卫生服务机构绩效评价实施

（一）医疗机构绩效评价实施

1. 公立综合医院绩效评价

公立综合医院绩效评价应结合区域医疗市场需求、医疗资源配置、学科建设要求建立

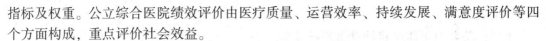

指标及权重。公立综合医院绩效评价由医疗质量、运营效率、持续发展、满意度评价等四个方面构成，重点评价社会效益。

（1）医疗质量。

提供高质量的医疗服务是三级公立医院的核心任务。通过医疗质量控制、合理用药、检查检验同质化等指标，评价医院医疗质量和医疗安全。通过代表性的单病种质量控制指标，评价医院重点病种、关键技术的医疗质量和医疗安全情况。通过预约诊疗、门急诊服务、患者等待时间等指标，评价医院改善医疗服务效果。

（2）运营效率。

运营效率体现医院的精细化管理水平，是实现医院科学管理的关键。通过人力资源配比和人员负荷指标评价医疗资源利用效率。通过经济管理指标评价医院经济运行管理情况。通过评价收支结构指标间接反映政府落实办医责任情况和医院医疗收入结构合理性，推动实现收支平衡、略有结余，有效体现医务人员技术劳务价值的目标。通过评价门诊和住院患者次均费用变化，衡量医院主动控制费用不合理增长情况。

（3）持续发展。

人才队伍建设与教学科研能力体现医院的持续发展能力，是反映三级公立医院创新发展和持续健康运行的重要指标。主要通过人才结构指标评价医务人员稳定性，通过科研成果临床转化指标评价医院创新支撑能力，通过技术应用指标评价医院引领发展和持续运行情况，通过公共信用综合评价等级指标评价医院信用建设。

（4）满意度评价。

医院满意度由患者满意度和医务人员满意度两部分组成。患者满意度是三级公立医院社会效益的重要体现，提高医务人员满意度是医院提供高质量医疗服务的重要保障。通过门诊患者、住院患者和医务人员满意度评价，衡量患者获得感及医务人员积极性。

2. 基层医疗机构绩效评价

基层医疗机构绩效评价由服务提供、综合管理、可持续发展和满意度评价等4个方面的42项指标构成。

（1）服务提供。

重点评价基层医疗机构功能定位、服务效率、医疗质量与安全。通过基本医疗服务、基本公共卫生服务、签约服务等指标评价功能定位情况；通过人员负荷指标评价医疗资源利用效率；通过合理用药、院内感染等指标评价基层医疗质量与安全。

（2）综合管理。

重点评价经济管理、信息管理和协同服务。通过经济管理指标评价基层医疗卫生机构收支结构的合理性；通过信息管理指标评价基层医疗卫生机构各项服务信息化功能实现情况；通过双向转诊、一体化管理评价协同服务情况。

（3）可持续发展。

重点评价人力配置和人员结构情况。通过人力配置指标评价基层医疗卫生机构可持续发展潜力；通过人员结构指标评价基层医疗卫生机构人力资源配置合理性。

（4）满意度评价。

重点评价患者满意度和医务人员满意度。患者满意度是基层医疗卫生机构社会效益的重要体现；医务人员满意度是基层医疗卫生机构提供高质量基本医疗和基本公共卫生服务的重要保障。

（二）公共卫生服务机构绩效评价实施

1. 专业公共卫生服务机构绩效评价

专业公共卫生服务机构绩效评价由社会效益、服务提供、综合管理、可持续发展等四个方面构成。

（1）社会效益。

重点评价政府指令性任务完成情况、指导基层情况、职工满意度等。

（2）服务提供。

重点评价疾病预防控制、健康教育、卫生应急、健康危害因素监测与控制等公共卫生服务的数量和质量，以及重大公共卫生项目完成情况等。具有医疗职能的专业公共卫生机构还应当根据其功能定位和工作特点，设立医疗服务评价指标。

（3）综合管理。

重点评价党建工作、设备管理、信息管理、实验室管理等情况。

（4）可持续发展。

重点评价人才队伍建设、科研能力等。

2. 公立医院公共卫生服务部门绩效评价

公立医院公共卫生服务部门绩效评价由社会效益、医疗服务提供、综合管理、可持续发展等四个方面构成。

（1）社会效益。

重点评价公众满意、政府指令性任务落实、费用控制、与基本医保范围相适应、病种结构合理等情况。其中，政府指令性任务落实包括承担公共卫生、突发事件卫生应急和医疗救治、支农支边、对口支援、援外、医学人才培养、国防卫生动员、惠民等公益性任务和社会责任的情况。

（2）医疗服务提供。

重点评价医疗服务质量和安全、医疗服务便捷和适宜等情况，以促进医疗机构合理、规范诊疗。

（3）综合管理。

重点评价人力效率、床位效率、成本效率、固定资产使用效率、预算管理、财务风险管控、医疗收入结构、支出结构、节能降耗以及党建工作和行风建设等情况。

（4）可持续发展。

重点评价人才队伍建设、临床专科发展、教学、科研等情况。

（三）卫生服务机构绩效评价流程

1. 绩效评价准备

确定评价实施机构和评价人员，明确评价程序和工作安排。如委托第三方实施评价，应当签订相关协议。加强对评价人员和评价对象的培训，掌握绩效评价的基本内容和方式方法。

2. 卫生服务机构自评

卫生服务机构按照绩效评价要求定期开展自查，对发现的问题及时改进，形成自查报告，并提交到评价实施机构。

3. 绩效评价实施

主要运用信息技术采集客观数据，结合现场核查、专题访谈及问卷调查等方式，依据绩效评价指标体系和标准进行综合分析，形成评价结论。

4. 绩效评价反馈与改进

评价结果要向卫生服务机构进行反馈，对存在的问题提出改进意见和建议，并在一定范围内公开。卫生服务机构应当根据评价结果进行改进，改进情况作为下一年度绩效评价的重要内容。

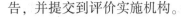

导入案例评析

重磅！2022年三级公立医院国考将新增这4个指标

1. 2022年三级公立医院国考的新增指标与删除指标属于绩效评价的哪些维度？

公立综合医院绩效评价是结合区域医疗市场需求、医疗资源配置、学科建设要求建立的指标及权重。公立综合医院绩效评价由医疗质量、运营效率、持续发展、满意度评价等四个方面构成，重点评价社会效益。

本次公立医院国考新增了四个指标。其中"重点监控高值医用耗材收入占比"属于新设单列指标，用于全面深入治理高值医用耗材，规范医疗服务行为，控制医疗费用不合理增长，维护人民群众健康权益。"门诊、住院基药处方使用品种数量占比"属于医疗质量维度中的合理用药指标，"国采药品完成比"属于医疗质量维度中的合理用药指标，"感染科医师占比"属于持续发展维度中的人员结构指标。

本次公立医院国考剔除了一个指标。"剔除有关项后的医疗收入增幅"属于运营效率维度中的费用控制指标，将原先剔除中药饮片，纳入国家医保目录中谈判类药物部分，扩增至散装中药饮片、小包装中药饮片、中药配方颗粒剂、医疗机构中药制剂、罕见病用药收入，长期处方产生的药品收入，以及纳入国家医保目录中谈判类药物。

2. 根据本案例，谈谈国家为何要定期对公立医院国考的指标进行调整。

（1）有利于卫生服务机构高质量发展。

绩效控制的有效实施，可以促进各项制度的规范、各项考核指标的检查考核、各项岗位责任制的落实，为提高卫生服务质量和工作效率打下坚实的基础，进而促进卫生服务机构中卫生服务质量和效率，从而提高居民选择本地卫生服务机构就医的积极性，保障服务效率改善的可持续性。本次国考新增的"重点监控高值医用耗材收入占比"属于新设单列指标，用于全面深入治理高值医用耗材，规范医疗服务行为，控制医疗费用不合理增长，维护人民群众健康权益。

（2）有利于提升医务人员、患者等社会公众的满意度。

绩效控制使卫生服务机构的管理更为规范，卫生服务治理体系更加完善，使医务人员的工作积极性和满意度得以提高。与此同时，卫生服务质量的提升和服务效率的改善，也可以大幅提高患者的就诊满意度。本次新增的"门诊、住院基药处方使用品种数量占比"和"国采药品完成比"属于医疗质量维度中的合理用药指标，"感染科医师占比"属于持续发展维度中的人员结构指标。增设该类指标提升了公立医院的合理用药性，改善了医院的人员结构。

（3）有利于提升社会医疗保险基金等卫生资金使用的效率、效果。

绩效控制是对卫生服务机构整体运营进行控制，因而使卫生服务机构的卫生资金使用流向更加清晰明了，包括卫生资金的使用总额，在整体运营过程各个环节的流向，以及所产生的经营结果。在此基础之上可以对卫生资金的分配以及使用进行调整，优化其分配使用结构，从而提升社会医疗保险等卫生资金使用的效率、效果。剔除"中药饮片，纳入国家医保目录中谈判类药物"，《操作手册（2020修订版）》指出是为体现医院推动和促进中医药事业发展，以及减轻患者的医药费用负担，增设此项延伸指标。本次剔除范围的扩大，可以说在更大程度上减轻了包括罕见病患者在内的更广大患者的医药费用负担。

案例分析与讨论

绩效考核不患"高"而患不均

东阳市人民医院是浙江省首个晋级综合三甲的县域医院，在2021年三级公立医院绩效考核中排名成功进入"A"序列，全国排名第176名，全国县市级医院第1名。

"要想取得高分，就要抓住每1分，这首先就要求医院摸透每一个指标的含义和要求，注意医院工作各关键环节。"东阳市人民医院院长陈翔在论坛上发言表示，他总结出四点体会。

首先，要发挥绩效考核指挥棒作用，推动医院高质量发展。"这是绩效考核最主要的作用，不要单纯只追求高分，要通过'考查查漏补缺'。"

这方面，他给出了四个抓手：

一是找准问题。通过绩效考核，发现短板弱项，分析原因，改进提高。

二是加强内涵建设。建立医疗质量、安全、服务管理控制体系，加强核心制度落实和过程管理，规范医疗服务行为，协同医教研防全面发展。

三是加强运营管理。加强医院运营管理，优化人、财、物资源配置；优化服务流程；加强药品、耗材采购、使用、库存管理；完善绩效考核制度，加强全面预算管理、成本管控等，实现提质增效、降本控费的目的。

四是加强智慧医院建设。建立医疗、服务、管理"三位一体"的智慧医院系统。"以'智慧服务'建设为抓手，进一步提升患者就医体验；以'电子病历'为核心，进一步夯实智慧医疗的信息化基础；以'智慧管理'建设为手段，进一步提升医院管理精细化水平。"

其次，要推行以数据说话的院级例会。比如院务会、缺陷整改会议、质量委员会会议等，要将考核指标列入医院工作计划、KPI指标，每月跟踪。

再次，建立科级质量管理体系，保障医疗质量。东阳市人民医院2022年开始进行质量标化科室创建，以年度为单位，评价一个科室的质量管理，从基础质量（组织架构）、环节质量（核心制度、临床路径工作等）、终末质量（低风险死亡、投诉纠纷、不良事件等）三个方面着手，评选出三个等级。

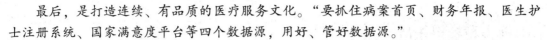

　　最后，是打造连续、有品质的医疗服务文化。"要抓住病案首页、财务年报、医生护士注册系统、国家满意度平台等四个数据源，用好、管好数据源。"

　　（资料来源：健康界．县市级医院"国考"高手过招：1分也不能放［EB/OL］．（2023-06-07）．https://www.cn-healthcare.com/articlewm/20230607/content-1561479.html）

　　请思考，并回答以下问题：

　　1. 结合卫生服务机构绩效评价规范，谈谈东阳市人民医院开展绩效评价的程序。

　　2. 请详细阐述东阳市人民医院的卫生服务绩效控制属于哪种模式。

案例评析

问题1：

　　卫生服务机构绩效评价的实施可以划分为以下三个程序：评价机构的设立；评价主体的选择；评价步骤的确定。

　　在本案例中，东阳市人民医院多年来在公立医院国考中取得县域第1名的好成绩，得到了国家卫生健康委三级公立医院绩效考核工作领导小组这一评价机构的高度认可。在评价主体的设立方面，医院设立了以院务会、缺陷整改会议、质量委员会为核心主体的评价管理机构和专家咨询机构，通过拟订方案、制订计划、指导工作、论证结果、提供意见、指标打分、参与审议等具体措施，将考核指标列入医院工作计划、KPI指标，每月跟踪。在评价主体的选择方面，评价组织既包括以院领导为主的院务会，也包括普通员工在内的缺陷整改会，还包括外在专家在内的质量委员会，通过综合评价组织、直管领导、公众或行政相对人等不同主体的协同参与，提升了绩效评价的效率。在评价步骤方面，医院通过智慧医院建设与科级质量管理体系建立，明确目的与时机，即以医院内部效率提升为核心目标；确定对象与方案，设计了加强内涵建设与运营管理的具体方案；设定内容与标准，以年度为单位，评价一个科室的质量管理，从基础质量（组织架构）、环节质量（核心制度、临床路径工作等）、终末质量（低风险死亡、投诉纠纷、不良事件等）三个方面着手，评选出三个等级；通过院务会等评价小组形成综合审议后撰写结果报告，并用于下一轮的公立医院绩效考核结果分析运用。

问题2：

　　东阳市人民医院属于投入—产出平衡绩效控制模式。此模式为治理型管理，这是一种主要对投入、产出进行绩效控制的模式。该模式的目标是降低发生错误的可能性和加快纠正错误的速度。该模式以尊重卫生服务机构独立法人地位为前提，通过完善机构治理实现对卫生服务机构的管理，对卫生服务提供过程，卫生主管部门不过多干预，也不严格考核。

　　具体体现为：

　　（1）加强内涵建设。建立医疗质量、安全、服务管理控制体系。加强核心制度落实和过程管理，规范医疗服务行为，协同医教研防全面发展。

　　（2）加强运营管理。加强医院运营管理，优化人、财、物资源配置；优化服务流程；加强药品、耗材采购、使用、库存管理；完善绩效考核制度、加强全面预算管理、成本管控等，实现提质增效、降本控费的目的。

　　（3）打造连续、有品质的医疗服务文化。"要抓住病案首页、财务年报、医生护士注册系统、国家满意度平台等四个数据源，用好、管好数据源。"

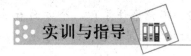

能力和知识拓展

国务院办公厅关于加强三级公立医院绩效考核工作的意见（节选）

加强三级公立医院绩效考核工作需要强有力的支撑体系以推动绩效考核的实施。具体体现为：

（一）提高病案首页质量。三级公立医院要加强以电子病历为核心的医院信息化建设，按照国家统一规定规范填写病案首页，加强临床数据标准化、规范化管理。各地要加强病案首页质量控制和上传病案首页数据质量管理，确保考核数据客观真实。

（二）统一编码和术语集。2019 年 3 月底前，国家卫生健康委推行全国统一的疾病分类编码、手术操作编码和医学名词术语集。国家中医药局印发全国统一的中医病证分类与代码和中医名词术语集。2019 年 8 月底前，各地组织三级公立医院完成电子病历的编码和术语转换工作，全面启用全国统一的疾病分类编码、手术操作编码、医学名词术语。

（三）完善满意度调查平台。国家建立公立医院满意度管理制度，根据满意度调查结果，不断完善公立医院建设、发展和管理工作。2019 年 3 月底前，全国三级公立医院全部纳入国家卫生健康委满意度调查平台。各地要应用国家卫生健康委满意度调查平台，将调查结果纳入三级公立医院绩效考核。

（四）建立考核信息系统。2019 年 3 月底前，国家卫生健康委建立全国三级公立医院绩效考核信息系统。2019 年 6 月底前，各省份建立省级绩效考核信息系统，与全国三级公立医院绩效考核信息系统互联互通，以数据信息考核为主，必要现场复核为辅，利用"互联网+考核"的方式采集客观考核数据，开展三级公立医院绩效考核工作。

实训与指导

实训项目　设计公立综合性医院绩效评价指标体系

一、实训目标

1. 理解和掌握本章基本知识点。

2. 训练查找资料的能力，尤其是检索案例分析涉及的卫生服务机构绩效管理功能与内容的能力。

3. 培养应用基本知识分析和解决实际案例的能力。

二、实训内容与形式

根据以下实训材料进行分析与训练。

领航："国考"优秀案例集之浙江大学医学院附属邵逸夫医院

公立医院绩效考核是引领公立医院各项改革向纵深推进的重要抓手，也是推进医院高质量发展的重要举措。浙江大学医学院附属邵逸夫医院（以下简称"浙大邵逸夫医院"）将高质量发展归纳为三个关键词：质量、效率和人才，这一理念在绩效考核指标中得到了充分体现。

在前三次"国考"位列 A++ 的医院中，浙大邵逸夫医院建院历史最短，仅 28 年。这

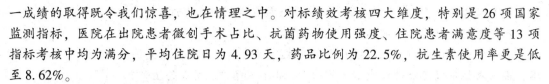

一成绩的取得既令我们惊喜，也在情理之中。对标绩效考核四大维度，特别是 26 项国家监测指标，医院在出院患者微创手术占比、抗菌药物使用强度、住院患者满意度等 13 项指标考核中均为满分，平均住院日为 4.93 天，药品比例为 22.5%，抗生素使用率更是低至 8.62%。

中西合璧　创新邵医模式

浙大邵逸夫医院自建院以来，一直在探索与国际接轨的现代医院管理模式。在开院最初的五年，美国罗马琳达大学参与管理，让浙大邵逸夫医院管理形成了中西合璧的"邵医模式"。

邵医模式不是锦上添花式的创新，更多的是从零到一的突破，比如在全国首创门诊不输液、病房不加床、一人一诊室、入院准备中心、主诊医生（Attending）负责制、委员会管理制度等先进的管理模式。这些管理模式与当下高质量发展的诸多理念不谋而合，从而使浙大邵逸夫医院成为业内公认的管理典范与标杆。

与国内众多历史悠久、强手如林的医院相比，一家初出茅庐的"年轻"医院要想生存和发展，在医疗技术上必须有自己的特色。浙大邵逸夫医院在全国最早引入微创技术，结合"错位发展、精准微创、问题导向、交叉融合"的发展方针，首创了国际、国内多项腹腔镜技术和手术方式，成为引领中国及世界腔镜外科的一面新旗帜。

早在"互联网+"的概念还未正式进入政府官方文件时，浙大邵逸夫医院就已下好了先手棋，从预约、挂号、检查、住院、手术、付费、出院等群众最急、最忧、最烦的"关键小事"做起，实现了在线预约挂号付费、院内导诊、健康咨询、在线报告查询、在线评估等全流程智慧功能，奠定了在国内互联网医疗领头雁的地位。目前医院智慧医疗预约挂号率超过 80%，患者就医时间从原来的 4~5 小时，缩短为 1.7 小时，预约中心预约和门诊诊间预约率达 97%。

针对我国医疗倒金字塔格局这一"难点"，浙大邵逸夫医院在 2015 年率先建成了全国首个以分级诊疗为核心、以实体医院为主体的"智慧医疗云平台"。持续创新便民惠民举措，让患者"最多跑一次"。2020 年，浙大邵逸夫医院再度创新引领，上线了国内首个以省级公立三甲医院为主体的区块链医疗应用，成为全国范围内率先开展区块链在医疗电子病历与科研数据领域应用的医院。

跳出医疗　医工信交叉融合

今天，浙大邵逸夫医院面对的更大压力是如何保持领先。在第一次"国考"之后，医院的方向转为：补齐短板，拉长长板，注重医疗质量。

至于"短板"，这恰恰是一所"年轻"医院所面临的挑战——科研与人才。邵逸夫医院的特色就是医工信交叉融合，将临床上发现的问题用创新的方法去解决。"跳出医院发展医院，跳出医疗发展医疗"，必须在交叉学科方面去创新。

在"错位发展、精准微创、问题导向、交叉融合"发展方针的指引下，浙大邵逸夫医院搭建了微创医疗器械创新创业基地，将医院、医疗企业、研究机构整合为一个集临床探索、器械设备、医学人工智能、新药研发及成果产业化为一体的平台，进行手术器械及高端装备的研发。多项成果实现转化，如 3D 高清电子腹腔镜，预计产业化后可促进国产手术机器人产业化；高性能内窥镜关键技术和系统研发——超高清胸、腹腔镜系统及超细径电子肾盂软镜系统研发，不仅填补了国内空白，在国际内窥镜市场上也占据一席之地。

而今，医院的战略规划就是建成产学研一体、医工信结合的微创医学装备和核心技术研究全链条的创新平台。最近，国家发展和改革委员会授予浙大邵逸夫医院"微创器械设备创新推广国家工程研究中心"的品牌，这表明医院在微创器械的创新研发方面成为领跑者。

人文医院　以员工为主体

在一年一度的"中国医疗机构最佳雇主"评选中，浙大邵逸夫医院已连续六年榜上有名，因为医院不仅看重"以患者为中心"，同样重视"以员工为主体"。

2013 年，浙大邵逸夫医院在以患者为中心后面加了一句话——以员工为主体。患者是由员工去服务的，医院要服务好患者，先要服务好员工，所以提出了这一理念。浙大邵逸夫医院始终关注每一位患者的感受和每一位员工的成长，创造一切条件，用心提升员工的职业幸福感。只有员工充分感受到医院的关怀，快乐而充满热情地工作，才会在实施医疗服务的过程中将心比心，更好地把这份温度和关爱传递给患者。

浙大邵逸夫医院的医生和护士相互尊重、认可，是同一个战壕里的战友，这种文化浸润在医院的每个角落和细节当中。无论是手术室里的一双拖鞋、智慧更衣柜、独一无二的康乃馨护士服，还是邵医讲堂、邵医教育学院、邵医之声、邵医咖啡，医院努力从工作环境、薪酬福利、个人晋升等方面面为员工营造更加美好健康的成长环境。

（资料来源：健康界．跳出医疗发展医疗｜管理者话"国考"［EB/OL］.（2022-09-09）．https://www.cn-healthcare.com/articlewm/20220909/content-1432644.html）

根据以上材料，完成以下实训任务：

1. 上述案例中，请分小组举例说明浙大邵逸夫医院如何开展卫生服务机构绩效评价。

2. 你认为邵逸夫医院的绩效评价为何得高分？运用了绩效评价中的哪些方法？

3. 联系实际，根据本案例与本章知识点设计数字化改革下医院的绩效评价体系。

三、实训要领

1. 了解案例涉及的社会背景和基本事实。

2. 学习和掌握案例分析涉及的本章主要知识点。

3. 检索并找出案例分析涉及的卫生服务机构绩效评价要素。

四、成果要求和评分

1. 分组完成，应当对案例分析过程实行任务分解，每位学生分别承担资料查找、案例分析和总结归纳、书面报告撰写等工作。研究过程应当在充分发挥所有成员主动性、积极性的基础上实现互助、交流和协作。

2. 提交书面报告。要求：①列出作为案例分析依据的主要理论与概念；②分析部分的字数为 800 字左右，要求观点明确、条理清楚，既要讲清楚作为理由和依据的基本知识，又要针对案例进行分析并得出明确的结论。

3. 分组完成的案例分析报告由组长根据小组成员在参与资料查找、小组讨论、案例分析、报告撰写等过程中的贡献度进行初步评分，最后由教师根据评分规则打分。

五、实训书面记录和作业

实训书面记录

1. 案例基本情况和社会背景。

2. 理论基础与应用方法。

3. 分析。

（1）分小组举例说明邵逸夫医院如何开展卫生服务机构绩效评价。

（2）你认为邵逸夫医院的绩效评价为何得高分？运用了绩效评价中的哪些方法？

（3）联系实际，根据本案例与本章知识点设计数字化改革下医院的绩效评价体系。

学习资料推荐

［1］国务院办公厅关于加强三级公立医院绩效考核工作的意见［EB/OL］.（2019－01－30）.https://www.gov.cn/zhengce/content/2019－01/30/content_5362266.htm.

［2］国家卫健委：启动新一轮公立医院"国考"［EB/OL］.（2023－10－26）.https://www.sohu.com/a/731415661_121664018.

［3］浙江省卫生健康委关于加强基层医疗卫生机构绩效考核的实施意见［EB/OL］.（2020－06－11）.https://wsjkw.zj.gov.cn/art/2020/11/6/art_1229560650_2320300.html.